康复治疗师临床工作指南

——儿童发育障碍作业治疗技术

主　编　刘晓丹　姜志梅

副主编　曹建国　许梦雅

主　审　郭凤宜

顾　问　闫彦宁　林国徽　李奎成　马丙祥
　　　　梁　兵　陈　翔　唐久来

人民卫生出版社

图书在版编目（CIP）数据

康复治疗师临床工作指南.儿童发育障碍作业治疗技术/刘晓丹，姜志梅主编. —北京：人民卫生出版社，2019

ISBN 978-7-117-28907-8

Ⅰ.①康…　Ⅱ.①刘…②姜…　Ⅲ.①儿童-生长发育-康复　Ⅳ.①R49②R179

中国版本图书馆 CIP 数据核字（2019）第 208320 号

| 人卫智网 | www.ipmph.com | 医学教育、学术、考试、健康，购书智慧智能综合服务平台 |
| 人卫官网 | www.pmph.com | 人卫官方资讯发布平台 |

康复治疗师临床工作指南——儿童发育障碍作业治疗技术

主　　编：刘晓丹　姜志梅
出版发行：人民卫生出版社（中继线 010-59780011）
地　　址：北京市朝阳区潘家园南里 19 号
邮　　编：100021
E - mail：pmph @ pmph.com
购书热线：010-59787592　010-59787584　010-65264830
印　　刷：三河市宏达印刷有限公司
经　　销：新华书店
开　　本：787×1092　1/16　印张：18
字　　数：449 千字
版　　次：2019 年 10 月第 1 版　2024 年 8 月第 1 版第 3 次印刷
标准书号：ISBN 978-7-117-28907-8
定　　价：128.00 元

打击盗版举报电话：010-59787491　E-mail：WQ @ pmph.com
（凡属印装质量问题请与本社市场营销中心联系退换）

编者（以姓氏笔画为序）

田　晶（沈阳市儿童医院）

吕　静（南京医科大学附属儿童医院）

刘　鹏（徐州市中心医院）

刘晓丹（上海中医药大学）

许梦雅（郑州大学第二附属医院）

李　丽（深圳市罗湖区妇幼保健院）

李红霞（陕西省康复医院）

李晓林（上海中医药大学）

李爱霞（河北省儿童医院）

张　英（武汉大学中南医院）

张　强（青岛市妇女儿童医院）

陈天聪（温州医科大学附属第一医院）

侯　莹（南京医科大学附属苏州医院）

姜志梅（佳木斯大学康复医学院）

顾小元（中国医科大学深圳市儿童医院）

徐　磊（佳木斯大学康复医学院）

曹丽辉（中国康复研究中心）

曹建国（中国医科大学深圳市儿童医院）

蔡娴颖（上海市残疾人康复职业培训中心）

主编简介

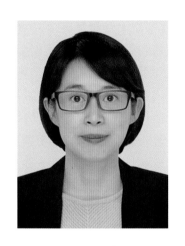

刘晓丹，上海中医药大学康复医学院副院长，医学博士，副教授，硕士生导师。中国康复医学会作业治疗专业委员会青年委员会主任委员，中国康复医学会脑功能检测与调控康复专业委员会常务委员，中国康复医学会疼痛康复专业委员会委员，上海市康复医学会手功能康复专业委员会副主任委员，上海市康复医学会肌肉骨骼中西医结合康复专业委员会常务委员，上海市康复医学会康复教育专业委员会青年委员兼秘书。

主要从事康复作业治疗学本科及研究生的教学、科研、临床工作近 13 年，参编国家"十二五"规划教材 1 部、国家"十三五"规划教材 3 部。主讲上海市精品课程及上海市全英语示范课程《作业治疗评定学》。主持国家级、省部级课题等在内课题 10 余项，发表研究学术论文 20 余篇，其中 SCI 论文 8 篇，作为主要完成人获得上海市教学成果奖 1 项。

主编简介

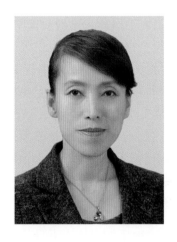

姜志梅，佳木斯大学康复医学院（佳木斯大学附属第三医院）教授，主任医师，硕士生导师，国家博士后科研工作站合作导师。国家卫生健康委康复医学人才培训基地及中国残疾人康复人才培养基地负责人。兼任国家卫生健康委能力建设和继续教育康复医学专家委员会委员，中国康复医学会康复医学教育专业委员会副主任委员及作业治疗教育学组副组长，中国康复治疗学专业本科教育标准编制专家委员会委员，中国康复医学会儿童康复专业委员会候任主任委员及孤独症谱系障碍学组组长，中国残疾人康复协会小儿脑瘫康复专业委员会及孤独症康复专业委员会副主任委员，黑龙江省康复医学会儿童心理康复专委会主任委员，省级领军人才梯队带头人，《中华物理医学与康复杂志》通讯编委，《中华实用儿科临床杂志》审稿专家等。

从事本科、研究生教学以及儿童发育与康复工作近30年，参编我国首部脑瘫康复指南《中国脑性瘫痪康复指南》，主讲省级精品课《作业治疗学》。主编、副主编及参编《特殊儿童作业治疗》等12部著作。副主编"十二五""十三五"全国规划教材《作业治疗学》并主编其配套教材。发表学术论文60余篇。承担国家自然科学基金等科研项目20余项，获省教学成果奖、省科技进步奖等10余项。省首届"龙江名医"，省卫生系统有突出贡献中青年专家，省最美教师（提名奖），省首届"最美医生"。

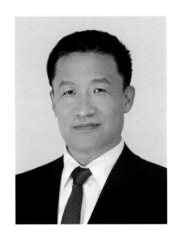

曹建国,主任医师,副教授,硕士生导师,中国医科大学深圳市儿童医院康复科主任。中华医学会儿科学分会康复学组委员,中国医师协会康复医师分会儿童康复专业委员会委员,中国康复医学会儿童康复专业委员会及康复评定专业委员会常务委员,中国残疾人康复协会小儿脑瘫康复专业委员会常务委员,广东省康复医学会儿童发育与康复分会副主任委员,广东省妇幼保健协会脐带血应用专业委员会常务委员,深圳市康复医学会副会长等。

1990年起从事儿科临床、教学、科研工作,在儿童康复领域有丰富经验,擅长小儿脑瘫、发育迟缓、高危儿脑损伤的评估与康复等。2000年获山西医科大学"中青年教学能手",2018年获中国康复医学会"优秀康复医师"称号;主持、参与科研项目18项,获省级科学技术进步奖一等奖1项,厅局级二等奖3项,发表论文50余篇,副主编、参编教材、著作12部,培养研究生3名。

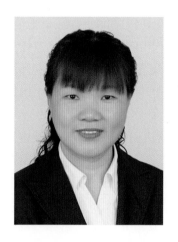

　　许梦雅,副教授,郑州大学第二附属医院副主任治疗师,河南省康复技术大数据工程研究中心主任。现任中国康复医学会物理治疗专业委员会委员,《中国老年保健医学》杂志编委,河南省康复医学会作业治疗专业委员会副主任委员,河南省康复医学会康复教育专业委员会常务委员,郑州市物理治疗专业委员会副主任委员。

　　从事神经康复临床、教学工作20余年,担任省内多所医学院校兼职教授,被评为河南省优秀康复治疗师。主持并参与国家自然科学基金及省部级课题10余项,获科技成果奖3项,获国家专利3项,参编国家卫健委"十二五""十三五"规划教材及专著10余部,发表论文40余篇。

出版说明

　　2016 年 10 月发布的《"健康中国 2030" 规划纲要》将 "强化早诊断、早治疗、早康复" 作为实现全面健康的路径，在康复相关领域提出了 "加强康复医疗机构建设、健全治疗—康复—长期护理服务链" 等一系列举措。

　　康复医疗水平的提升离不开高素质的康复团队，其中，康复治疗师在整个康复环节起着十分关键的作用，而我国康复治疗的专业化教育起步晚，从业人员普遍年轻、缺少经验，水平参差不齐。为了规范、提升康复治疗师的临床工作水平，进而助推康复医疗学科发展，人民卫生出版社与中国康复医学会康复治疗专业委员会及康复专科医院联盟的主要专家一起，在全面调研、深入论证的基础上，组织国内顶尖的康复治疗师、康复医师编写了这套康复治疗师临床工作指南。

　　该套丛书包括 16 个分册，在编写委员会的统一部署下，由相关领域的 300 多位国内权威康复治疗师与康复医师执笔完成，为了进一步保障内容的权威性，在编写过程中还特邀了一大批业界资深专家担任主审及顾问。

　　该套丛书强调理论与实践相结合，注重吸纳最新的康复实用技术，突出实践操作以解决临床实际问题。具体编写过程中以临床工作为核心，对操作要点、临床常见问题、治疗注意事项进行重点讲述，特别是对治疗中容易发生的错误进行了详细的阐述，同时通过案例分析，给出相应科学的、安全的治疗方案，以促进康复治疗师对康复治疗技术有更好的认识和临床运用的能力。

　　本套丛书有助于满足康复治疗师、康复医师的需求，对康复相关从业人员也有重要的指导意义。

康复治疗师临床工作指南编委会

主任委员

燕铁斌　席家宁

委　　员（以姓氏笔画为序）

万　勤	万桂芳	卫冬洁	王于领	公维军	朱　毅	朱利月	刘巧云
刘晓丹	刘惠林	米立新	闫彦宁	江钟立	肖　农	沈　滢	张庆苏
张志强	陈文华	武继祥	赵正全	胡昔权	姜志梅	贾　杰	候　梅
徐　文	徐开寿	高晓平	席艳玲	黄　杰	黄昭鸣	黄俊民	梁　崎

编委会秘书

吴　伟　郄淑燕

特邀审稿专家及顾问（以姓氏笔画为序）

丁绍青	丁荣晶	于　萍	万　萍	马　明	马丙祥	王　刚	王　彤
王　琳	王　磊	王人卫	王乐民	王宁华	王丽萍	王伯忠	王国祥
王惠芳	卞卫国	亢世勇	方　新	叶红华	丘卫红	冯　珍	冯晓东
朱　庆	朱登纳	任爱华	华桂茹	刘　浩	刘　慧	闫　燕	闫彦宁
关雄熹	许光旭	孙启良	孙喜斌	麦坚凝	严　静	杜　青	杜晓新
李　奎	李奎成	李胜利	李晓捷	杨亚丽	励建安	吴　毅	吴卫红
何成奇	何兆邦	沈玉芹	宋为群	宋宗帅	张　通	张　婧	张　锐
张长杰	张玉梅	张晓玉	陆　晓	陈　翔	陈丽霞	陈卓铭	陈艳妮
陈福建	林　坚	林国徽	欧阳财金	岳寿伟	周　涛	周士枋	周贤丽
周惠嫦	郑宏良	单春雷	赵　澍	赵振彪	郝会芳	胡大一	胡继红
姜志梅	敖丽娟	贾　杰	贾子善	顾　新	徐　静	徐洁洁	高　颖
郭　兰	郭凤宜	郭红生	郭险峰	唐久来	黄昭鸣	黄晓琳	黄锦文
常冬梅	梁　兵	梁兆麟	韩在柱	韩丽艳	韩德民	喻传兵	喻洪流
谢　青	谢欲晓	窦祖林	褚立希	蔡永裕	燕铁斌	魏　全	魏国荣

康复治疗师临床工作指南目录

1	运动治疗技术	主 编	黄 杰 公维军
		副主编	南海鸥 杨 霖 张志杰 常有军
2	手法治疗技术	主 编	王于领 高晓平
		副主编	万 里 叶祥明 马全胜
3	物理因子治疗技术	主 编	沈 滢 张志强
		副主编	刘朝晖 谭同才 张伟明
4	贴扎治疗技术	主 编	黄俊民 陈文华
		副主编	高 强 王 刚 卞 荣
5	矫形器与假肢治疗技术	主 编	赵正全 武继祥
		副主编	何建华 刘夕东
6	作业治疗技术	主 编	闫彦宁 贾 杰
		副主编	陈作兵 李奎成 尹 昱
7	神经疾患康复治疗技术	主 编	刘惠林 胡昔权
		副主编	朱玉连 姜永梅 陈慧娟
8	肌骨疾患康复治疗技术	主 编	朱 毅 米立新
		副主编	马 超 胡文清
9	心肺疾患康复治疗技术	主 编	朱利月 梁 崎
		副主编	王 俊 王 翔
10	构音障碍康复治疗技术	主 编	席艳玲 黄昭鸣
		副主编	尹 恒 万 萍
11	嗓音障碍康复治疗技术	主 编	万 勤 徐 文
12	吞咽障碍康复治疗技术	主 编	万桂芳 张庆苏
		副主编	张 健 杨海芳 周惠嫦
13	儿童疾患物理治疗技术	主 编	徐开寿 肖 农
		副主编	黄 真 范艳萍 林秋兰
14	儿童语言康复治疗技术	主 编	刘巧云 候 梅
		副主编	王丽燕 马冬梅
15	儿童发育障碍作业治疗技术	主 编	刘晓丹 姜志梅
		副主编	曹建国 许梦雅
16	失语症康复治疗技术	主 编	卫冬洁 江钟立
		副主编	董继革 常静玲

前言

发育障碍的概念在 1970 年美国发育障碍服务和设施建设法案中首次引入，是指个体由于精神或身体损伤，或两者同时损伤的一种严重慢性残疾。近年来，随着社会的进步以及人民生活水平的提高，发育障碍的患儿对于作业治疗的需求呈快速增长的态势。因此，普及、规范儿童发育障碍作业治疗技术，促进其与相关学科或专业交叉融合以及共同发展已经成为必然趋势。

本书是康复治疗师临床工作指南丛书之一，主要聚焦儿童发育障碍作业治疗技术，以实用治疗技术为纲，不仅强调基本原理和操作规范，而且强调与临床实践相结合，并酌情纳入最新的技术发展概况。本书不仅可以作为从事儿童康复相关专业人员以及作业治疗教师的参考书籍，也可以作为儿童作业治疗相关技能培训的核心教材。本书的出版对普及和发展发育障碍儿童康复具有重要意义，对改善和提高发育障碍儿童的生活自理能力也会起到重要作用。

本书共有二十二章，第一章至第三章是儿童作业治疗的基础；第四章至第十四章是儿童作业治疗的基本技术；第十五章至第二十二章是儿童发育障碍相关疾病及障碍各论。与其他同类书籍比较，本书更关注儿童发育过程中功能障碍的改善及生活质量、生活环境、社会参与度等与儿童生活密切相关的内容，强调"以儿童为中心"的作业治疗，并注重家庭及照顾者在儿童发育障碍康复中的作用。

本书在编写过程中，得到李晓捷教授、郭凤宜教授、闫彦宁教授等的大力支持和帮助，在此表示衷心的感谢！感谢各位编者无私的奉献与努力，正是他们的辛勤付出使得本书能够按照计划完成。由于编者知识和水平的限制，书中难免有不当之处，敬请广大读者指正，以便不断提高和完善！

编　者

2019 年 8 月

目 录

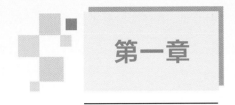

第一章

儿童作业治疗概述

第一节　儿童作业治疗定义

一、儿童作业治疗基本概念

（一）作业治疗

作业治疗英文为"occupational therapy"，而当中"occupation"指每个人，每一天生活里所有的活动，因此活动与生活是作业治疗师们最关注的部分。世界作业治疗师联盟（World Federation of Occupational Therapists，WFOT）关于作业治疗的定义是"作业治疗师通过帮助人们参与作业活动而促进其健康和安适的专业"，以参与具有个人意义和目标的活动来提升健康的一门学科。"活动"是治疗师最主要的治疗工具，也是治疗目标；即增进其从事每一天活动、工作的能力，提高其生活品质。

（二）儿童作业治疗

儿童作业治疗是针对儿童生长发育时期的各种障碍而进行的作业治疗。通过建立和发展运动功能、心理功能、社会功能、认知功能，促进儿童的身心全面发育，帮助他们在日常生活、学业活动、游戏活动、社交活动中发挥其最佳状态，与环境达成良好互动，从而实现独立生活，参与社会并对社会做出贡献的目标。

二、儿童作业治疗服务类型

（一）提供直接治疗介入以强化表现

在相关儿童康复机构或儿童医院康复科治疗师为儿童提供有意义有目的的活动以改善他们的作业活动的表现。主动参与与诱发儿童的内在驱动力是治疗的关键。如果直接治疗介入的活动有多重步骤并充满意义就可以诱发儿童全情投入和参与。儿童在进行此活动时会使用多重的系统来组织他们的表现以达到目标，而这个过程通常会形成具有功能性的机制。

（二）使用辅助技术进行介入

随着电子信息技术的发展和普及，高科技辅助科技的可利用性已经提高很多。作业治疗师通过评估找出最适合儿童的设备以协助使用辅具科技,同时也协助家庭获取购买租用设备的渠道和经费、安装或设定系统、训练其家人使用并监督使用情况。

（三）环境改造

使用环境改造介入时,可以提高儿童在环境中的主动参与性,同时也提高了儿童在参与活动时的安全性,并促进生活舒适感。作业治疗师的角色通常是给予改造的建议,并持续评估儿童在环境中的表现以做调整。

（四）咨询与健康教育

咨询服务的对象包括老师、家长、照顾者。作业治疗师通过这些咨询服务可以找出适合儿童活动的环境,并协助儿童将他们所学到的新技巧类化到各种不同的环境中。

（五）协助教学的作业治疗服务

当儿童到了学龄期,我们必须了解社区学校及一般的教学用教室才能为功能障碍儿童在环境中的良好互动提供帮助。在一个服务团队中,作业治疗师通常是让功能障碍儿童成功融入环境中的重要成员。

三、儿童作业治疗中的观点

发展并非只是一种单纯的加法原则,而是重新组织性的增加改变。新发展的各种技能取代早先建立好的技能,由于多方面的发展,儿童因此看起来像是一个不同的人。人类本身就是由许多次系统(如动作感觉、知觉、骨骼、心理等)所组成的复杂生物系统。这些次系统会持续地与当下的任务以及环境的状况交互作用而不断地发生变化。因此儿童执行一项任务的表现反映次系统间及次系统和环境相互作用所产生的结果。因此,在我们对儿童开展作业治疗的过程中要做到以下几点。

（一）以发展的观点进行评估和介入

为了精确地评估儿童,作业治疗师必须详细了解发育的顺序和阶段,以及不同的阶段和领域的发展状况;能分辨一个发展阶段和另一个阶段之间的转变;每一个发展阶段的主要任务;以及可能影响发展过程的环境问题。

在每一个发展阶段,新能力和新的可能性会不断出现,而这些可以被运用来帮助儿童的正面发展。

（二）以"作业"的观点进行评估和介入

大部分儿童都依照一些顺序发展出某些特定的作业及相关技巧,但是每个儿童在学习新的作业活动时,因为进行活动方式的不同而有不同的学习形态,动作运用能力、感官知觉能力、情绪控制能力、认知能力、沟通能力及社交能力都会影响到作业活动的表现。至于哪些系统会召集参与某项任务,会因活动的特殊与否及自动化程度而异。例如在学习使用筷子进行进食活动这个任务需要视知觉、运动觉、视觉动作及认知等系统的参与。

儿童为了能够学习特定技巧,必须主动的练习。治疗师在过程中给予指导、提示、辅助、激励、强化来协助儿童学习某些技巧。治疗师也可以使环境最佳化来支持并强化儿童的表现。

（三）以家庭及儿童为中心的观点进行评估和介入

以儿童为中心及以家庭为中心的临床实践是儿童作业治疗的核心理念。在介入中和儿童及其家人建立关系是治疗师的第一要务。专业人员与家庭成员间的信任、相互尊重、利用积极正向的态度来与家庭成员沟通,同时与儿童产生连结,营造出一个可信任和具有安全感的氛围。

四、儿童作业治疗在国内的发展

现代康复治疗起步于20世纪80年代,经过20年的专业建设,我国康复治疗的生存和发展条件已有很大改观,进入快速发展阶段,但作业治疗相对滞后于整个康复医学事业的发展,作为作业治疗重要组成部分的儿童作业治疗仍处于起步阶段。根据第二次全国残疾人抽样调查显示,我国3亿儿童中约有817万残疾儿童,他们是特殊儿童的最大群体,他们对于作业治疗的需求、与作业治疗紧密相关的社会化生活能力提高的需求、接受教育的需求以及成长后就业的需求等,均呈快速递增的趋势。为适应上述需求,普及化、规范化、科学化儿童作业治疗,并与相关学科或专业交叉融合,共同发展已经成为必然趋势。

近年来,儿童作业治疗在专业技术、理念、理论和科技设备上都有了显著进步,并且与教育相结合。但是与国际先进水平相比,专业基础较为薄弱,专业技术水平有待提高,专业团队建设、学历教育及继续教育亟待加强。特别是对循证医学的重视、对社区康复发展都有待提高。

第二节　儿童作业治疗内容

一、早期介入

早期介入的重要性在于其具有补偿、治疗、预防等功能。可以增进发育迟缓与障碍的儿童在生理、认知、社会适应与生活自理方面的技巧,使其迟缓与障碍的状况得以改善、消除或不继续恶化,并激发婴幼儿的发育潜能,提升日后生活成功的经验。儿童早期的经验对于发展有重要影响。儿童发育的完整性会因个体的内在神经系统结构、成熟状况及受损程度而有所不同,也会受到外在环境和学习经验等因素的影响,越年幼的儿童,其大脑的可塑性越大。尤其是在儿童出生后的前5年,是婴幼儿脑部发育最迅速、最重要的阶段,在这个关键期,如果婴幼儿没有受到良好的照顾与教育,不健全的脑部结构对儿童日后的认知、语音、情绪等各方面的发育会有不良的影响。而儿童的发育经由精心设计的治疗介入方案而改变。从家庭层面来看,通过专业化的早期介入,将能减轻家长在照顾上的负担,而从社会层面来看,也能降低社会的成本。早期介入的对象不但是儿童本身,也包括其家庭,儿童与父母之间的关系和互动模式,并针对个别家庭设计家庭服务计划,提供符合其需求的良好服务。

二、日常生活活动训练

（一）日常生活活动定义

日常生活活动包括了儿童在成长时期绝大部分最重要的作业活动。自我照顾方面的日常生活活动包括了学习生活自理能力,如大小便、沐浴及淋浴、盥洗、进食、穿衣及功能性转移。

对于有功能障碍的儿童而言,家长和儿童本身对日常生活活动独立性的期望有所差异。作业治疗师帮助儿童学习如何调整生活常规和活动要求,让儿童在每天的生活环境中得以执行日常生活活动。主动参与日常生活活动对儿童大有益处,包括维持并提升身体功能和健康,如肌力、耐力、关节活动度、协调、记忆力、排序能力、概念形成,同时也可以提升儿童解决问题的能力。通过这些日常生活活动,可以提升儿童的自尊心、自信心,并让儿童有自我控制感。如让儿童自己穿衣服这项活动,他们可以选择自己的衣服,可以在出门的时候选择外套,在体育课时穿上合适的衣服。当儿童在学习新的日常生活活动时,他们的成就感也在增强,同时对自己的能力感到自豪。

（二）介入策略与方式

规划治疗程序时,治疗师要考虑儿童本身特性、表现技巧、与情景相关执行模式以及活动要求。治疗师会以各种方式来提高儿童的日常生活活动能力,包括创造和提升环境支持;建立、恢复及维持表现;活动、执行方式及环境的调整改造;预防问题,宣教等(表1-1)。

表1-1　提高日常生活活动表现方式

方法	合适的参考架构	所遇问题:儿童不能使用右手扣扣子
创造环境支持	人、环境与作业（person-envi-ronment-occupation, PEO）模式	建议给予儿童学习扣扣子所需技巧的机会 运用像是化妆打扮、穿围裙等活动
建立、恢复及维持	发展 动作控制 生物力学 神经发育疗法 感觉统合 PEO	使用特定活动建立扣扣子所需的手部操作及捏取动作 手工艺活动 提供可促进发育、恢复身体功能的活动 运用精细操作互动提示动作技巧
改造,调整	人类作业活动模式 PEO 神经发育疗法	调整情景和活动要求,以补偿身体功能或结构上影响执行能力的限制
预防和教育	人类作业活动 发展 生物力学 感觉统合	给予教育并预防失败

三、手功能的作业治疗

手是最常用来完成工作、游戏、进行日常生活活动的"工具"。手功能有障碍的儿童对于从环境中接受感觉信息以及经历动作接触周围世界的机会较少。

（一）手部技巧的要素

手进行各种作业活动的成效,取决于手部技巧、姿势、认知与视知觉之间复杂的相互影响。视觉动作统合是指视觉技巧、视觉认知技巧和动作技巧的相互影响。

（二）手部技巧与儿童作业活动的关系

手部功能对于儿童与环境的互动是非常重要的,参与大部分的作业活动都需要双手来完成。

日常生活活动需要儿童使用手部技巧来完成。儿童的洗澡、淋浴及其他个人卫生技巧取决于精细动作技巧的提升。进食技巧依赖更精细的前臂控制能力及各种抓取模式及工具使用。有效使用双手拿餐具、开容器、准备食物都是必须的。

同样,在学校环境的独立功能需要有效的精细动作技巧。学龄前班级需要儿童使用多样化的操作工具,包括使用蜡笔、剪刀、铅笔、橡皮等。在学龄儿童主要的精细活动为纸笔作业,包括准备纸张、将书写工具放入或拿出盒外、使用胶水、胶带、在学校进食以及管理及维持自己的书桌等。较大年纪的儿童与青少年,在科学创作及职业训练课、艺术课、操作电脑等都需要精细动作技巧。在书写及操作键盘时需要更快的速度。

（三）影响手部技巧的一般问题

各类障碍的儿童很可能有手部功能上的困难,包括了脑性瘫痪、发育性协调障碍、智力障碍及癫痫等。不论特定疾病的性质如何,受影响的儿童手部技巧都很可能受损。常见的问题包括了不适当的动作分离,另外常见的问题包括:①分离动作不佳;②力量不足;③动作运行时机不佳;④动作模式多样化的限制。

（四）手功能作业治疗原则

1. 设定目标　目标设定通常需要由儿童或青少年、家长以及专业人士共同合作来发展。治疗师在设定目标的种类和数量时,需依照儿童其他目标来做设定,并注重可行性。此外,治疗师必须考虑手部技巧目标对儿童而言是可以达成的,并连接到儿童参与作业活动的能力。对一些儿童来说设定的目标是使用代偿工具以及策略的技巧发展,而对于一些已具备发展更好或更复杂手部技巧的儿童而言,介入的重点放在技巧的获得较适合。

2. 介入的顺序　治疗师改善儿童的手部和手臂功能时,通常会依照下列顺序:

（1）准备:儿童的摆位;处理姿势张力的问题;增进姿势的控制;增进肌肉力量。

（2）发展手部技巧:包括提升独立的手部、手臂动作、像是上臂向外旋转、前臂旋后以及手腕向背侧弯曲;促进伸手、抓握、运送以及松手的技巧;促进手的操作技巧;促进双手运用技巧。

四、心理社会治疗介入

当儿童及青少年因社会、情绪、行为或是人际关系相处有困难而导致作业活动出现问题,就需要用各种心理社会治疗介入给予帮助。此介入方法有许多种,包括认知介入、代偿性及环境介入。强调自我发展、家庭及与其他儿童关系、以及社会和文化环境方面的相关理论。处理心理社会功能的模型包括了认知行为疗法及 PEO 模式等。治疗师通过调整资源的使用,让儿童来应对环境所带来的挑战。所有儿童在面对物理环境、认知性及情绪性的挑战时都会产生压力,当这些挑战在儿童内在资源及外在资源支持下成功的过关时,就会产生动机感、学习感及掌控感。

五、使用辅助科技及环境改造

随着电脑产品的普及及科技的进步,高辅助器具的科技性已经提高很多,通常包括电脑处理器及输入用的键盘。作业治疗师通常通过评估系统找出最适合儿童的设备以及辅助科技,安装或设定系统、训练其他家庭成员使用并监督使用的情况。

对儿童而言,辅助科技的角色不单单只是代偿儿童所失去的功能,同时可以促进想要进步的领域的发展。

有功能障碍的儿童要在环境中生活,那么改造环境可以带给儿童许多的方便。使用环境改造,其目标不只是为了强化儿童的主动参与,也是为了提升儿童在参与活动时的安全性

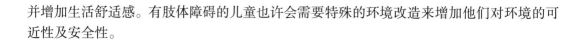

并增加生活舒适感。有肢体障碍的儿童也许会需要特殊的环境改造来增加他们对环境的可近性及安全性。

第三节　儿童作业治疗场所

一、新生儿重症监护室

新生儿重症监护室是个复杂且高度专业化的医院部门,设计用于照护早产或有严重疾病的婴儿。现在新生儿重症监护室的医疗技术与介入方式快速成长,从早期的初级医疗服务拓展到了儿童发展与家庭。

婴儿会因为有某些特定的危险因子如极低的体重、孕妇产前服用药物,病理诊断如不正常的张力、喂食困难、慢性疾病伴随的发育迟缓等对作业治疗产生需求。传统的新生儿作业治疗由康复和发育性刺激组成,随着儿童作业治疗理论的发展,现在新生儿作业治疗超越了传统康复的角色,扩大为儿童发展专家,从儿童出生起就开始发展性支持照护。

对新生儿家庭的发展性支持是以关系为基础的,可适用于因机制、学习风格、个性和文化背景不同的家长。过去以"儿童为个案、家长为学生"的介入手法,已渐渐演变成为以家庭为中心的祥和合作模式。

二、儿童医院康复及儿童康复机构

这是开展儿童作业治疗的主流机构,为脑性瘫痪、孤独症谱系障碍、精神发育迟缓、学习障碍等发育障碍儿童提供作业治疗训练与辅导。治疗模式分为个训和团体两种基本形式。

三、学校体系的作业治疗

全世界的教育体系有责任协助儿童准备好长大成人,作业治疗师帮助儿童参与学校活动及提高学校日常功能。特殊教育和一般教育已逐渐同步,提供作业治疗师扩展自身角色的机会,特别是在预防和早期发现的方向上。在自然情景中提供服务,与学校人员和家长有效合作帮助儿童成功参与并享受学校生活。

四、社区及家庭的作业治疗

在家庭或者社区的层次上,依靠社区的力量,开展康复工作。充分利用社区的资源,包括人力、物力和财力资源等,对儿童进行康复评估,制订简单易行的作业治疗计划,开展个体化的作业治疗和训练。

第四节　儿童作业治疗对象

一、脑性瘫痪

脑性瘫痪(cerebral palsy,CP)简称脑瘫,是一组持续存在的中枢性运动和姿势发育障碍、活动受限综合征,这种综合征是由于发育中的胎儿或婴幼儿脑部非进行性脑损伤所致。脑性瘫痪的运动障碍常伴有感觉、知觉、认知、交流和行为障碍,以及癫痫及继发性肌肉骨骼问题。按运动障碍类型及瘫痪部位分型:①痉挛型四肢瘫;②痉挛型双瘫;③痉挛型偏瘫;④不随意运动型;⑤共济失调型;⑥混合型。

脑瘫儿童的神经损伤虽不是持续进展的,但若其存在的问题不能得到及时的干预和有效的解决,将会严重妨碍患儿日后的学习、工作、日常生活和娱乐。且儿童的运动发育是和脑发育同步的,因此,为了不错过脑发育的最佳时期,脑瘫儿童的作业治疗应强调早期发现和早期治疗。

二、孤独症谱系障碍

孤独症(autism disorder),又称自闭症,是一种较为严重的发育障碍性疾病。它是一种先天精神疾患,和后天家庭教养无关。该病男女发病率差异显著,在我国男女患病率比例为(6~9):1。典型孤独症,其核心症状就是所谓的“三联症”,主要体现为在社会性和交流能力、语言能力、仪式化的刻板行为三个方面同时都具有本质的缺损。其主要症状为:①社会交流障碍,一般表现为缺乏与他人的交流或交流技巧,与父母亲之间缺乏安全依恋关系等;②语言交流障碍,语言发育落后,或者在正常语言发育后出现语言倒退,或语言缺乏交流性质;③重复刻板行为。不典型孤独症则在前述三个方面不全具有缺陷,只具有其中之一或之二。孤独症应于2岁确诊并实行早期干预。1~3岁是儿童神经系统发育的关键时期,也是开始语言、形成正确认知的关键时间。在2岁时及早确诊,可争取到最为宝贵的治疗时间。2岁应该可以确诊是否有自闭症。

三、智力发育障碍

智力发育障碍(intellectual developmental disorder,IDD)即智力残疾,曾称为智力低下(mental retardation,MR)、精神发育迟缓、智力落后、智能障碍等。IDD是指由于大脑受到器质性损害或脑发育不完全而造成的认识活动的持续障碍,以及整个心理活动的障碍。其定义是“在个体发育时期智力明显低于同龄正常水平,同时有适应能力的显著缺陷”。本定义包括三个方面:①智商低于正常人群均值2个标准差;②适应性行为达不到社会所要求的标准;③智力不足和适应性缺陷在发育年龄(18岁以前)已有所表现。

四、注意缺陷多动障碍

注意缺陷多动障碍(attention deficit hyperactivity disorder,ADHD)又称儿童多动障碍,是儿童较为常见的一种脑功能发育障碍,也是学龄儿童患病率最高的公共卫生问题之一。主要表现为与年龄不相称的注意力集中困难、注意持续时间短、活动过度及冲动为典型特征的综合征,同时还伴有多种心理障碍,如:品行障碍、对立违抗性障碍、情绪障碍及学习困难等。其症状和功能损害可持续到青春期甚至成人期,严重影响儿童的学习、人际关系、社会参与能力,给儿童家庭、学校和社会都造成沉重的负担,因此,越来越受到社会各界的广泛关注。

注意缺陷多动障碍的病因和发病机制从1902年George Still教授描述其症状至今尚未完全明确。目前,各种研究表明,其与遗传因素、大脑的神经生理、神经生化和心理因素有关,是多种因素相互作用所致。

五、学习障碍

学习障碍（learning disorder，LD）是儿童时期最为常见的神经发育障碍之一。长期以来学校教师和家长由于对学习障碍缺乏足够的认识，学习障碍儿童未获得正确的治疗，且受到不当的对待和责罚，使得学习障碍儿童身心发展、学业成就受到很大影响。针对性的作业治疗可以改善学习障碍儿童主要的作业功能，在学习障碍儿童的干预治疗中起着非常重要的作用。

儿童学习障碍是指智力正常儿童不存在视听觉障碍，也没有环境和教育剥夺以及原发性情绪障碍而出现阅读、书写、拼字、计算、表达等方面的特殊学习技能获得困难的一组综合征。美国《精神障碍诊断与统计手册》（第 5 版）（*Diagnostic and Statistical Manual of Mental Disorders Fifth Edition*，DSM-5）命名为"特定学习障碍（specific learning disorder，SLD）"。

六、发育性协调障碍

发育性协调障碍（developmental coordination disorder，DCD）是儿童时期特殊的发育障碍性疾病，严重危害儿童身心健康发育。发育性协调障碍临床上又被称为"儿童笨拙综合征"，目前国内对该病的研究甚少。

发育性协调障碍是指运动技能发育迟缓或者协调运动有困难，导致儿童难以完成许多日常任务。这种运动障碍不是由任何其他已知的身体功能、神经或行为障碍而引起的。它是儿童发育行为门诊最常见的疾病之一，发病率 5%～10%，男孩较为常见，为 75%～85%。有些儿童只患有协调障碍，而另一些儿童则伴有学习、言语或语言及注意力方面的问题。

第五节　儿童作业治疗师的职业角色及素养

一、儿童作业治疗师的职业角色

儿童作业治疗师的职业角色涵盖内容较多，首先是直接面对有功能障碍的儿童，帮助他们提高功能及改善在环境中的表现。其次是与儿童家长、家庭、社区及学校共同合作，指导和宣教。对于儿童来说，治疗师是直接介入，通过鼓励与诱导的方式与儿童建立关系。首先建立的就是信任关系，治疗师支持他们并促进他们表现。与家长、整个家庭、社区和学校，治疗师通过咨询、宣教和提倡，协助儿童将他们所学到的技巧类化到各种不同的环境。治疗师也扮演一个教育倡导者的角色，通过改善大众对功能障碍的态度等方式来促进儿童可以从事学校日常生活活动及休闲活动。作业治疗师融入教育体系，如同在医疗系统或社区系统一样，都是为了提高所有儿童的参与能力，并发展一个让儿童可以学习及成长的健康环境。

二、儿童作业治疗师的职业素养

（一）坚持以儿童为中心，以家庭为中心的临床实践原则

以服务对象为中心是作业治疗的核心理念，在儿童作业治疗实践中，应以儿童及家庭为中心开展作业治疗服务。

（二）具有丰富的专业知识

丰富的专业知识是作业治疗的专业基础,有了全面的专业知识和技能,才能更好地实现以儿童为中心、以家庭为中心,为儿童提供全面服务的目的。

（三）具有良好的沟通技巧和合作精神

儿童作业治疗师所面对的群体是不同生长发育阶段的儿童,学会与不同年龄段的儿童及其家长沟通,才能创造良好的康复和治疗氛围,得到儿童及家长的信任,才能取得良好的作业治疗效果。

（四）具有高度的敬业精神

儿童作业治疗师所面对的儿童,其功能障碍多种多样,需要的帮助也各不相同,有很多工作需在工作时间之外完成,有些治疗甚至要深入社区和儿童家庭。因此,与其他治疗相比,儿童作业治疗要求治疗师的工作要耐心细致,各种治疗安排要合理,而且作业治疗师应具备吃苦耐劳的敬业精神,这样才能将工作做到细致入微,更好地为儿童服务。

（刘晓丹）

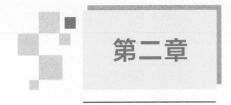

第二章

儿童作业治疗实践理论及应用

第一节　儿童发育理论

作业治疗对于儿童的介入,是基于对正常人类发展理论的理解与重视。发育理论被视为儿童特质的发育形式或顺序。儿童无论有哪种疾病或功能障碍,都发生于生长发育阶段,其发病机制、病理生理学特点、临床表现等生物学特征及其生长发育和致病的社会学因素,均明显区别于成人。因此,在康复工作中,只有以儿童发育理论为依据,才能全面理解和正确解释儿童发育障碍、各类损伤与残疾以及相关疾病的临床表现,恰当地应用适合儿童的作业治疗方法、途径和技术。

（一）传统发展观点

发育阶段出现的先后顺序固定不变,不能跨越,也不能颠倒。它们经历不变的、恒常的顺序,并且所有的儿童都遵循这样的发展顺序,因而发育阶段具有普遍性。

1. 以格塞尔为代表的成熟理论　该理论提出遗传学的程序可能决定了生长发育的整体顺序。成熟理论认为,从备孕到死亡的过程中,不论是形态结构,激素水平还是神经系统的变化,都具有相应的发育程序。虽然个体的生长发育时间有先后,但发育的顺序都一样,不可超越也不可相互调换,人类的行为与其生理功能一样具有随年龄而变化的法则,儿童行为发育主要包括5个方面:①适应性行为,主要包括知觉、定向行动、手指操作能力、注意、智力等发育;②大肌群运动行为,主要包括姿势、移动运动等;③小肌群运动行为,主要包括抓握与放开、手指精细操作、手眼协调运动等;④言语行为,主要包括模仿能力、人与人之间的交流能力、相互理解沟通能力;⑤个体和社会行为,主要包括对他人的反应,对所属民族文化压力的反应,对家庭、集团、社会习惯等的反应及态度等。

2. 学习理论　学习理论的主要代表人物有3位:①行为主义的代表人物华生(J. B. Watson)。他是美国心理学家,主要受巴普洛夫条件反射学说的影响,主张心理的本质是行为。他认为儿童的行为发育变化是一个连续的过程,完全依赖生长环境,由环境塑造,特别是由父母或其他重要人物对待他们的方式所决定。因此,每个人的行为都是后天性形成的,都会有很大的差异;②操作条件学习理论的代表人物斯金纳(B. F. Skinner)。他认为很多习惯性的行为是独特的操作性学习经验的结果,由行为的结果塑造,发育依赖于外界刺激;③社会学习理论的代表人物班杜拉(A. Bandura)。他强调观察性学习,认为学习过程是认知的信息加工过程,发育是人、环境与社会相互作用的结果。儿童的很多行为都是通过观察其他人的行为结果而习得的,如儿童的攻击性行为是通过学习而来,从家长、同伴、媒体形象的攻击行为而习得的。

（二）儿童发展的新观点

较先进的儿童发展观点认为通过儿童互动促进其发展的影响范畴是广泛和多样的。以系统理论为基础,主张儿童是由许多次系统所组成,有机会因其与环境的互动而改变。

1. 动态系统理论　动态系统理论倡导将人的运动控制看成是一种复杂的系统,认为人的身体系统为习得某一动作技能,会考量恒定的环境、肢体动力学特征和身体形态特征等约束,以寻求最稳定模式的一个自组织系统。西伦(Thelen)使用动态系统的原理,对婴儿的够取动作发展进行了跨个案的追踪研究,实验设计考虑了从行为到肌肉模式的多重系统,以及在时间尺度上也考虑了实验当下时间和发展的时间,重复测量了4名婴儿的够取动作,研究发现,4名婴儿表现出不同的手臂协调模式,并没有因为够取动作的成熟而产生一个固定的动作程序,研究证明所有参数对于动作技能的出现和进展是必须的,而某些参数在发展中的不同时间拐点上可能作为主要的控制参数,但是各个参数的组合却并没有一个固定的模式。非线性的动作发展理论框架是一个动态的系统理论,动作技能发展的过程不是由初级阶段向高级阶段线性变化的。个体在不同情形下会根据特定环境转变动作特征,以达成动作目标。

2. 儿童发展的生态系统理论　儿童发展的生态系统理论认为,儿童的整个机体是完整的,儿童与之作用的环境、所经历过的活动、人际关系等都可能直接或间接影响到儿童的发展。生态学理论存在多种观点,其中,美国心理学家布朗芬布伦纳(Urie Bronfenbrenner)所提出的儿童发展的生态系统理论最有代表性。其基本观点是:生态指的是有机体或个人正在经历着的,或者与个体有着直接或间接联系的环境。该理论中强调的文化或生态系统是一个生物学因素与环境因素相互作用的体系,发育中的个体是这个环境的核心,并植入在几个环境系统中(详见本章第七节)。

（三）综合看待儿童发展观点

不论治疗师使用哪种理论,其目的是促使儿童能由一种技巧或行为进步到另一种更高层次的技巧或行为。这些发展理论为儿童作业治疗提供基本知识,但应比基本发展更广泛且更独特。作为儿童作业治疗师要更着重于如何将发展转化为功能性表现,而非单纯的发展顺序。关于技巧获得或如何熟练进行日常活动,前面所讨论的发展理论并没有提供足够的信息。发展的观点集中在儿童如何在其发展基础的情景中执行有意义的作业活动。

第二节　认知理论与模型

20世纪最有影响的认知发育理论家是皮亚杰。皮亚杰的理论核心是发生认知论,主要研究人类认知、智力、思维、心理的发育与结构。皮亚杰关注个体对不断发生的环境经验而表现出的发育性适应力,他将适应力(adaptation)定义为儿童能够适应所处的环境而拥有自我调整的能力。儿童通过人类、物体、时间和空间等因素的关系来检验适应力。他提出儿具有从周围环境中学习的内在动机并产生行为的能力,而不仅仅对环境做出反应。他使用认知结构(cognitive structure)或基本模式(schema)描述儿童通过他们思维所呈现的物体、时间和人际关系。他认为儿童与环境间的各种互动都能促进学习,可吸收新的知识并将它们融入现有的认知结构中,或调整现有的认知结构来适应新的环境。适应是一种新的学习,也是认知发育过程中所产生的方式。他所提出的发育阶段一直以来都将重点放在研究和分析,对于在特定课程安排下使用知识逐渐累积的描述,已成为儿童发育领域中最有用的概念。

皮亚杰认为儿童会通过模拟操作的方式把经验整体融入他们的认知模式中,他将操作(operations)定义为儿童用来整合认知模式和经验,并用来支配行动的一种认知方式。在任何时候都可以将这些应用在儿童,构成适应调整后的智力,也称为儿童的认知能力。

皮亚杰认为认知的发育是线性且具有阶段性的,即从简单到复杂,从具体到抽象,从关心自己内心到关心环境。皮亚杰提出认知功能成熟的 4 个阶段:感知运动阶段(sensorimotor,0~2 岁)、前运算阶段(preoperational,2~7 岁)、具体运算阶段(concrete operational,7~12 岁)、形式运算阶段(formal operational,12 岁以后)。他认为这样的发育顺序是认知成熟的过程,最终达到个体需要具备的价值观、目标、计划,对社会本质有足够的了解。皮亚杰在儿童认知发育领域具有划时代的影响,其理论取代了传统的发育观,具有辩证性,特别强调以往被忽视的儿童在认知活动中的主动性和能动性的作用。

了解皮亚杰的理论对于儿童作业治疗师来说非常重要,当治疗师与一位有想法的儿童进行互动时,不论采用何种治疗方法,这个儿童都会从环境中不断地学习,所以治疗师对于活动的选择和计划必须符合儿童所具有的能力和操作技巧。

皮亚杰的理论最重要的是解释认识学习,施密特(Schmidt)将这重要的概念延伸到动作学习的范畴。施密特提出动作基础模式由 4 部分组成:①动作的启动状态;②用来产生动作的特定参数;③对环境中动作后结果表现的了解;④进行动作时的感觉。通过反复学习,儿童从这 4 种特性中找出彼此关系并固化,最终学到一个新的动作。

第三节 人、环境与作业模式理论应用

一、作业模式

人、环境与作业模式(person-environment-occupation model,PEO 模式)由加拿大的 Law 博士等人于 1994 年提出,对 1991 年加拿大作业治疗学会提出的作业表现模式予以了较大幅度的修订,重新提出了作业表现模式,最新的版本名称是加拿大作业能力模式修订版(Canadian model of occupational performance and engagement,CMOP-E),但用 PEO 简称较易理解明白。这个模式阐明作业表现就是人、环境及作业相互作用的结果。人有一种探索、控制及改变自己与环境的天性,在日常生活中的"生活"被视为是人与环境的互动,这个互动过程通过日常作业而进行。这个过程是动态的并不断因情况而改变,而且三者又相互影响。按照这个作业模式,作业治疗是以服务对象为中心的实践(client centered practice)。

以不同的圆形代表人、环境与作业,而 3 个圆形相交之处就是作业表现。人的定义包括心灵、情感、身体结构和认知能力 4 方面。心灵方面(spirituality)包括人找寻生存的意义及

对生命的了解;情感包括人对人际交往及人与人个别关系的渴求;身体结构包括人的肢体功能及精神健康;认知包括对日常生活能力的操控能力,例如沟通、情绪发展、动机的形成,找寻个人及工作目标等。人是一个不断变化的个体,拥有很多不同的角色,这些角色会随时间流逝和情景变化而改变其重要性、意义及时期。环境包括文化、社会性、物理性和机构环境。环境不仅包括非人类环境、文化、机构、个人的环境,还包括人在不同时代、年纪、发展阶段所处的情景。环境可以有利于作业表现的发生,也可以构成障碍。作业的定义是日常生活中我们所做的一些事情,包括自我照顾、生产力(除了经济外还包括对社会的贡献)和休闲活动。有意义的活动是组成任务的单位,而作业就是个人一生中要处理的不同任务。使人能够完成作业的目的在于使服务对象在其所处环境中选择自认为有意义、有作用的作业。即通过促进、引导、教育、激励、倾听、鼓励服务对象,去掌握生活的手段和机会,并能与人们协同作业活动。

作业表现会随人生不同阶段而变化,而这种改变是人、环境与作业相交的互动结果,三者关系密切,因而三者相交的作业表现则相当明显。这种模式对分析环境障碍及对其的改造、分析文化对人的影响、社会环境对人的支持和残疾人士的参与有很大的指导作用。例如儿童从小就从游戏中学习,游戏是一种作业活动,通过游戏促进身心和性格的发展。通过与环境的互动,了解自己的能力与兴趣,培养各种信念和价值观,渐渐形成个人的成长目标。

人、环境、作业模式在人不同的发展阶段有不同的改变。对于婴幼儿、学龄前儿童及学龄儿童,环境因素在这个 PEO 模式中占有最大空间。他们正处于学习和求学阶段,会塑造新的环境和自己身处的空间,从而找寻自己在这环境下的作业模式。相反,环境因素对成年人的影响较少,但人的因素(包括心灵、情感、身体和认知)渐趋扩大,作业能力因个人能力增加而增强。人会寻找自己的事业、工作、兴趣、娱乐、伴侣、培养和心灵的需要,从而进一步肯定自我在家庭和社会上的角色,或更认识和了解自己的需要。对于老年人,随着年龄日增和个人能力下降,人这个因素的作用会渐渐减少,作业的角色的作用也会减少,其重要性会下降。环境再次成为主导作业能力的因素。他们已退休,没有工作和经济收入,老年人需要在一个安全、认知、肢体能力等各方面没有太大要求的环境下生活。他们需要家人或照顾者照顾。在文化环境下寻找自我的根、童年回忆和国家的认同感(图 2-1)。

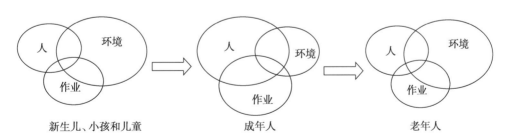

图 2-1 人生不同阶段变化的 PEO 人-环境-作业模式

二、人、环境与作业模式的应用

人类一生在不同环境中,人、环境、作业这三个重要因素持续相互作用,进而影响作业表现若增加这三个因素之间的契合度,则会有比较好的作业表现;若这三个因素之间的契合度减弱,则作业表现比较差(图 2-2)。可将 PEO 模式作为分析工具,来鉴别出人、环境和作业之间促进和妨碍作业表现的因素。作业治疗的重点为帮助个人在三个方面任一部分进行改

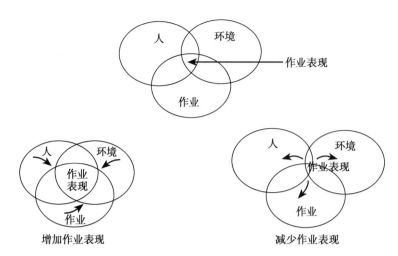

图 2-2   人-环境-作业模式

变,来提升作业表现。

第四节   学习理论及应用

一、学习的概念

学习是通过经验来获得知识、技巧和操作能力,并让行为和表现产生永久改变的过程。人类可以学习是依据神经可塑性(例如中枢神经系统对新知识或任务的协调和吸收)的原理。作业治疗工作实际模型在学习理论上的基本原理包括行为理论和社会认知学习。动态系统理论提供了一个容易理解的模式,来了解儿童在情境中的发育。

二、行为理论

过去 60 年来,学习理论有了巨大的发展。斯金纳(Skinner)的学习理论出现在这个时期。早期的学习理论学家如 Thorndike,强调行为结果和给予奖励或惩罚来促进行为改变的解释。斯金纳认为环境刺激塑造行为,行为发育依赖于外界刺激。换句话说,人们会试着做出比在以前环境中得到更好结果的行为,或是无意的行为,或者被环境刺激所诱发的反射行为,这行为会因环境影响的结果而被强化。按照这样的顺序——环境刺激、行为反应、受环境影响的结果,组成一个行为相关链,这机制说明环境可塑造行为。

操作性条件反射这一概念,是斯金纳新行为主义学习理论的核心。斯金纳把行为分成两类:一类是应答性行为,是由已知的刺激引起的反应;另一类是操作性行为,是由机体自身发出的反应,与任何已知刺激物无关。与这两类行为相对应,斯金纳将条件反射也分为两类。与应答性行为相对应的是应答性反射,称为 S(刺激)型,S 型名称来自英文 simulation;与操作性行为相对应的是操作性反射,称为 R(反应)型,R 型名称来自英文 reaction。S 型条件反射是强化与刺激直接关联,R 型条件反射是强化与反应直接关联。斯金纳认为,人类行为主要是由操作性反射构成的操作性行为,操作性行为是作用于环境而产生结果的行为。在学习情境中,操作性行为更有代表性。斯金纳很重视 R 型条件反射,因为这种反射可以塑造新行为,在学习过程中尤为重要。

斯金纳在对学习问题进行了大量研究的基础上提出了强化理论,十分强调强化在学习中的重要性。强化就是通过强化物增强某种行为的过程,而强化物是增加反应可能性的任何刺激。斯金纳把强化分成积极强化和消极强化两种。积极强化是获得强化物以加强某个反应,如鸽子啄键可得到食物。消极强化是去掉可厌的刺激物,由于刺激的退出而加强了那个行为。如鸽子用啄键来去除电击伤害。教学中的积极强化是教师的赞许等,消极强化是教师的皱眉等。这两种强化都增加了反应再发生的可能性。例如:儿童在家人面前会使用一种行为,与朋友相处则使用另外一种行为模式,原因可能是那种行为被朋友积极强化,而被家人消极强化。斯金纳认为不能把消极强化与惩罚混为一谈。他通过系统的实验观察得出了一条重要结论:惩罚是企图呈现消极强化物或排除积极强化物去刺激某个反应,仅是一种治标的方法,它对被惩罚者和惩罚者都是不利的。他的实验证明,惩罚只能暂时降低反应率,而不能减少消退过程中反应的总次数。在他的实验中,当白鼠已牢固建立按杠杆得到食物的条件反射后,在它再按杠杆时给予电刺激,这时反应率会迅速下降。如果以后杠杆不带电了,按压率又会直线上升。斯金纳对惩罚的科学研究,对改变当时美国和欧洲盛行的体罚教育起了一定作用。

斯金纳用强化列联这一术语表示反应与强化之间的关系。强化列联由 3 个变量组成:辨别刺激、行为或反应、强化刺激。辨别刺激发生在被强化的反应之前,它使某种行为得到建立并在当时得到强化,学到的行为得到强化就是辨别刺激的过程。在一个列联中,在一个操作-反应过程发生后就出现一个强化刺激,这个操作再发生的强度就会增加。斯金纳认为,教学成功的关键就是精确地分析强化效果并设计特定的强化列联。

后续研究已证实,当特定的行为是由于特定和持续的结果产生,则行为是可塑造的。治疗师使用行为塑造方式,让儿童进行更高级的行为表现。塑造是将一个复杂的行为分割为数个单一行为,并系统予以强化,直到该行为变成理想的行为。

三、理论应用

行为塑造是一个系统性的过程,可以通过行为的表现逐渐学习新的行为和更高级的技巧。在这个过程中,治疗师会:①将行为分解成一连串单一行为;②促进并提示儿童进行这些步骤;③在过程中若儿童做出想要的动作时给予奖励。行为塑造适用于多种技巧的学习,由于是循序渐进的过程,可以将它分解成很多步骤,再根据活动的过程诱发出更多的表现。

例如,5 岁左侧偏瘫儿童,左手不能抓握。治疗师一开始先用大的积木搭一座城堡,并将它放在儿童中线的左侧,让他可以用左手放置积木。在活动过程中,如果儿童能成功放置积木,治疗师立即给予赞扬,并鼓励儿童把城堡堆得更高更大。随着成功次数越来越多,治疗师将城堡的位置往右侧移动,让儿童需要左手跨过身体中线到右边的区域。随着城堡越来越高,儿童必须将左手举得比头高,这时治疗师开始对他的左肩提供助力,并持续给儿童积极口头强化,由于手举超过头是一个刚形成的技能,所以治疗师让儿童反复练习这个动作,再进阶换下一个动作。

四、学习和行为理论的发展

近年来,儿童的学习和行为理论已发展到可以在许多环境下使用的干预方式。治疗师或老师利用此模式给儿童提示,当儿童做出正确的反应时给予积极强化(奖励)。行为干预在技能发展的治疗上是成功的,但是技巧的学习若是在单一环境下进行,如分解式操作教学(discrete trial training,DTT),此技巧可能无法类化成新的行为或转变成更高级的行为模式。所以教育学家也利用斯金纳的操作性条件反射和强化理论的基础上发展出行为干预的方式,让儿童在生活环境中进行,这样适应性行为就可以在各种环境中形成。教育学家也在早期发育计划中提倡要在不同环境下进行自然教学,用来刺激各种因素,尽可能减少结构式的课堂教学。常用的儿童早期发育计划中的自然教学模式有两种形式,随机教育法(incidental teaching)和关键性反应训练(pivotal response training,PRT)。所谓随机教育法是治疗师针对没有计划到的、随时出现的情况的变化进行的教育。让儿童在有意或无意中受到教育,需要治疗师创造出一个游戏的环境激发儿童的兴趣和好奇心。随机教育法的目的是让儿童去选择活动,自然而然的开始游戏,治疗师在儿童选择的活动上,拓展游戏的情境,让过程更具挑

表 2-1　分解式操作教学与随机教育法的比较

内容	分解式操作教学	随机教育法
课程设计	治疗师会设计高结构的课程,并设计提供给儿童的刺激和奖励	治疗师会根据环境而设计一个结构比较松散的课程,来诱发儿童的特定发育,但过程中不给予指令
引导方式	治疗师给儿童提示来引导其行为	由儿童自行开始并调整活动
治疗模式	无论在临床或是家庭中,通常是一对一	课程通常在教室、幼儿园或家庭等儿童自然环境中进行
刺激方式	重复使用相同的刺激	使用自然环境中的不同刺激
强化物	治疗师使用人造情境所提供的强化物,通常是相同的强化物	使用不同的强化物,而且这些强化物源于自然环境中,目的是让儿童不需要通过治疗师就可以得到强化物

战,或者制造问题让儿童去解决。治疗师需要给儿童一些提示,让他们做出不同的动作,并在儿童做出具有挑战性动作时给予奖励。这些教学课程的方法与行为干预是不同的,后者使用分解式操作教学,即儿童受到特定的提示,并做出特定的反应时得到奖励(表2-1)。

关键性行为训练也是一种自然教学,可应用在儿童的学习治疗。要着重于关键性行为(pivotal response)的训练,因为对关键性行为的掌握有可能扩展到该行为群中的其他技能,这样儿童的总体能力就会得到提升。儿童关键性技能主要包括 4 个领域:①学习动力;②注意力;③自我控制能力;④自我主动。关键性行为训练在实际生活中行为的自然后果得到奖励。如儿童在进行自我选择的画画活动时,作业治疗师通过赞美和鼓励让儿童把手举高过头来作画(图 2-3)。

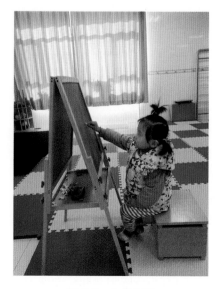

图 2-3　儿童画画

第五节 《国际功能、残疾和健康分类（儿童和青少年版）》理论及应用

一、ICF-CY 的理论架构与依据

《国际功能、残疾和健康分类（儿童和青少年版）》[international classification of functioning, disability and health(children and youth version)，ICF-CY]源自《国际功能、残疾和健康分类》(international classification of functioning，disability and health，ICF)（世界卫生组织，2001 年），并与 ICF 兼容。ICF-CY 扩大了 ICF 主卷的覆盖范围，提供附加内容和更多的类目，全面涵盖与婴儿、学步儿童、儿童和青少年相关的身体功能和结构、活动和参与以及环境等方面的内容。ICF-CY 涉及的年龄段为从出生到 18 周岁，与联合国有关公约规定的范围一致[如联合国《儿童权利公约》，1989 年]。ICF-CY 补充了《国际疾病分类第 10 次修订本》以及其他衍生或相关的分类，提供一种架构和标准化的语言来描述儿童和青少年的健康状态和健康相关的状态。

二、ICF-CY 的设计原理

开发 ICF-CY 的依据是基于实践的、理论的、分类的和公共卫生的考虑。

（一）实践依据

从实践的角度，在各服务行业中使用一套综合的儿童残疾分类的需求虽然已被认可多年，但是至今仍未实现。而且，要落实儿童的权利，使其获得卫生保健、教育、社会和康复服务，需要一种针对儿童和青少年并易感知其身体、社会和心理特点的分类系统。因此，ICF-CY 的开发可以掌握儿童和青少年功能领域。不仅如此，儿童和青少年功能、残疾和健康状态的表现在性质、强度和影响等方面有别于成年人。这些差异必须加以考虑，ICF-CY 的发展要准确记录与发育和发展相关的变化。

（二）理论依据

从理论依据的角度，将 2007 年联合国《残疾人权利公约》所规定的基本人权的理念纳入到定义儿童和青少年健康和功能的分类中是非常重要的。ICF-CY 作为源于 ICF 的衍生分类，应用更广泛的类目编码描述功能和健康的状况，并可作为更成熟的功能分类先驱的原生分类。建立一个公共卫生框架的依据是在承诺通过人口学的方法来预防儿童残疾发生的基础上建立的。ICF-CY 所涉及的所有内容均与代表儿童权利的国际公约和宣言的内容相一致。因此，运用 ICF-CY 类目和编码所做的记录可以作为保障儿童和青少年权利的依据。这些国际公约和宣言主旨的重点集中于最弱势的残疾儿童和青少年身上。

ICF-CY 采用了 ICF 相同的残疾架构，将残疾(disability)定义为一种涵盖损伤、活动受限和参与局限的概括性术语。残疾是指某些健康状况的个体与个人因素和环境因素之间相互作用的消极方面(图 2-4)。

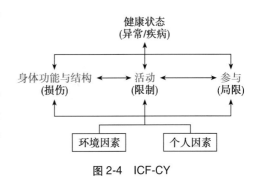

图 2-4 ICF-CY

三、ICF-CY 的内容

ICF-CY 从功能、残疾和健康的角度，评估身体功能（body functions）、身体结构（body structures）、活动和参与（activities and participation）、环境因素（environmental factors）以及个人因素（personal factors）四项，并应用字母数字编码系统对每一项进行编码，首字母 b、s、d 和 e 分别代表身体功能、身体结构、活动和参与以及环境因素。首字母 d 代表活动和参与，根据使用者的情况，可以用 a 或 p 替代首字母 d 以分别指代活动和参与。

（一）身体功能与结构

身体功能指身体各系统的生理或心理功能。身体结构指身体的解剖部位，如器官、肢体及其组成部分。身体功能和身体结构是两个不同但又平行的部分，它们各自的特征不能相互取代。

（二）活动

是由个体执行一项任务或行动。活动受限指个体在完成活动时可能遇到的困难，这里指的是个体整体水平的功能障碍（如学习和应用知识的能力、完成一般任务和要求的能力、交流的能力、个体的活动能力、生活自理能力等）。

（三）参与

是个体参与他人相关的社会活动（家庭生活、人际交往和联系、接受教育和工作就业等主要生活领域，参与社会、社区和公民生活的能力等）。参与限制是指个体的社会功能障碍。

四、ICF-CY 中有关儿童青少年的问题

儿童发育和发展是指导确定 ICF-CY 的内容和发展的核心议题。诸多问题的存在使得分类内容有增加和扩展，这些内容包括发展中儿童认知和语言、游戏、性格和行为本质。特别关注 ICF-CY 开发过程中的 4 个关键问题。

（一）家庭环境中的儿童

发展是一个动态的过程。在这个过程中儿童会从婴儿期所有的活动都要依赖别人，逐渐过渡到青少年期身体、社会和心理上的成熟与独立。在此动态过程中，儿童的功能依靠于与家人、亲近照顾者以及社会环境间不断互动来实现。因此，不能独立看待儿童的功能，而应根据儿童所处的家庭系统情况来看待。这对于判定在生活场景中儿童的功能是非常重要且需要考虑的一点。此外，由于这些互动能让儿童在人生前 20 年掌握各种技能，物理和社会环境也会起到关键的作用。

（二）发展迟滞

由于个体之间成长和发育的差异，儿童和青少年身体结构和身体功能的发展以及技能掌握的情况都会有所不同。身体功能、身体结构和活动能力发展的迟滞并不一定是定性的而是反映为发展的迟缓。迟滞在每个领域都有表现（例如：认知功能、言语功能、移动和交流），因年龄会有差异，并且受环境内身体和心理因素的影响。

（三）参与

参与被定义为个人"投入到一种生活情境中"，它代表了功能的社会方面。由于儿童生活情境的内容和场景与成年人有很大的区别，因此 ICF-CY 特别关注参与的问题。伴随儿童的发展，他们的生活情境在数量和复杂度上会有很大的变化，从儿童与主要照顾者的关系和单独游戏，到年龄稍大的儿童会参与的社会性游戏、同龄人关系以及学校生活。儿童年龄越

小,他们参与的机会越可能由家长、照顾者或服务提供者决定。特别是幼儿的参与度,受其家庭环境和其他直接接触的环境的影响极大。

(四)环境

环境因素是被定义为"构成人们生活和指导人们生活的物理、社会和态度环境"。残疾的医学模式到更广泛地生物-心理-社会模式转变所暗示的人与环境的互动要求人们对儿童和青少年的环境因素给予特别关注。关键问题是儿童环境的内容和复杂性随着婴儿期、儿童早期、儿童中期到青少年的过渡而不断发生重大的变化。儿童和青少年环境的变化与他们日益增长的个人能力和独立性相关。

五、ICF-CY 的目的

ICF-CY 是为临床医生、教育工作者、公共政策制定者、家庭成员、消费者和研究人员设计使用的,用来记录儿童和青少年健康和功能的特点。ICF-CY 提供一种理论架构、通用的语言和术语来记录儿童和青少年的身体功能和结构、活动受限、参与局限和重要的环境因素等方面表现出的问题。由于强调功能,ICF-CY 可以应用于跨学科领域、政府部门使用,用于定义和记录儿童青少年健康、功能和发展。

六、ICF-CY 的用途

ICF-CY 定义了健康的成分。对于儿童和青少年而言,这些成分包括注意、记忆和知觉等精神功能,也包括诸如游戏、学习、家庭生活和不同领域的教育等活动。ICF-CY 的领域由两个概括性的术语定义。"功能"是一个包括所有身体功能、活动和参与在内的术语。"残疾"是包括损伤、活动受限和参与局限在内的术语。环境因素定义了功能障碍或有利因素。

ICF-CY 提供的信息可应用于很多领域,包括在临床、管理、监测、政策和研究应用等方面。在每个领域里,ICF-CY 分类都可以用来记录儿童单一的问题或描述健康和功能整体状况或概括信息。

在临床应用中,ICF-CY 分类可以提供评定结果的概要,明确诊断信息并且可作为推行干预计划的依据。

在管理中,ICF-CY 编码可以记录有关服务资格认定、服务提供、补偿和跟踪服务的信息。在监测应用方面,为了记录健康状况的服务情况、项目服务需求和服务使用形式,可选择 ICF-CY 的一组有限分类集合来标准化在不同时间内和使用不同工具采集数据的流程。

将 ICF-CY 应用于政策领域,它的理论框架可用来制定专项的政策中心,例如儿童受教育权利。

在研究中,ICF-CY 分类可以标准化参与者的特征、评定测量的选择以及结局的定义。应用 ICF-CY 时应尽可能将父母、儿童和青少年纳入。

第六节　适应及代偿应用

一、适应的概念

当任务需求、儿童的技巧和环境的特性达到和谐一致时,作业能力表现就能获得成功;

相反,若儿童的技巧无法符合环境中的任务需求时,作业能力表现就不容易获得成功,所以治疗师会关注儿童的技巧能力。适应模型则涉及了适应任务的需求或是环境改造,来符合儿童的能力程度。适应也包含作业的改造,让儿童更容易执行、使用辅具或是改变物理环境和社会环境。当儿童有重大损伤时,往往就需要活动任务的调整,让儿童尽可能地参与日常活动。例如,针对一位脑性瘫痪儿童,可能要改造调羹和碗,使他和家人一起吃饭。对于孤独症儿童,可能要使用涂卡来表达他的需求。

当技巧能力不足以去进行活动时,就需要调整活动任务的需求,让活动更符合儿童现有的能力。治疗师去分析活动的需求并找出功能障碍的部分,用丰富的创造力去解决这些问题。例如,在学校中,可以调整课桌,使用倾斜的板子让儿童在写字时比较容易看到所写的字,儿童也可以用它来支撑他们的手和手臂,这样的姿势可以增加儿童的书写技巧(图 2-5)。针对有学习

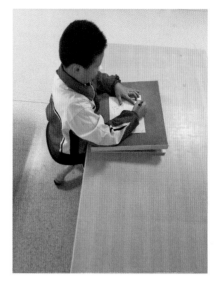

图2-5　儿童书写训练

障碍的儿童,可以将字体放大并使用有颜色的纸来吸引他们注意力帮助他完成一页算术题。

二、代偿干预中辅助科技的应用

代偿干预中常利用适应性设备或辅助科技调整活动的任务。相关产业的企业或公司把辅助科技结合儿童的任务需求,制作能够马上进行活动的辅具。辅助科技可以很简单,如改造的水彩笔和蜡笔,让学前儿童可以参加美术活动。不同的辅助科技可以让有严重行动障碍的儿童更容易接近他们所在的环境,例如,辅助科技的设备可以帮助儿童进行站立(站立架)或提供身体支撑(在轮椅上使用绑带)。高科技辅具也在书写沟通(如电脑)或扩大沟通系统(整合了语言功能的设备)等问题上提供许多解决方案。

三、代偿干预中建立技巧能力的治疗

对儿童来说,代偿性的干预通常用来帮助一些无法直接达成的技巧能力建立的治疗上。选择调整活动任务的方法时,不仅要让儿童可以在特定的活动任务中获得成功,还要提升他们在类似活动或其他环境中的技巧能力。例如,对于一个绘画技巧不好的儿童,可以用动物拼贴画的方式创造画作。专业的活动调整对男孩来说会比用笔绘画更容易创作出作品,拼贴画可以进行精细动作技巧的练习,特别是可以训练双手的协调性、手指的分离动作、空间关系等。儿童通过练习这些技巧可以推广到其他活动中,当他们在使用彩色动物贴纸时会比较容易获得成就感,可以鼓励他们尝试其他艺术活动。

第七节　生态学理论及应用

一、理论基础

家庭、学校、社会文化、自然环境等都属于这个系统中的不同部分，而且这几种环境之间都是相互作用的。儿童发展的环境由若干相互联系在一起的系统组成，这个系统分为5个子系统：①微观系统；②中间系统；③外层系统；④宏观系统；⑤时间系统。这些系统相互渗透、和谐共存，最终促进了儿童的发展。欧美国家研究者进而提出了基于人类生态学理论的儿童早期干预的生态系统模式。早期干预活动要综合考虑社会、生态、家庭等多个系统与儿童认知、社会、情感之间复杂的交互影响，在儿童、家庭、早期干预专业工作者及社区4个层面上进行。这一模式具有整体性、动态性、交互性、独特性的特点，提倡多系统、多层次、多维度以及动态性开展早期干预。儿童发展的生态系统理论提醒人们对疾病进行预测因素、原因、过程、结果和环境共生研究时，应注意很容易被忽视的一些因素。

二、理论的应用

家庭像其他开放式系统一样，会受到社会及物理特性的影响，价值、信仰、思考方法等部分文化模式，会因其他有相似背景的人们而渐渐成形。治疗师可以从生态和互动的观点来看发展与教育，考虑家庭的资源和成人的心理背景、个人经历和人格，这些是家庭抚养儿童时固定的互动特征。此外，家庭的影响并不只发生在家中，许多让家庭能有效率执行家庭活动的资源存在于社区中。就更深远的层面来说，一些社会机构团体的服务也能协助支持家庭功能（如社区卫生服务中心提供疫苗接种、保险公司提供保险服务、社区加强安保服务等）。

使用生态学观点的好处是让治疗师意识到那些不在家庭附近或超过家庭掌控的事物，也会影响家庭如何执行其功能。例如，某大公司裁员造成社区内的失业潮，许多人不得不搬离社区去找工作，顿时之间，家长失去了保姆，也必须改变休闲活动。就更深远的层面来说，某些特定时期公众态度的转变也会影响家庭环境和资源。例如，大众对身心障碍者权利、全民保健、社会福利、非法移民权利等公共政策的态度，都会影响到家庭。

Stacey 和 Biblarz 更进一步点明生态学观点的重要性，他们表示，研究儿童发展时不仅需要考虑家庭结构，还要观察家庭融入社区的程度。当单亲妈妈（尤其是青少年未婚妈妈）身处于一个可接纳多元价值观的社区时，家庭比较愿意融入社区并公开讨论自己的情况；若不是处在这样的社区，他们便会考虑此做法的风险。居住在有风险氛围下的家庭，在危机发生时可能会不欢迎来自家庭外的社会支持，他们的生活方式不像住在可接纳环境中的家长一样具有弹性。

当治疗师在与特殊需求儿童及其家庭接触时，采用生态学观点显得尤其重要，并且需要调查家庭参与协助执行其功能之社区活动的程度。Ontario、King 等人在一份以家庭为中心的服务报告中提出，社区对抚养特殊儿童的家庭参与社区活动的支持，会因不同的社区而异，若可使用的休闲资源缺乏以及家长的社会支持不足，将会减低特殊需求儿童对休闲活动的参与。这些致力于将儿童作业治疗融入社区情境的治疗师们，不该再专注于儿童个人的作业能力。Turnbull 和 Turbiville 提出合作强化模式，让家庭可以利用自己对特殊儿童的知识，得到其他家庭和专业的支持，来改变在社区中的地位。作业治疗师参与家庭阵营中，通过与家庭合作宣导儿童的权利，促成社区一股互动的力量，提升家庭取得外部资源的能力，并让他们能顺利执行家庭功能。

生态发展观进一步扩大了"环境"的概念。将环境看作一个不断变化发展的动态过程，突破了以往研究中对环境限定的局限性。虽然它有不完善的一面，但对发展心理学的贡献是不可估量的。该理论对儿童发展的环境影响提供了与众不同的全面的解释，值得我们进一步研究。

由于不同时期人们受历史背景和社会文化思想的影响，对儿童的看法以及在处理成人与儿童关系上的方法都有所不同，新的理论仍处于不断研究发展的过程中，新的观点在不断提出来，所以我们要用辩证的眼光看待这些理论在生活实际中的运用。

儿童发展的理论有助于正确认识和理解儿童，但是不应仅仅局限于此，儿童作业治疗师应更着重于如何将发展理论转化为治疗技术，帮助儿童找到内在潜力，帮助他们健康成长。

（陈天聪　唐贤豪）

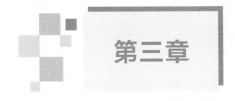

第三章

正常儿童的发育

第一节　运动功能的发育

运动发育是指运动功能随人体的成长而不断分化、多样化、复杂化的过程。运动功能的正常发育是一个渐进的过程。运动行为与年龄的变化几乎一致,而运动能力和技能则受遗传、身高、性别、性格以及经历等因素的影响。

人体的发育涉及从诞生到死亡的整个人生阶段,它包含了整个生命过程中的生物、心理和社会等各种发育相关要素,不能只重视人体某些功能的发育,而要从运动功能、智能、心理功能、社会功能及人格特征等多方面的变化规律综合地去看待和研究人体发育的全过程。

Erikson 继承了弗洛伊德精神分析理论,创立了独自的精神社会发育理论,提出人生周期分为 8 个阶段,即婴儿期、幼儿期、学龄前期、学龄期、青年期、成年期、成熟期、老年期。

一、婴儿期的运动功能发展

运动功能的正常发育是一个有序的不断进行的过程。美国儿科医师格塞尔(Gesell)从分析儿童的行为入手,开始研究行为发育的原理。格塞尔从外部观察行为和反应来判断神经生理学的成熟度,建立了"发育诊断学"(表 3-1)。

表 3-1　婴儿期的运动发育

周龄	运动功能发育内容
4 周	仰卧位时非对称颈反射姿势占优势,俯卧位时勉强抬头 1～2 秒,坐时躯干前倾紧张性头颈反射占优势
16 周	仰卧位翻至俯卧位,俯卧位抬胸,手支撑,拉坐时竖头很稳,能左右自主转动,取左右对称的姿势
20 周	俯卧位上肢一边伸展、外展,一边头可以充分抬起,可以用伸展的上肢支撑身体,而且上肢从此可以伸展下去。在仰卧位臀部可以上抬是为了将来起立伸肌活动进行的准备。坐位时头可以始终保持直立状态,而且在坐位给予其支撑时,一旦向后方倒下,降落伞反射和保护性伸展反射都可以出现,这成为儿童抗重力伸展的一部分

续表

周龄	运动功能发育内容
28周	获得了躯干的回旋能力。儿童从俯卧位开始向仰卧位,并且从仰卧位开始向俯卧位都可以翻身
32周	俯卧位趴在地上可以转圈。在这个时期即使上肢不支撑也可以获得坐位的平衡,即使平衡失去的情况也可以用双上肢在侧方进行支撑保护自己。手膝跪位爬行尚未获得
36周	一个人坐得很稳,向前方倾倒时可以将自己身体直立起来。这个时期的儿童开始用手膝跪位爬行和手膝伸展位爬行。可以扶着家具走,也可以牵着儿童的手走。在立位的平衡还不充分,一个人步行还不可能,或者一迈步双下肢就会过度外展,步幅很宽的走
40周	脚用力踩着床栏杆站着、爬行都可以
52周	牵一只手可以步行

二、幼儿期的运动发育

幼儿期的运动发育见表3-2。

表3-2　幼儿期的运动发育

月龄	运动功能发育内容
13个月	可以独自站立的时间很短暂
15个月	走2~3步,容易摔倒,可以爬着上楼梯
18个月	可以步行,仍然容易摔倒,踢球、拍球。大型的玩具用抱、推等形式进行搬运
24个月	可以不摔倒地跑,蹲着玩,一边跳一边屈膝,上肢摆动,点头,脚可以很有节律的活动
30个月	用脚尖走,双脚并拢蹦跳,走路时会咚咚地跑,会慢慢地走,可以很好地操作
36个月	挺胸走,利索而稳定的站起,可以单脚站,平衡不被破坏下投球,随着音乐快跑,可以跳跃
42个月	紧张时会摔倒

三、学龄前期的运动发育

学龄前期的运动发育见表3-3。

表3-3　学龄前期的运动发育

年龄	运动功能发育内容
4岁	可以跑着上下楼梯,飞快地骑三轮车,喜欢需要平衡的活动,不洒地搬运盛有水的杯子,将上肢举过肩的高度投球,避开节律并炫耀自己的反应
5岁	可以取非常对称整齐的姿势。在一个场所内比以前可以玩的时间长,可站、坐或蹲,姿势可不停地变换。可以双脚交替下楼梯
5岁半	喜欢骑自行车
6岁	可以一边唱歌一边玩,随着音乐边走边跳的时候,身体可以很好地平衡。推、拉、搭建大型的积木,或是站到上面,或是钻到里面

四、学龄期的运动发育

学龄期的运动发育见表3-4。

表3-4　学龄期的运动发育

年龄	运动功能发育的内容
7岁	对一件事可以执着地反复进行。可以玩如旱冰、跳绳、垒球的接球等连续的游戏。喜欢骑自行车，但不喜欢在限定的区域内来回骑。对学习打球、投球开始产生兴趣
8岁	身体的活动进一步变得有节律、优美。掌握了踢足球的方法，在游戏中喜欢到处动的活动
9岁	会学习、会玩。有做一件事直到疲劳的倾向，如骑自行车、跑步、郊游、球类运动等。对自己速度的调节能够掌握得更好，男孩喜欢掰腕子以及对抗性的游戏活动
10岁	骑自行车时非常努力，喜欢骑马、棒球、雪橇、滑冰、游泳等活动。赛跑，捉迷藏，对与宠物、与弟妹一起玩并照顾他们很自然且有兴趣
11岁	骑自行车、骑马、郊游、在森林中跑步，对在自然界中的运动感兴趣
12岁	游泳、滑冰、滑雪、骑自行车、骑马、捉迷藏、赛跑、在庭院中玩、森林中散步，对去自然中运动有兴趣

第二节　精细动作的发育

一、手的发育

（一）手的粗大抓握的发育

抓握的开始需要上肢肌张力的降低，3个月握持反射消失后双手能张开，开始有意识地抓握。4个月对刺激手指的玩具出现主动抓握。婴儿抓握物体最初用手掌的尺侧，进而用全手掌抓握，然后发展到桡侧抓握。手的粗大抓握的发育见表3-5。

表3-5　手的粗大抓握的发育

分　　期	发育内容
第一期手打开，手和手相握（0~3个月）	随着全身生理性屈曲的缓解，在仰卧位上肢能够伸展、手能够打开。但是，俯卧位头的保持还不自如，手再一次握住，有意识握还没有形成，上肢伸展手打开，东西掉落，上肢屈曲手握起，东西被抓住。手的运动和上肢的运动尚未分离
第二期伸手抓握开始（4~6个月）	姿势对于上肢的影响逐渐减少，即使在仰卧位手也能向前方伸展。因为躯干稳定，伸手时肩胛带抬起离开床面。在俯卧位随着躯干伸展的增强，髋关节可以完全伸展，重心向臀部方向移动，伸手变得容易。抓握反应帮助手向目的物接近，是触觉诱导手的方向性反应
第三期手的功能多样化（7~9个月）	在姿势变换时上肢伸展支撑，摔倒时要用手保护等，手功能的频繁使用，使上肢功能得到飞跃的进步。在这个时期，移动的手段是爬行，通过爬行用手掌支撑的体验越来越多，可以帮助手弓的形成。在爬行时体重在手掌的前后左右移动，手指外展伸展的同时，也促进了手掌桡侧尺侧的发育
第四期手指的操作（10~12个月）	用拇指与另一手指准确捏起0.6cm左右的串珠。可用示指触物，能扔掉手中的物体或主动将手中物体放下。喜欢将物体扔到地上听响声，主动打开包着方积木的纸张

（二）手的精细动作的发育

1.1 岁以内精细动作的发育　精细动作是指手和手指的运动及手眼协调操作物体的能力。精细动作多为小肌肉的运动,在全身大肌肉发育后迅速发育。8~9 个月开始用手指抓握,10 个月会用拇指和示指对指取物,以后手指的灵巧性继续发展(表 3-6)。

表 3-6　1 岁以内精细动作的发育

月龄	够	握	捏	放下
4 个月	尺侧先行,两侧手指伸展			
5 个月	两侧很笨拙地伸展	手指和内收的拇指,全手掌握		很笨拙的将一侧手握的东西倒到另一只手里
6 个月	像画圆一样将手指伸展			
7 个月		桡侧开始手掌握	内收,屈曲的拇指和屈曲的 4 指,将物向手掌集中是不完全的捏	握和放同时发生
8 个月	手直接伸向目的物		拇指和屈曲的示指指腹相捏	
9 个月		桡侧开始手指握		放到大的容器里
10 个月	向目的物伸手时,腕关节背展,手指过度伸展		拇指和示指对掌相捏	
12 个月	把握更容易,前臂随意旋后	拇指、示指、中指 3 指握	拇指和示指指尖相捏	控制着放到小的容器里

2. 1 岁以后精细动作的发育

（1）餐具操作的发育:随着儿童年龄的增长,越来越需要其双侧肢体的配合动作。而且随着精细动作水平的提高,手眼协调能力越来越占重要的地位,贯穿于精细动作之中。餐具操作的发育见表 3-7。

表 3-7　餐具操作的发育

年龄	发 育 内 容
1~2 岁	前臂旋前手掌握
2~2 岁半	把握的位置向手指移动,桡侧 3 指和尺侧 2 指分离握
4~4 岁半	开始使用筷子

（2）笔操作的发育:一般而言,2~6 岁是儿童握笔动作能迅速发育阶段(表 3-8)。握笔动作技能主要包括:

1）手掌向上的握笔动作:是最早的握笔动作形式,包括整个手和手臂的运动,表现为抓笔时手掌心向上,手掌与手指一起活动来抓握笔。运用这种笨拙的握笔动作形式,儿童很难进行有目的的绘画和书写动作。

表 3-8　笔操作的发育

1～1 岁半	手掌握,躯干保持稳定,上肢全体作为一个整体运动
2～3 岁	手指握,上肢保持稳定,前臂作为一个整体运动
3 岁半～4 岁	拇指,示指,中指 3 指握,手作为一个整体运动
4 岁半～6 岁	拇指,示指,中指远位指节握

2）手掌向下的握笔动作:手掌向上的握笔动作逐渐被手掌向下的握笔动作取代,拇指与其他 4 指开始在绘画和书写动作中起到越来越重要的作用。

3）手指握笔动作:主要以拇指、示指及中指握笔。随着手的协调运动能力发育,儿童握笔的部位逐渐向笔尖部位靠近,可用手指调整握笔的姿势和位置,手臂及肘部的动作频率逐渐减少。

二、手眼协调的发育

（一）婴儿期手眼协调的发育

1. 1～4 周　可追视窗户的光和可移动的物品,而且可注视进入自己视线的东西。

2. 2～8 周　头可以左右活动,追视活动的人和物。

3. 3～12 周　看见物品就会握,对灯和人可以很好地盯着看。

4. 4～16 周　看见东西的同时上肢也开始运动,自己的手开始伸向对象物,眼睛也移向对象物。可以迅速确认桌子上 8mm 大小的对象物。

5. 5～20 周　能够抓住桌子上的物品,可以将小球牢牢地固定在原位,在仰卧位可以找看不见的东西。

6. 6～24 周　向玩具靠近、用手抓住。对掉落的玩具可以再去抓。

7. 7～28 周　可以扔玩具,可以来回摇玩具,可以转移玩具,可以 1 只手拿玩具,能够自己认识到手是可以自由活动的。伸展上肢,注视手不能触摸到的东西。对新的环境开始注意,在婴儿车里向周围来回看。

8. 8～32 周　拿着 1 个东西,再看见另 1 个东西时会去拿。咬玩具,含住玩具,脸一近距离接触物品就会闭眼睛。

9. 9～36 周　再有 1 个新玩具时会扔掉原本拿着的玩具,自己可以吃饼干。

10. 10～40 周　抓起小的东西,比较粗暴地放下。在婴儿车里向四周看的同时玩着玩具。

11. 11～44 周　查找玩具的各部分,能够将物品放入容器中。

12. 12～48 周　可以将玩具从桌子上拿到椅子上,可以从床档的栏杆间够到玩具,几个玩具可一个一个连续地玩,可以立刻将注意力向其他方面转移。

（二）手眼协调能力发育过程

手眼协调能力发育主要包括以下 5 个阶段:①手张开及双手抱握阶段(0～3 个月);②手功能开始发育阶段(4～6 个月);③手功能多样化发育阶段(7～9 个月);④手功能熟练阶段(10～12 个月);⑤手眼协调能力快速发展阶段(1～3 岁)。

（三）手眼协调能力发育特征

手眼协调能力发育具有以下 6 个特征:①由整体运动向分离运动发育;②抓握的稳定点

由近端逐渐向远端发育;③眼和手发育的共同形式;④从防御向功能发育;⑤从手到眼的发育;⑥利手(handedness)的发育。

（四）手眼协调能力发育的意义

手眼协调能力发育具有以下 4 个方面的意义:①通过眼睛能真实地了解周围的事物,手也是认识事物的重要器官,手的活动可以促进脑的发育;②通过手和眼的共同作用,可以发现手中物品更多的特性,更快更全面了解周围环境;③在眼睛的监控下,通过手的动作,还可以发现物体的上下、左右、前后等空间特性;④只有手眼协调活动才能有效地促进儿童的各项能力的全面发展。因此,手眼协调能力的发育对促进运动能力、智力和行为起着非常重要的作用。

第三节　认知功能的发育

一、知觉的发育

（一）空间知觉的发育

生后 6 个月以前的婴儿的空间知觉是以视觉为中心的,是很狭隘的,随着视觉、听觉和运动功能等的发育而扩大。

1. 位置和方向知觉的发育　婴儿初期对于事物是向左还是向右,或者是上还是下的敏感度不够。对于上下关系的理解是在两岁半前后,左右关系的理解是在 4 岁前后。到了 4 岁,可以理解以自己为中心的前后左右关系。能够正确指出自己手和眼等的左右。由此,儿童学会了上下左右关系,此时开始对环境方面产生关注,并与环境建立联系。但是对于他人的左右区别还是困难的,即使到了 5 岁,也有把左右搞错的情况。

2. 远近知觉的发育　2 岁左右,对超出 1 米左右的远近辨别是困难的。即使在日常生活中能够辨别远近,在平面图上对于重叠的线索判断远近是很难的。重叠图形的远近辨别到 6 岁左右才可以完成。

3. 视感知发育　视感知发育包括视觉感应功能的建立、注视及追视物体、区别形状、区别垂直线与横线、视深度知觉发育等。还包括对颜色的区别与反应、将颜色与颜色的名称联系等的发育。

4. 文字理解的发育　像数字和文字这样"形状"的视觉辨别从 4 岁左右开始到 8 岁左右连续发育。但是,即使 5 岁发现像 R 和 Я ,N 和 И 等正形和反形的不同,对一些儿童来说还是有困难的。这些儿童只是对字形注意了,对左右位置没有留心。

（二）重量知觉的发育

重量知觉的发育稍稍晚于其他知觉。5 岁左右不能辨别 3g 和 5g 重量不同的情况也很多。

（三）颜色知觉的发育

2 岁左右开始,能够区别蓝、红、黄、绿等单一颜色。4 岁左右,对这些颜色能够正确命名。从婴儿发育检查的结果看,对这 4 种单一颜色能够正确回答的儿童中,4 岁者约占 14.8%,5 岁者约占 56.3%,6 岁者约占 66%。

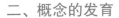

二、概念的发育

儿童的概念的形成与语言的学习有着密切的关系。而且,语言学习的开始是在 2~3 岁,概念根据具体行动和功能被定义的时候非常多。如狗"吼叫的"、牛"出奶的"、锤子"进行框框的"是对这些情况进行把握。但是,小学入学开始,狗是动物,锤子是钉钉子用的,像这样抽象的或记述的事物被定义或被概念化。这个过程作为儿童语言发育的媒介在起作用。

(一)数和量概念的发育

对一两岁的婴幼儿来说数和量的概念是未分化的,"多"和"大"对他们来说意思是一样的。事物是可以计算数量的意识完全没有,同样的东西聚集在一起被儿童作为"一堆"来掌握,只能辨别大小多少。但是,这个"一堆"的感觉将改变数的出发点,1 个和 1 个以上的区别等能被表示出来,也就是说,分量的概念大致是由数和量的分化而来的,形成了一个一个的数词。

儿童对数的理解方法是根据直接知觉具体进行理解的,5 根手指和 5 支铅笔的 5 是同样的,能够理解这一点要到 6 岁左右。

数的计算:约 90% 的 6 岁儿童可以完成 10 以内的加法;30%~40% 的儿童可以完成 10 以内的减法。8 岁儿童可以完成 25 以内的加减法和乘除法简单计算。

(二)记忆的发育

记忆是人脑对过去经验的反映,包括识记、保持、再现和再认 4 个基本过程,即:①识记是记忆的开始阶段,是信息的输入和编码;②保持是过去的信息在头脑中得以巩固的过程;③再现也称回忆,是对已存储的信息进行提取,使之恢复活动;④再认是指由一些已存储的信息由于某种原因不能被提取,即不能再现,但当刺激重新出现时仍能加以确认,这种确认的过程称为再认。条件反射的出现是记忆发生的标志。3~4 个月的婴儿开始出现对人和物的认知,7~8 个月的认生是再认的表现,1 岁左右出现明显的回忆,1 岁左右的视觉记忆表象是回忆的表现,1 岁以前的记忆都是无意记忆,记忆保持的时间通常较短,1~3 岁陆续出现情景记忆、词语理解记忆与图形符号记忆。个体的记忆按照内容发育的顺序,动作记忆最早出现,在出生后 2 周左右出现,其次是情绪记忆,出现在 6 个月左右,6~20 个月开始出现形象记忆,1 岁出现逻辑记忆。

(三)社会关系概念的发育

婴幼儿期的儿童对社会关系的经验非常有限,这方面的概念形成也晚。3 岁以下的儿童,在家庭以外明确的社会交际很少,一个家庭中的成员之间的关系对他们有非常大的意义。因此,儿童自己是通过在家庭中的个人与家属的关系来得到具体的丰富的社会关系概念的。

3 岁后的儿童,随着入托入园,生活圈子的扩大,社会经验显著扩大。对复杂微妙的社会关系产生知觉,产生了解。到 8、9 岁就可以理解人际关系相当广的范围的社会概念。

第四节　语言的发育

儿童语言的发育和智能的发育有着重要的关系。语言在知觉世界中产生,对看不到的外界现象的印象产生固定化的作用,支持认知功能。对于思考、计划、推理、想象、判断等高级的心理过程是不可欠缺的。

说话的功能有标记性,说话是围绕现实事物进行的。"汪汪"被叫作记号,是指4条腿有尾巴的动物,这个记号具有实物的代表功能。

语言的过程主要包括感知、理解和表达3个重要组成部分,也是所有语言交流活动必须经过的3个基本阶段。婴幼儿语言功能的发育,主要就是指这3个方面能力的发生发展过程。

一、婴儿语言的发育

（一）婴儿语言感知能力的发育

婴儿期是人类语言发育的关键时期。语言能力的获得标志着婴儿期的结束。在婴儿掌握语言之前,有一个较长的言语发生的准备阶段,在这一阶段里婴儿的言语知觉能力,发音能力和对言语的理解能力逐步发生发展起来(表3-9)。

表 3-9　婴儿语言感知能力的发育

发育阶段	语言感知能力发育内容
第一阶段 （妊娠中后期）	有原始的听觉记忆能力,可以大致区分乐音、噪音和语音
第二阶段 （新生儿期）	对声音可以进行空间定位,特别对母亲的语音有明显偏爱
第三阶段 （婴儿期2~4个月）	开始理解言语活动中的一些信息。4个月的婴儿不仅自己能发出声音,还可以模仿他人发出的声音,逐渐通过模仿形成结合音。当听到他人发出那个结合音时开始与特殊事态相对应,从而获得语言范畴性知觉能力
第四阶段 （婴儿期5~9个月）	可以辨别言语的节奏和语调特征,并可根据环境对自己的语音进行修正
第五阶段 （婴儿期10~12个月）	10个月左右的婴儿还没有将声音和具体的对象产生明确的结合。可以辨别出其母语中的各种音素,并能认识到这些语音所代表的意义

（二）婴儿语言理解能力的发育

婴儿从9个月时可以按照成人的言语吩咐去做相应的事情,而到13个月时能理解或接受17~97个词语。9个月是婴儿言语理解能力真正发生的时间。在此之前后,婴儿对成人言语的理解有着本质性差别。这个时期的婴儿只是对成人特定言语活动的一种反应,是条件反射作用的结果。

到了11个月,婴儿能对成人的指示立刻做出反应,有时会对那些根本就不是对他说的话中某些词做出相应的动作。说明此时的婴儿已经对言语的理解相当稳定和牢固,能够从言语中筛检出自己熟悉的语言词汇。到了12个月,婴儿开始练习对词汇的理解和表达,促进了语言的产生。

（三）婴儿语言的发生

常常将第一批词的产生作为婴儿语言发生的标志。但是其含义、特征和判别标准等并没有明确统一的说法。

最早在9个月能说出第一个有特定意义的词语。但是此时婴儿出现的词语不具备概括性意义,只具有原始的指代性和对应式的象征性,很像某一特定场合下特定事物的伴随物。

此后以每个月 1~3 个新词的速度发展。10 个月的婴儿仅能说出不足 10 个词语。

12 个月左右儿童的词语获得具有继续掌握场所限定性强的词，获得最初的概括性意义，可直接掌握概括性和指代性功能的名词和非名词的特征内容。词语的无场所限制性是婴儿真正获得概念，掌握词语，进入成熟语言的重要途径。可直接掌握概括性和指代性功能的名词和非名词是婴儿掌握概念和言语的重要必经之路。

二、幼儿期语言的发育

这一时期是所谓不完整单词时期。不完整单词对于儿童是容易发出的音，因为和各种意义结合，所以儿童不仅仅在家庭中使用，比如"汪汪""馍馍"是指东西。与单词相对应的同时，也包含"想要馍馍""馍馍在哪"这样的愿望和质问的意思。一般在最初的几句学会后的 2~3 个月中，语言的发育没有变化，以后进入急速发育时期。

（一）命名（1 岁半~2 岁）

在这个阶段的儿童对各种各样有名字的事物产生明确的意识，对自己周围东西的名字积极记忆，并试着去使用。语言显著增加，不是一句话而是两句话或数句话相结合的使用，不仅仅是名词，动词、形容词等也能够使用，到这个时期结束，几乎所有物品的名词都开始使用。

（二）文章的使用（2 岁~2 岁半）

两岁之后，使用主语和谓语的形式，能以一篇文章的形式完整表现。能够改变动词的时态，能够区别过去、现在和未来。也能使用疑问句、感叹句等。但是，文章多是并列重叠反复的短语。

（三）复杂文章的使用（2 岁半以后）

可使用连词和动词。比如，"因为我肚子饿了，给我点什么"，其中"给我点什么"不仅仅是主体文，也是"因为我肚子饿了"的附属文。

再有，也可以使用一个人的人称，两个人的人称，"昨天""今天""明天"等语言在说话中可以熟练使用。而且，大人和儿童，儿童和儿童之间可以借助语言进行交流。经过这样的过程，大概到 4 岁左右，说话就完成了。

（四）说

很多 3 岁左右的儿童使用幼儿语言，到 5~6 岁变为普通语言。幼儿语言是语言发育的自然顺序，也有强制使用成人语言而发生问题的情况。久保良英和 M. E. Smith 关于不同年龄语言数的变化调查结果显示，3 岁的儿童可记住近 1 000 句，入学时能够说 2 000 句以上。

（五）会话

瑞士心理学家皮亚杰指出幼儿从以自己为中心的语言开始向社会化的语言移行（表 3-10）。

表 3-10　以自己为中心的语言和社会化的语言

以自己为中心的语言	1. 为了快乐地讲话，机械、反复进行 2. 不是面向谁进行讲话，而是面向自己进行自言自语 3. 在朋友中自言自语，朋友的存在变为刺激，不考虑听众
社会化的语言	1. 向适合的听众讲述自己的想法 2. 批评他人的工作和行动 3. 发出命令，请求他人 4. 恳求对方回答质问 5. 对于质问和命令进行回答

第五节 情绪的发育

美国心理学家 John Broadus Watson 根据附与的条件将情绪分为多种,但是仅根据这个也不能充分说明情绪的变化。随着儿童运动能力的发育,活动范围扩大,体验的机会也变多,这是知觉、语言、记忆、想象等认知功能的发育的结果。

（一）恐怖的发育

1. 恐怖的定义 恐怖是因受到威胁而产生并伴随着逃避愿望的情绪。

2. 恐怖情绪对儿童的影响 恐怖不仅对认知和活动有很大影响,而且对儿童的个性也有极大的消极作用。婴儿长期、多次恐怖及由此而伴随来的退缩和逃避,只能消极促进儿童形成胆小、怯弱、退缩的个性。当然,惧怕可以作为警觉信号,有助于人逃避危险,从逃避中得到解救。还有利于集群的社会结合以保证安全。社会事件、压力、认知过程,其他情绪都能诱发惧怕。

3. 恐怖情绪的发育倾向 A. T. Jersild 和 F. B. Holmes 对极其重要的情绪反应之一的恐怖进行了研究。设定好试验场面后采用对反应进行观察并对父母在日常家庭场面也进行观察两种观察方法。

从 3 岁的儿童孤身一个人的场面,在黑暗的房间里捡球的场面,从有蛇的玩具箱里取出玩具等场面进行观察,他们比 2 岁儿童表现出恐怖倾向是更强烈的。儿童到了 3 岁对这些场面感到了潜在的危险,或者根据想象引起恐惧。

（二）笑的发育

婴儿的笑是与人交往的基本手段,通过笑引出其他人对婴儿的积极反应,加深婴儿与其生活中的重要任务的感情联结,彼此间形成更加积极的关系,对婴儿的身心健康成长都是必要的。婴儿微笑发育分 3 个阶段:见表 3-11。

表 3-11 婴儿微笑发育阶段

阶段	发育内容
自发性微笑 （0~5 周）	①出生 2~12 小时,面部即有像微笑的运动,这个最初的微笑是内源性的 ②出生 1 周后,在清醒的时间内,吃饱了或听到柔和的声音时,会本能的嫣然一笑 ③出生 3 周,轻轻地抚摸婴儿的面颊和腹部等肌肤也能引起微笑 ④出生 4~5 周,把婴儿双手对拍,转动纸板和听各种熟悉的说话声时都能引起婴儿的微笑
无选择的社会性微笑 （5 周~3 个半月）	引起微笑刺激的范围已大大缩小。人的声音和面孔容易引起婴儿的微笑。出生 8 周的婴儿会对固定不动的脸发出持久的微笑,但与人的微笑是不能区分的
有选择的社会性微笑 （3 个半月以后）	出生 3 个半月后,能够分辨熟悉的脸和其他东西,婴儿开始对不同的人有不同的微笑,出现有选择性的微笑。对熟悉的人会无拘无束的笑,对陌生人则带有警觉的注意。这是真正意义上的社会性微笑

（三）哭的发育

婴儿的哭出生就有,且分化很早。随年龄增加引起啼哭的原因和类型有两种发展趋势:一是开始就是生理性的,由于机体内外部的不适刺激所致,逐步增加社会性的诱因,如大人离开时就啼哭；二是反应类型，由应答性、反射性地哭，逐步出现主动性、操作性地哭，如开始出现哭主要针对疼痛、饥饿等的一种反射反应，而后出现以哭为手段的哭泣，以吸引成人靠近和注意。

哭是一种不愉快的、消极的情绪反应。但在意义上不一定就是消极的，具有重要的适应价值。出生1周的婴儿啼哭的主要原因是饥饿、寒冷、裸体、疼痛及睡眠受到干扰所致；出生2~4周又增加了新的因素，如喂奶中断、烦躁、增添非流质食物等。

随着年龄的增加，婴儿啼哭的原因进一步发生变化，如1~2个月时婴儿常因大人离开和拿走玩具而啼哭。婴儿从出生相继发展而来的哭声有以下几种（表3-12）。

表3-12　哭的种类和发育

种类	发育内容
饥饿的啼哭	出生时就开始，6个月前比较突出。是一种有规律的哭声，是婴儿的基本哭声
发怒的啼哭	出生时就有，婴儿被限制活动时会被激怒而哭。哭声往往有些失真
疼痛的啼哭	出生时就有，因肠胃不适、打针等疼痛引起。特点是突然高声大哭，事先既没有呜咽，也没有缓慢哭泣，拉直嗓门连续大哭数秒，接着平静呼气，再呼气，又呼气。由此引起一连串叫声
惊吓的啼哭	出生时就有，是突然发作，强力刺耳，伴有较短的嚎叫
不称心的啼哭	出生就有，啼哭在无声无息中开始，悲悲切切
招引别人的啼哭	出生后第3周开始，先是长时间吭吭哧哧，断断续续，无人理睬就大哭

婴儿1岁以内的哭是正常的，有其生存和发展的意义。随着年龄的增长，哭的现象应逐渐减少。因为婴儿对外界环境和成人的适应能力在逐渐增强，正逐渐学会用动作和言语表达自己的需要和状态，同时，应该逐渐学会控制自己的消极情绪。

（四）愤怒的发育

1. 愤怒的定义　愤怒是愿望不能实现或为达到目的行为受挫时引起的紧张而不愉快的情绪体验。

2. 引起愤怒的原因　在强烈的愿望受到限制时就会产生愤怒反应。身体的活动受到限制时也会产生愤怒。总之，受到侮辱、挫折或去做违反个人意愿的事，都可能引起愤怒，长时间持续的痛苦也会激起愤怒。

3. 愤怒情绪对儿童的影响　强烈愤怒会引起攻击行为，导致破坏，也会瓦解认知和智力活动。但是，有时愤怒中也包含有自信成分，能让个别儿童产生认真的态度，改善操作，使活动更为有效。

4. 愤怒情绪的发育　愤怒在人的成长过程中出现较早。出生不久就有愤怒的表现。例如婴儿的活动受阻时，就可唤起愤怒情绪。最早的愤怒情绪表现形式有哭、手足舞动等。随着年龄增长，由于愿望不能达到或与同伴争吵，也常引起愤怒情绪。

美国心理学家古迪纳夫（Goodenough）研究了幼儿愤怒的表现方式，年龄小的儿童，发怒时便大声哭泣，不停地顿足。在愤怒时，3岁以下的儿童，特别是1岁半到3岁左右的儿童有3/4表现出这种行为。在床上或地板上发脾气，来回打滚的行为，多见于3岁的幼儿。以后用言语来反抗的情况增多。

（曹丽辉）

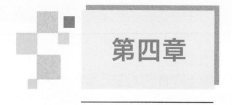

第四章

儿童作业治疗评估

一、作业治疗评估的概念

儿童作业治疗评估是应用康复医学方法对儿童或功能障碍儿童的功能或恢复潜力进行评估,作为制订作业治疗计划的依据。同时对作业治疗结果和随访结果进行综合分析的判断和依据。

作业治疗师要对功能障碍儿童的功能障碍情况进行详细的了解、总结,科学、准确的指导治疗,这个过程即作业治疗评估。同时,作业治疗评估更强调儿童的整体状况,全面看待儿童,以儿童为中心,以家庭为中心,在收集儿童信息和资料时,也重视儿童的生活、学习和娱乐等的独立活动状况。

二、评估的目的与意义

1. 了解发育水平 了解儿童目前的功能发育、活动与参与水平,即儿童能做什么、代偿情况以及经过治疗可能做什么。

2. 确定功能障碍 找出儿童有哪些活动受限和功能障碍,程度如何,包括确定障碍的部位、性质和程度,了解儿童丧失了哪些功能,即不能做什么。

3. 制订治疗目标 根据确定的功能障碍和代偿潜力,正确地制订治疗目标,可以包括短期目标及长期目标,从而在今后的治疗中有的放矢,有效地利用人力和物力,确定该治疗到什么程度,或者何时应该中止治疗。

4. 确定治疗方案 在确定了损伤或疾患的程度、掌握了障碍原因的前提下,可以确立治疗方案,确定治疗该怎么做,或者选择何种手段进行治疗。

5. 判断治疗效果 经过治疗后,只有通过科学的评定,才能得出客观的结果,评估是判断治疗效果的客观依据,有利于进一步治疗,或者终止治疗后进行预后总结。

6. 比较治疗方案优劣 根据当时、当地及康复机构的条件,可以为儿童制订多个治疗方案,或者针对多个医院,同一疾病分别设立不同的治疗方案,分析比较每个方案的疗效及投入效益比例,从而筛选出花费小而效果好的治疗方案以便今后推广实施。

7. 医疗文书的依据　评估的数据和结论内容除了可以指导临床的治疗外,还是具有法律效力的医疗证据文件。

三、注意事项

评估前要明确儿童及家长的主要需求,参考 ICF 架构,了解身体结构与功能情况,如坐位不稳定,手眼协调不良或知觉、认知障碍,情绪不稳定,以及活动与参与受限情况(如游戏、写字、进食、入学困难)等。临床上,正确选择评估方法是能否准确了解儿童情况、实施正确治疗的关键。针对不同的疾病所导致的功能障碍拟定不同的评估方法,例如脑瘫、孤独症谱系障碍等疾病,各有其评估特点及专门的功能评估量表,能较确切地全面反映儿童的功能状态,应该尽可能地选用。

四、作业治疗评估的一般项目

作业治疗评估的一般项目包括功能和操作两大方面,每个方面又包含不同的评估项目。治疗师应根据儿童的诊断、年龄、初次印象、其他信息选择评估项目和评估量表(表4-1)。

表 4-1　作业治疗评估的一般项目

运动功能	日常姿势	情绪	感情的分化和种类
	仰卧位		感情应用的适当
	俯卧位		感情的持续
	翻身		对于不同的对象感情释放的妥当性
	俯卧位开始坐位,到爬行位		积极感情和消极感情的阈值
	坐位		感情的抑制
	坐位开始站起		有无爱的行动
	膝位		微笑
	爬行		生气等情绪表现的方式
	站立	社会性	互相接触
	步行		与人的关系
	上肢功能		对人的意识
认知功能	因果关系		爱的行动
	物品的识别和描画		认生
	数和量的概念		以自我为中心
	空间的概念	基本的生活技能	进食动作
	时间的概念		排泄动作
	模仿		更衣动作
	视觉记忆		洗漱动作
	听觉记忆	游戏的技能	种类
	对人的认知		在游戏中和他人的关系
	循环反应		持续性
	语言的理解、发音		使用玩具本来玩的方法
感觉	视觉		能够得到感觉刺激
	听觉	生产活动的技能	助手
	触觉		从书本上学习
	本体感觉		
	前庭感觉		
	嗅觉		
	味觉		

为了更深入了解儿童在作业表现能力上的限制,治疗师会去评估其在活动时环境中的因素。儿童及其家庭当中包括了亲属、朋友、邻居、托育中心、学校、医疗机构等。与儿童的父母和其他接触儿童的成年人进行面谈,是一个可以获得有关儿童活动表现及活动参与程度资料非常重要的来源。治疗师观察儿童在环境中的表现,并随着对其每天参与活动的关注度增加而合并其他的评估方法。将以障碍为基础的评估方式转换成以生态评估为主,可以完整地了解儿童在社会及社区的参与程度。

五、测试者的能力

一个称职的测试者只有在考虑了儿童所有可用的信息后,才能在标准化测验中描绘出此儿童的表现能力。这些信息包括非标准化评估的结果、非正式观察、与照顾者的访谈以及其他专业报告。

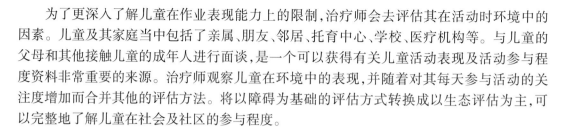

第二节 发育障碍领域的标准化评估

一、作业技能标准化评估

(一)精细运动能力测试量表

精细运动能力测试量表(fine motor function measure scale,FMFM)适用于0~3岁脑瘫儿童。测试采用5个能区:A区(视觉追踪)、B区(上肢关节活动能力)、C区(抓握能力)、D区(操作能力)、E区(手眼协调能力)。完成所有测试需要30分钟左右。每个项目采用4级评分,即0、1、2、3分。在完成全部61项测试后,将5个能区的原始分相加得出原始总分,通过量表提供的分值转换把原始分转换为精细运动能力分值,得分范围在0~100分之间。

(二)上肢技巧质量评定

上肢技巧质量评定(quality of upper extremity skills test,QUEST)。适用于18个月至8岁痉挛型脑瘫儿童,主要对儿童手技巧质量进行评估,多用于肉毒素注射疗效评估。与目前国内外常用的以评定儿童发育里程碑为评分标准的量表不同,QUEST量表可以评估上肢运动是否能够完成,还可以评估痉挛型脑瘫儿童上肢技巧质量以及干预效果,指导上肢训练方案的制订。国内外研究证实该量表具有良好的信度、效度。QUEST量表分为4个计分测试,分别为分离运动、抓握、负重、保护性伸展反射,以及3个非计分测试,分别为手功能分级、痉挛分级和合作性分级。

(三)儿童残疾评估量表

儿童残疾评估量表(pediatric evaluation of disability inventory,PEDI)是通过选取6个月~7.5岁儿童的关键领域功能和表现,编制的一项综合性临床评估工具。

评估时间一般为20~30分钟(治疗师),45~60分钟(家长或照顾者)。评估领域包括功能性技能(197项)、辅助者援助(20项)和调整项目(20项)3部分,每部分又包含自理能力、移动能力、社会能力3个领域。儿童在自理、移动、社会能力方面的功能性技能表现、辅助者在日常生活中提供的辅助量以及功能活动的实际表现。

通过治疗师对儿童直接评估和家长结构性问卷访谈完成评估。汇总所有项目得分得到每一部分的粗分,通过换算表得到标准分和量表分。标准分主要用于6个月至7.5岁的儿童,用来将儿童和正常同龄儿进行比较,发现儿童是否存在问题以及存在哪方面的问题;量表分不能与同龄人进行比较,而是描述大致的功能落后程度,主要用于7.5岁以上儿童的评分。

（四）粗大运动功能测试量表

粗大运动功能测试量表(gross motor function measure,GMFM)是对粗大运动功能进行量化评估的一种方法,由Russell始创于1988年,主要用于测量脑瘫儿童粗大运动功能状况随时间或由于干预而出现的运动功能改变,具有正常运动功能的儿童在5岁以内能完成的所有项目,是目前脑瘫儿童粗大运动评估中使用最广泛的量表。

粗大运动功能测试量表目前通用的有88项(GMFM88)和66项(GMFM66)两个版本。GMFM88分为5个能区,属于顺序量表,5个能区可以单独或组合进行评估。2000年Russell等人使用Rasch分析对GMFM进行信度和效度分析删除了22个项目,最终确立了GMFM66项。GMFM66属于等距量表,确定了测试项目的难度顺序,删除不适合的项目,增加了评估的单维性,并且通过了信度效度测量。但由于GMFM66项版本不能对5个能区进行分区或组合评估,目前GMFM88版本依然得到广泛使用。

粗大运动功能测试量表适用于运动能力相当于正常5岁儿童运动能力以内的儿童,也可用于唐氏综合征。评估时间一般为45~60分钟。评估领域包括5个能区,每项原始分为3分,总原始分为264分。5个能区分别是:卧位与翻身17项,总原始分51分;坐位20项,总原始分60分;爬和膝立位14项,总原始分42分;立位13项,总原始分39分;行走与跑、跳24项,总原始分72分。

使用该量表测试时要求在足够大且温度适宜的房间进行,对量表中项目的检查要逐项进行,测试过程中应安抚儿童的心情,减少被测试情绪,同时,测试者要注意观察儿童的自发运动状况并进行记录。

如果1次测试有困难,可以分成多个部分进行,但必须在1周内完成。此外,第1次测试要脱鞋,脱去辅助设备及矫形鞋等。如果平时儿童一直用矫形鞋和辅助设备,可以穿上后再测1次,不需要重复所有的测试。用矫形鞋和辅助设备后改变的分数应做标记,记下使用的矫形鞋和辅助设备。

（五）Peabody运动发育量表

Peabody运动发育量表(Peabody developmental motor scale,PDMS)是目前在国外康复界和儿童早期干预领域中被广泛应用的一个全面的运动功能评估量表。Peabody运动发育量表的实验版最早在1974年Folio和DuBose共同出版,以后经过临床使用和反复修改,2000年出版第2版,称为PDMS-2。我国采用的是由北京大学医学出版社出版的Peabody运动发育量表第2版。PDMS-2是一个同时具有定性和定量功能的评估量表。量表包括粗大运动评估量表和精细运动评估量表两部分,可以分别对儿童的粗大运动和精细运动发育水平进行评估。

该量表适用于年龄6~72个月的儿童。完成一个完整的PDMS-2测试需45~60分钟,单独进行粗大运动或精细运动测试需20~30分钟。由于在测试时可以根据测试者对被测试者运动水平的估计选择切入点,而且测试时有基线和顶线的规定,所以实际的测试时间可以进一步缩短。测试发育障碍儿童的运动水平时,需要的时间会相对较长。

该量表中的精细运动评估量表包括98项测试项目,分别测试抓握、手的使用、手眼协调和操作的灵巧性等4个运动技能区的能力。精细运动功能测试在不同年龄的被测试者中是相同的,均为抓握和视觉-运动统合能力。

综合发育商是 PDMS-2 能够给出的最可靠的分数,通过把不同分测试的标准分相加,然后进行转换,分别得出粗大运动发育商(gross motor quotient,GMQ)、精细运动发育商(fine motor quotient,FMQ)、以及总体运动发育商(total motor quotient,TMQ)。

（六）贝利婴儿发展量表

贝利婴儿发展量表(Bayley scale of infant development,BSID)是目前广泛应用于婴儿发育评估的诊断性量表之一。由美国心理学家 Nancy Bayley 综合了格塞尔发育量表(Gesell developmental schedule)的优点,于 1969 年首次发布,主要应用于 2～30 个月婴儿的发育评估,包括智力发展指数和精神运动发展指数。

继 BSID 后,BSID Ⅱ 于 1993 年由 Bayley 修订发布,包括智力量表、运动量表和行为量表 3 部分。2006 年,美国又对 BSID Ⅱ 进行修订,在剔除 BSID Ⅱ 的部分条目后形成了 BSID Ⅲ,BSID Ⅲ 增加和更新了许多条目,能够对婴幼儿从出生到 42 个月各项能力发展进行最全面评估。

在前代评估领域(认知、语言、运动)的基础上又增加了社会性情绪以及适应性领域的评估,同时又参照近年婴幼儿的表现进行综合研究,形成最新的评估常模。与格塞尔发育量表、丹佛发育筛查测验等婴幼儿发展测试工具相比,BSID 量表具有内容更为细致、操作性强、评分更为准确、数量化程度高等优势,方便于科研统计分析。目前国内评估所用的 BSID 量表是易受蓉教授结合美国 BSID 量表和中国国情进行适当修改,并对改进后的工具和方法进行标准化,更适合我国正常儿童的行为发展特点。文中主要介绍目前最广泛应用的第 2 版 BSID 的相关内容。

该量表适用于年龄两岁半以下的儿童。评估包括智力量表、运动量表、行为记录表 3 部分,3 部分互相补充,对于临床都有独特的价值。其中,智力量表包括适应性行为、语言和探索活动共 163 项,运动量表包括粗大运动、精细运动、平衡协调能力共 81 项,行为记录量表是在以上两部分测验完成后测试者根据婴儿行为表现进行的记录和评估。

智力量表用于评估婴幼儿感知觉敏锐性、辨别力及对外界反应能力,学习、记忆、解决问题能力,发声、语言交往能力以及早期形成的概括分类能力。评估结果用智力发展指数(mental development index,MDI)表示。运动量表用于评估身体控制与协调平衡能力、大肌肉运动和手指精细操作的技巧等能力。评估结果用精神运动发育指数(pschomotor development index,PDI)表示。行为记录是结合智力和精神运动能力的测验,对婴幼儿表现出的行为作出总体评估,获得临床的总体印象。

（七）格塞尔发育量表

格塞尔发育量表(Gesell developmental schedule)发表于 1925 年,后做了几次修订。Gesell 早期用电影记录并分析了婴幼儿的日常行为反应,发现了婴幼儿的发育规律。认为幼儿的生长发育是有次序地逐步成熟和由简易分化到精细分化。婴幼儿的行为在抵达某一阶段时会显示出特殊的飞跃式进展,幼儿的新行为在成熟程序上具有代表性,并反映其在生长发育上已抵达新的阶段。格塞尔称这些年龄阶段为枢纽年龄,并把测定枢纽年龄列为量表的重点检查项目和诊断标准。格塞尔发育量表不是测量智商(intelligence quotient,IQ),不是测量"智力",是评估中枢神经系统的功能,识别神经肌肉或感觉系统是否有缺陷,发现存在的可以治疗的发育异常,对高危儿发现他们的行为随后的变化。格塞尔发育量表具有临床诊断的价值,它不仅适用于测量幼儿的发展水平,而且比其他量表更适合于伤残儿,被认为是

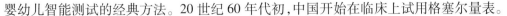

婴幼儿智能测试的经典方法。20 世纪 60 年代初,中国开始在临床上试用格塞尔量表。

该量表适用于年龄为 0~3 岁和 4~6 岁儿童。所用时间一般为 30 分钟。量表分为适应行为、大运动行为、精细动作行为、语言行为、个人-社交行为 5 个能区。1 岁内以每 4 周为一个阶段,而以 4 周、16 周、28 周、40 周、52 周作为关键年龄,1~3 岁间则以 3~6 个月为一个阶段,以 18 个月、24 个月、36 个月为关键年龄。检查内容分:①应人能:测试幼儿对周围人的应答能力和料理自己生活的能力;②应物能:测试幼儿看物,摘物和绘画等能力;③言语能:测试幼儿听、理解和言语能力;④动作能:测试幼儿坐,步行和跳跃的能力。结果以发育商评估婴幼儿的发展水平。格塞尔认为,所观察到的发展现象反映了中枢神经系统的成熟程度。

（八）韦氏儿童智力量表（第 4 版）

韦氏儿童智力量表（Wechsler intelligence scale for children,WISC）是由美国医学心理学家大卫·韦克斯勒（David Wechsler）于 1949 年开始主持编制的系列智力测验量表,是在全世界普遍使用而广受重视的智力评估量表。很多研究结果都支持韦氏全面智商的概念,量表的个别分测验也可测验某些独特能力。最新第 4 版韦氏儿童智力量表（Wechsler intelligence scale for children,WISC-Ⅳ）于 2003 年出版,张厚粲主持于 2007 年完成了中文版的修订且已付诸应用。第 4 版测验内容变化很大,结果除总智商外,还通过合成分数组成言语理解、知觉推理、工作记忆和加工速度 4 个指数。并有特殊群体研究,支持临床应用。中文版各项指标均达到心理测量学标准,功能与原版一致。

韦氏儿童智力量表第 4 版适用于年龄 6~16 岁的中小学生。WISC-IV 由 14 个分测验组成。其测量结果提供一个全量表的总智商,用于说明儿童的总体认知能力,同时也导出 4 个合成分数,用于说明儿童不同领域中的认知能力。这样更加细化的分类使得这一测验结果有助于更精准的临床诊断。4 个指数分别为:

1. 言语理解指数 言语理解指数的各个分测验主要是用于测量学习语言的能力、概念形成、抽象思维、分析概括能力等。该项指数有助于教师和家长更好地了解儿童语言方面的能力,对于有语言发展障碍的儿童能起到较好筛查作用。

2. 知觉推理指数 知觉推理指数的各个分测验主要测量儿童的推理能力、空间知觉、视觉组织等。和以往的量表相比,该项指数可以更精确地测查被试的非言语推理能力。有助于家长和老师更好地了解儿童的推理能力,空间思维能力等。

3. 工作记忆指数 工作记忆指数主要反映儿童的记忆能力与对外来信息的理解应用能力。工作记忆是人的学习能力的一个主要测量指标,该项指数可以准确帮助人们了解儿童的注意力、记忆力以及推理等能力。

4. 加工速度指数 加工速度考察的是人对外界简单信息的理解速度、记录的速度和准确度、注意力、书写能力等。

（九）儿童感觉统合能力发展评定量表

1972 年 Ayres A. J. 根据对脑功能研究、作业治疗及试验的研究结果,首先系统提出了感觉统合理论（sensory integration theory）。她认为感觉统合是指将人体器官各部分感觉信息输入组合起来,经大脑整合作用,完成对身体内外知觉,并作出反应。在随后几十年间,Ayres 设计了一系列临床评估测验,为了对感觉统合进行研究,Ayres 对感觉统合失调的每一亚型编制了检核表。由父母填写。由检查者对儿童感觉统合失调的严重程度做评估。1985 年中国台湾的郑信雄根据中国文化背景,将几种综合症状检核表综合起来,编制成感觉统合检核表。1994 年北京大学第六医院（北京医科大学精神卫生研究所）从台湾奇德儿脑力开发联盟引进此表,经在国内十余个地区的施测,具有较好的信度和效度,证明其在大陆具有较好的可用性和可接受性。

儿童感觉统合能力发展评定量表适用于年龄 6~11 岁的学龄儿童的感觉统合能力发展的评估。该量表主要包括前庭失衡(14 条)、触觉功能不良(21 条)、本体感失调(12 条)、学习能力发展不足(8 条)、大年龄儿童的问题(3 条)共 5 大方面。评估量表由 58 个问题组成,父母填写,各条目按程度不同(从不这样、很少这样、有时候、常常如此、总是如此)进行分级评估(分别记为 5、4、3、2、1 分),结果判断时根据儿童的年龄及性别将原始分换算成标准分进行评定。"从不"为最高分,"总是如此"得最低分。

凡标准分≤40 者说明存在感觉统合失调现象。一般来说,标准分在 30~40 之间为轻度;20~30 为中度,20 分以下为重度。

感觉统合及运用能力测验(sensory integration and praxis test,SIPT)是 Ayres 博士自 1960年起,修正原本用于评估脑损伤成人运用能力的测试项目,再实施于有学习障碍或轻微大脑功能异常的儿童,于 1989 年出版。

这套工具经过严谨的标准化过程,常模样本是居住于北美地区的约 2 000 名儿童,年龄在 4 岁~8 岁 11 个月,分别有男生和女生的常模,可以深度评估儿童感觉统合功能。SIPT 包含空间形象化、主题背景视知觉、站立与行走平衡、模仿、建构性运用能力、两侧动作协调、口语指令的运用、姿势运用、旋转后眼球震颤、动作精准度、顺序动作计划、口部动作计划、形状知觉、运动觉、手指区辨、图解知觉、触点辨别共 17 项次测验,均不需要儿童口语表达,可以分别评估感觉统合功能的触觉及前庭-本体感觉处理能力,形状空间知觉与视觉动作协调能力、运用能力、双侧协调与顺序性能力 4 个方面。

感觉统合及运用能力测验量表通过心理计量过程建立了评估工具的信度与效度,因而通过它可以进行完整的临床推理,依序建立可量化且合理的目标,制订干预方案,有着全面与稳固的基础。

（十）视知觉发展测验

视知觉发展测验(developmental test of visual perception,DTVP)由 M. Frosting 于 1963 年制作,1977 年在日本被标准化。此检查量表成为了与幼儿、学龄儿童的学习基础相关的视知觉能力发育检查,能够发现由于视知觉障碍引起的学习困难和学习不适应的儿童,能够把握这些儿童困难存在的领域和程度。

该评估量表适用于年龄 4~8 岁的儿童,所要时间一般为 30~40 分钟。量表测定 5 个方面的视知觉技能即视觉和运动的协调(eye-motor coordination)、图形和空地(figure-ground)、形状的恒常(constancy of shape)、在空间的位置(position in space)、空间关系(spacial relationships)。评估实施应严格遵照检查指南的要求并使用检查用纸进行检查。

（十一）感觉剖析量表

感觉剖析量表(sensory profile,SP)目前已经被翻译为多种语言,在以色列、泰国、中国台湾等地区均进行了相关的适用性研究,并且已经被多项研究所采用。

该量表于 1994 年由 Dunn 编制,它采用标准化测量方法测量儿童的感觉加工能力。并为实践工作者提供了检测感觉加工功能失调如何影响日常活动表现的一条途径。相对于传统的感觉史量表(sensory history scale)的评估,该量表无疑是一大突破和飞跃。尽管该工具主要为 5~10 岁儿童设计,但其计分方法的适应性使其也可用于 3~4 岁的儿童。

该量表由 125 个条目组成,包括听觉处理、视觉、前庭感觉、触觉、混合感觉、口腔感觉、与耐力相关感觉、位置觉、影响活动水平的运动的调节、影响情绪反应的感觉输入的调节、影响情绪反应和活动水平的视觉输入的调节、情绪/社会反应、感觉处理过程的行为后果、提示反应阈值的项目共包括 14 个部分。同时，经过研究感觉剖析量表生成了学前儿童的感觉剖析量表(infant toddler sensory profile)以及青少年/成人的感觉剖析量表(adolescent/adult sensory profile)，以用于学前儿童和成人的研究。

为了能够快速鉴别儿童的感觉障碍以进行进一步评估或者干预，1999 年 McIntosh D 等人在 Dunn 的研究基础上将感觉剖析量表简化为 38 个项目，从而形成了感觉剖析量表简版(short sensory profile)，包括触觉敏感性、味觉/嗅觉敏感性、运动敏感性、低反应性/寻求感觉、听觉过滤、精神不振/虚弱、视觉/听觉敏感性共 7 个部分。

该量表是一个以家长为导向的问卷，它要求家长就自己儿童对听觉、视觉、前庭和触觉领域感觉输入的反应作出回答。它还包含一个从多感觉加工侧面对儿童评估的部分，以及其他由家长评定儿童口腔感觉加工、与耐受性和肌肉柔韧性有关的感觉加工等的部分。SP 主要包含 3 个部分：感觉加工、模块性和情绪行为反应，此外使用指导手册中对感觉剖析量表简版(short sensory profile)的特点进行了阐述。

该量表可通过有关系统进行计分，其所提供的临界分数表明，儿童的表现是否属于典型反应，或"很可能"或"绝对"不属于典型反应。此外还可根据因素得分解释 SP 的结果。研究者建议，实践工作者一旦识别出儿童在感觉加工方面的优势和不足，就应与儿童的家长讨论这些发现，并准备好功能性的术语对此加以描述。例如，儿童表现出防御性的征兆"儿童似乎对触摸非常敏感"就能为家长所理解了，因为这种敏感性可以为家长找到儿童为何抗拒诸如梳头、洗澡和理发的理由。将这些对触摸非常敏感儿童的特点，如偏好软布、痒痒会使其生气等告知家长，会有助于家长理解儿童的问题，及其所表现的某些行为。

（十二）婴儿感觉功能测验

婴儿感觉功能测试表(test of sensory functions in infants, TSFI)是专门评估感觉加工的工具。目前作业治疗师主要将该评估工具用于识别对触觉或运动觉过度敏感，或有视-触统合困难的婴儿。根据德甘和格林斯潘的观点，该工具虽然针对一个小样本制订了常模，但最好还是将其作为标准参照的评估工具来使用。该测验可用于 18 个月之前的婴儿，在 4~6 个月婴儿反应上的变异性表明，该工具对这一年龄群体儿童具有高精准性。虽然，实践工作者可通过阅读测验指导手册对婴儿感觉功能测试表的使用进行学习，但是如果将其用于临床决策，使用者还应该接受更为深入的培训，以使评分者内信度能达到标准。

婴儿感觉功能测试表专门为 4~18 个月的婴儿所设计。整个测试完成一般需要 15~20 分钟。以调节紊乱、发育迟缓、学习感觉加工异常的婴儿为对象。评估时和婴儿简单的互动，可以检测出感觉功能异常的婴儿，可以评估婴儿对触觉及深部压觉的反应、视觉-触觉整合性、适应性的动作功能、眼球动作控制能力、对前庭刺激的反应度 5 个部分的感觉处理和反应度。

二、作业表现标准化评估

（一）儿童功能独立性评定量表

儿童功能独立性评定量表(Wee function independent measurement, Wee-FIM)。适用于 6 个月~7 岁正常儿童以及 6 个月~21 岁的功能障碍或发育落后儿童，包括 18 个项目，分别为 3 个区、6 个板块：自理区(自理能力、括约肌控制)、移动区(转移、行走)、认知区(交流、社会认知)。其中自理区和移动区又组成运动部分(共 13 项),其余为认知部分(共 5 项)。每个项目分为 1~7 级,按顺序从 1 级的完全依赖辅助到 7 级的完全独立,可以通过现场观察或询问看护者来进行评定。

（二）儿童适应行为评定量表

儿童适应行为评定量表是为了评定儿童适应行为发展水平,诊断或筛选智力发育障碍儿童,帮助制订智力发育障碍儿童教育和训练计划而研发。该量表采用分量式结构,即把反映同一适应行为项目的数个行为按发展水平组成一个项目,再把反映同一功能的适应行为项目合编为一个分量表,共有 8 个分量表,各年龄受试者接受所有功能的分量表评估,包括 59 个项目中的近 200 种行为。并对 8 个分量表做了进一步的归类。将感觉运动、生活自理、劳动技能及经济活动分量表归为独立功能因子;语言发展和时空定向分量表归为认知功能因子;个人取向和社会责任分量表归为社会/自制因子。该量表分城市和农村两个版本。

该量表适用于年龄 3~12 岁智力正常或低下的儿童。量表包括感觉运动、生活自理、语言发展、个人取向、社会责任、时空定向、劳动技能、经济活动 8 个分量表。感觉运动分量表共有 6 个项目,主要测试视、听、坐、站、走、跑、身体平衡等技能。生活自理分量表共有 10 个项目,测试饮食、大小便、穿戴、洗漱等技能。语言发展分量表共有 9 个项目,包括掌握词的数量与复杂性、数的概念、书写与阅读以及社会沟通言语等技能。个人取向分量表共有 10 个项目,包括注意力、主动性、行为控制能力、日常爱好及个人习惯。社会责任分量表共有 9 个项目,主要包括与遵守社会规范及社会交往有关的行为技能。时空定向分量表共有 4 个项目,测试时间概念、空间定向及利用交通工具方面的技能。劳动技能分量表共有 7 个项目,包括日常家务劳动和职业劳动技能。经济活动分量表共有 4 个项目,包括钱的概念、购物技能及计划用钱的能力。

一次评估时间一般为 20~30 分钟。5 岁以下儿童不需要评估劳动技能和经济活动两个分量表。这两个分量表记录为零分。对 7 岁以上正常儿童不需要评估感觉运动分量表。这个量表记录为满分,但对有躯体或可疑智力发育障碍的儿童则不能免去该量表的评估。

该量表在实施时需遵循一整套操作程序和实施方法。其中方法之一是评估者的培训。评估者应受过正式培训,并充分理解该量表各行为项目的定义和意义。培训后的评估结果与熟练评估者的评估结果经过一致性检验,必须符合要求。其次,评估者应充分了解申请适应行为评估的理由,使评估有目的、有重点。该量表是他评量表,在非常了解被评估者的情况下,评估者可直接评估并记录该量表各项目评估结果。也可通过询问知情人进行间接评估,知情者之间意见不一致时,可通过讨论取得一致。对有疑点的项目,应综合多位知情者的意见。间接评估是该量表最常用的方法。

该量表项目编制有 3 种类型,不同类型项目有不同的评估方式和记分方法。

1. 等级项目　项目中的行为条目按儿童行为发育顺序由高到低排列,行为条目的得分也按相应的等级顺序,该项目内当前所完成的最高级别行为条目的得分为此项目得分。

2. 正性平行项目　项目内行为条目不分等级,完成一个行为条目记 1 分,完成的所有行为条目数是该项目得分。

3. 负性平行项目　该类项目为适应不良行为。一个行为条目记 1 分,项目的行为条目数减去儿童所具有的行为条目数为该项目得分。

（三）加拿大作业表现测量表

加拿大作业表现测量表(Canadian occupational performance measure,COPM)是由加拿大

作业治疗师 Mary Law 博士于 1991 年原创,用于作业活动的评定体现的是以患者为中心,而不是以治疗师为中心的作业治疗模式。运用该量表可以找出患者作业活动中存在的问题点,为确定治疗方向,制订治疗计划提供依据。目前该量表已经被翻译成 20 多种语言,在国内外得到广泛应用。

COPM 量表适用于任何疾病、任何年龄的人群。COPM 量表由自理活动、生产性活动及休闲活动 3 部分组成。评估实施时,采用作业治疗师与被测试者面谈的方式,包括确认问题、评估重要性、评分及再评估 4 个步骤。要求被测试者评估作业活动方面存在的问题,包括自己需要解决的问题即自己不能独立完成的活动;自己评估所述问题的重要性并进行排序;自己评估其作业活动状况的水平及满意度。被测试者对重要性先后顺序的排序实际上是确定了作业治疗的重点。

COPM 会得出两个评分结果,即作业活动状况评分和满意度评分。通过治疗前后评估分数的差别,来测量随着时间的推移,被测试者对自己作业表现方面问题自我评估的变化,以评估治疗效果。

三、作业情景评估

(一)家庭环境评估

家庭环境是儿童注意的活动环境,几乎大部分设施都与儿童的活动有关。家庭环境必须有针对性地设计和改造,符合无障碍要求,达到使儿童在室内的活动安全、高效和舒适的目的,才能方便其生活。

评估可以通过调查问卷和儿童及家长交谈,必要时进行家访,家访时儿童及家长应在现场。观察的主要内容包括两大部分,即住宅的外部结构和内部结构,主要考察人口、楼梯、地面、家用电器的安全性、浴室的安全性、电源插座的位置、电话及紧急出口等。

(二)学校环境评估

实地考察是评估学校环境的最有效方法。

(三)社区环境评估

在社区环境评估中,有功能障碍儿童能够利用交通工具以及各种社区服务是两个重点。人行道、斜坡、扶手、台阶、入口、走廊、洗手间、公用电话使用等都必须符合无障碍原则,便于特殊儿童使用。

(曹丽辉)

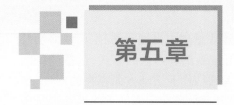

第五章

动作学习技巧干预

动作学习相关的理论主要包括运动控制理论及运动学习理论,这些理论包含部分假说,需要进一步证实。但对这些理论的学习有助于我们总结和理解前人的经验,为进一步的学习和探索打下基础。在这一章的学习过程中,我们应该思考:儿童是如何学习动作并达到动作的精确控制的;如何发现并干预儿童的运动学习及运动控制障碍;如何有效地将动作目标融入作业治疗中并达到有效治疗的目的。

（一）运动控制理论

苏联科学家 Ninolai Bernstein 在其关于运动控制的著作里,提出运动控制的目标为获得"灵活性"。随着肌电图、脑电图、经颅磁刺激、功能磁共振等技术的运用,运动控制理论也逐渐发展深入。

1. 运动控制相关概念　运动控制(motor control)指通过正常的神经系统进行协调性肌肉收缩,使肢体精确完成特定功能活动的能力,是人和动物基本的功能之一。

运动控制障碍(motor control deficit)是指神经、肌肉、骨骼、关节等与运动控制相关的系统,出现结构或功能性的障碍,是瘫痪、痉挛、震颤、协调障碍、失用的总称。比如,脑瘫儿童的运动控制障碍主要包括:主动肌与拮抗肌的共同收缩、痉挛、无力以及渐进的关节僵硬。

协调性(coordination)指感觉器官和神经肌肉骨骼系统共同参与,按照最优原则完成目标导向活动。在一个运动系统中,根据参与协调的身体部位的不同,可以把协调性分为手眼协调、手脚协调、双手协调和双脚协调等形式。

灵活性(dexterity)指在运动时不光具有协调性,还可以根据多变的环境和运动任务,及时准确地变换姿势及动作,保持稳定、并快速完成运动任务。

协调障碍(dyskinesia)是指当肌肉活动的激活、排序、时机掌握以及大小拿捏不佳时,产生的动作困难、不稳定、笨拙或不正确的症状。

发育性运动协调障碍(developmental motor coordination disorder)指在儿童发育过程中出现的,没有明显的神经、运动系统疾病等原发病的运动技能发育迟缓。发育早期即出现,表现为肌张力异常、姿势转换困难、精细或粗大运动的共济协调能力明显低于同龄儿童,常有视觉空间-运动功能的障碍。

运动发育迟缓（motor developmental delay）又称为精神运动发育落后，可合并语言、认知、社会等其他领域的落后。主要特征是运动功能障碍，表现为肌张力低下，运动迟缓，抬头、独坐、爬行、行走等动作均发育落后。

2. 运动控制理论　运动控制理论认为运动是内在和外在多个系统互相作用的结果，个体、任务和环境决定了运动的控制方式；大部分的运动控制以神经反射为基础；中枢神经系统的控制水平有高、中、低级之分，不同级别的神经系统出现病变后会有特征性症状。

（1）系统理论：20世纪中期，苏联科学家 Ninolai Bernstein 用一种全新的方式来观察神经系统和人体，他将个体看作一个有质量的机械系统，此系统会受外力和内力等的影响，同一个体在受到不同的外力时，产生的动作也会差别很大；另外，不同的命令也可能产生相同的动作。动作不仅仅是神经系统控制的输出来决定的，肌腱、肌梭输入感觉也起到很大的作用。人体有很多肌肉及关节，关节可以屈伸、旋转、滑动、可滚动。对有中枢神经系统损伤的患者，检查和治疗既要关注个体损伤对运动控制的影响，又要关注多系统的相互作用。

儿童-任务-环境理论是系统理论在儿童康复领域的拓展。该理论阐述了儿童个体、任务及环境三者之间的共同作用，个体内在因素包括知觉、认知和运动系统，环境带来的个体的感觉和知觉会引起运动控制的改变，同时任务对儿童的动作的产生和修正也起到了关键的作用。对于儿童运动发育的认识是逐渐形成的。1938年 Stepham Weisz 描述正常儿童平衡反射的个体发生学，1954年描述了婴儿成熟阶段的细节，增加了中枢神经系统的皮质化形成，从而创造出神经成熟理论。运动的节律可以追溯至发育初始阶段的胚胎运动：上下肢的分离运动在胚胎9周形成；运动模式在胎儿期已经有数月的发展，新生儿可以在特定的环境下引出步行动作；独立步行可能被视为相当简单而自然的能力但实际上是很复杂的动作任务，够物、抓握亦是如此。儿童学习够物时，需要激活身体多部位肌肉复杂的收缩模式而产生够物这一动作。

在儿童个体-任务-环境理论的指导下，儿童作业活动的设计要求应该是合理利用周围环境，调动儿童内在积极性，激发儿童各种感觉刺激，巧妙地组合适合同时治疗的儿童，让儿童们完成有目的性、有趣味性的作业活动。游戏活动即一种较好选择，治疗师可以将儿童的作业活动贯穿于游戏中。儿童早期的游戏经验在决定神经回路的形成上起重要作用。情绪刺激越频繁，神经回路就越容易建立，因此游戏被称为儿童情绪经验的"调节解码器"。

（2）反射理论：20世纪早期，神经生理学家 Charles Sherrington 提出运动控制反射理论，他指出复杂的行为是建立在反射之上，且能通过一系列单个反射的复合行为来解释，他认为反射的基本结构包括受体、传导和效应器。他的反射理论被很多临床工作者认同，直到今天，反射理论对运动控制的理解仍有着重要的意义。

（3）等级理论：在20世纪20年代，Rudolf Magnus 开始研究不同等级神经系统的不同功能，之后很多研究者都认同了神经系统是按等级来组织的观点，并建立了等级控制模型，等级控制模型中，低一级的中心总是由高一级的中心负责。随意运动建立在姿势控制的基础上。上运动神经元损伤并遗留运动功能障碍的患者在康复时，应提高患者多种姿势的控制能力。

3. 运动控制相关的传导束　主要包括锥体系和锥体外系（图5-1）。锥体系指皮质脊髓束和皮质核束；锥体外

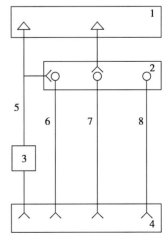

图 5-1　锥体系和锥体外系示意图

系指锥体系以外所有控制脊髓运动神经元活动的上行或下行通路。锥体外系的纤维发自大脑皮质、脑干和小脑,通过调整最后通路的运动信号实现运动控制(表5-1)。

表 5-1　锥体系和锥体外系

	锥体系	锥体外系
起源	4区、6区、3、1、2区、5区、7区	全部皮质(主要是额顶叶感觉运动区)、脑干、基底神经节、小脑
传导束	皮质脊髓束脊髓前角运动神经元皮质核束脑神经运动核	网状脊髓束、顶盖脊髓束、前庭脊髓束、红核脊髓束、纹状体-黑质-纹状体环路、皮质-纹状体-背侧丘脑-皮质环路、皮质-脑桥-小脑-皮质环路
特点	皮质脊髓束中10%～20%为单突触联系,单侧性交叉支配	多突触联系,常为双侧性支配
作用	调节四肢远端肌的精细运动	调节肌紧张,肌协调,运动幅度

(1) 皮质脊髓束:皮质脊髓侧束与皮质脊髓前束总称为皮质脊髓束,皮质脊髓束有90%～95%的纤维在延髓下端交叉形成皮质脊髓侧束,皮质脊髓侧束为主要的下行通路,60%的纤维起源于初级皮层4区、6区(图5-2),20%的纤维起源于初级感觉3、1、2区,少量起源于感觉整合区5区、7区。皮质脊髓前束主要控制躯干及上下肢的近端。

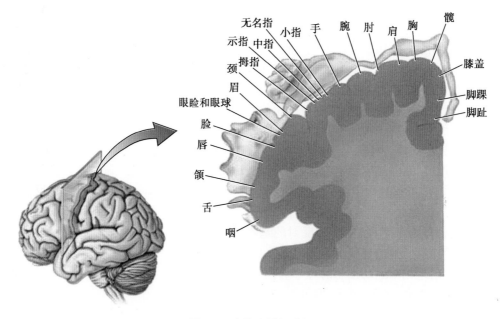

图 5-2　大脑皮层运动区

(2) 红核脊髓束:从运动发出区投射于中脑顶盖的红核连结后形成交叉性的红核延髓束、红核脊髓束。红核脊髓束的主要作用是易化屈肌运动神经元。在猴子刚出生时表现最为明显,小猴子出生后就可以用爪子抓到母猴的背上不掉下来。而此功能在人身上已退化,偏瘫后可能被激活。

(3) 前庭脊髓束:分为前庭脊髓内侧束和前庭脊髓外侧束。前庭脊髓外侧束起于前庭神经外侧核,在同侧前索外部下行止于灰质,主要兴奋躯干及肢体的伸肌,在调节身体平衡

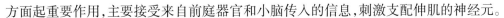

方面起重要作用,主要接受来自前庭器官和小脑传入的信息,刺激支配伸肌的神经元。

(4)其他神经传导束网状脊髓束负责全身张力的分布,与联带运动有关;顶盖脊髓束负责头颈部控制、视觉定向及躯干的翻正运动,其受损后,上肢够取物品时容易停滞、眼球与头部控制不协调。

(二)运动学习理论

1. 运动学习相关概念

(1)运动学习:运动学习(motor learning)是对运动获得和/或改善的学习。运动控制理论着重于对已经获得的运动控制的理解,而运动学习理论则着重于对运动的获得和改善的理解。

(2)运动技巧:运动技巧(motor skill)是以一贯的最省力方式达成一个动作目标。执行某项动作的技巧并非是指使用一种特定的动作形式,有许多种可能的动作形式与策略能够被用来完成一项特定的任务。例如,我们不能认为用汤匙吃饭的儿童们使用的是同样的运动策略,他们的动作虽然看起来很相似,但这一动作可能是不同神经、肌肉、力量、速度的组合。并且,随着儿童动作技巧的提高,他们还会在不同环境中对不同任务使用不同的运动策略。

(3)运动记忆:运动记忆(motor memory)是对过去所做过的动作、内容的记忆,它是形成熟练的运动技巧的基础,基本生理机制是动力定型的建立和保持,容易保持和恢复是运动记忆的特点。

(4)反馈:反馈(feedback)包括所有可获得的感觉信息,分为内源性和外源性。

(5)镜像神经元:镜像神经元(mirror neuron)指能直接在观察者大脑中映射出别人的动作、情绪、意图等的一类具有特殊映射功能的神经元,它广泛存在于多个脑区,参与动作的理解、模仿、共情、社会认知等活动。

(6)认知负荷:认知负荷(cognitive load)是指完成任务过程中,记忆需要进行加工和保持的信息总量。认知负荷包括内在认知负荷、外在认知负荷和相关认知负荷。

2. 运动学习的理论及神经学基础 运动学习理论是一组对运动获得和修正的控制和本质的观点,和运动控制理论一样,是以对神经系统结构和功能的现有知识为基础。有以下几个相关理论:

(1)Adams 闭环理论:这个理论假设在运动学习过程中,运动者会将运动中得到的感觉反馈与既往储存在大脑中的运动记忆进行比较。运动记忆有两种类型:第一个是记忆痕迹,它选择并启动运动;第二个是知觉痕迹,在运动过程中建立起来并成为运动矫正的内在参考。在记忆痕迹启动运动之后,知觉痕迹取代它执行运动并探测运动错误。在运动过程中,正确的知觉痕迹逐渐变强,错误的知觉痕迹逐渐减弱,使得动作越来越准确。

(2)Schmidt 图式理论:这一理论的重要基础是认知心理学的信息加工相关理论。包括了动作技能学习和控制过程两个成分,即一般动作程序和动作反应图式。在完成一个运动之后,信息被储存在短期记忆中,被抽象为两个图式,回忆图式(运动)和认知图式(感觉)。回忆图式用于决定特定的反应,认知图式常常用于衡量反应。图式理论认为,练习的多样性会改善运动学习,增强一般化运动程序规律。如果在之前的运动中建立起了相似的运动程序规律,即使没做过这个运动,个体也可以精确地完成这个特定运动。

(3)生态理论:Newell 提出运动学习是一个在任务和环境限制下增加知觉和动作协调性的过程。即在所给的任务限制条件里寻找出最佳的解决任务的方法,包括找出对任务来说最合适的运动反应和知觉提示。寻找最佳策略的关键是探索知觉/运动的工作空间,最佳解决办法就是将一件任务的相关的知觉提示和最佳动作策略结合起来。知觉信息与理解任务的目的和要学习的动作有关。这种运动学习的新方法,通过对知觉/运动工作空间的动态探索活动,进而创造出最佳的完成任务的策略。

(4)运动技能学习阶段相关理论

1)Fitts 和 Posner 三阶段模型:Fitts 和 Posner 从心理学角度描述了学习一项新技能的不同阶段的运动学习理论。该理论提出在技巧学习中有三个主要的阶段。第一阶段是学习者主要理解任务的性质,制订能用于执行任务的策略,决定怎样对任务进行评估。第二阶段是获得技能的相关阶段,学习者选择了最有效的完成任务的策略,更多关注的是如何将一个特定的模式练习得更加精细。第三阶段是自主阶段,学习者以技能的自动性为主,开始将注意力转向一般技巧的其他方面,开始关注其次的任务,同时在节能方面也有所体现,因此他不会感到疲劳。

2)系统三阶段模型:该模型强调的是对自由度的控制。Vereijken、Newell 提出了一个运动学习阶段的模型,第一阶段是初学阶段,学习者为了减少自由度而简化了动作,在改变任务或环境要求时,会出现效率低下,灵活性降低的情况。第二阶段是进步阶段,学习者通过增加包含在任务中的更多关节的活动来增加自由度。在这一阶段,学习者能够根据任务要求,对关节进行独立控制。第三阶段是熟练阶段,学习者通过最有效和协调的方式释放所有必要的自由度。学会利用骨骼肌肉系统及环境的机制,来优化动作的效果,增加动作的特性,减少能量的消耗。

3)Gentile 二阶段模型:Gentile 提出了运动技能学习的二阶段理论来描述学习者每一阶段的目标。第一阶段,学习者的目标是建立对任务动力学的理解。在这个阶段,他们只需获得对运动要求的了解,包括对运动目标的理解。要学习把相关的、起调控作用的环境特征和非调控特征区分开来。第二阶段,也叫固定化或多样化阶段,这个阶段的目标是对运动的提炼。包括建立相关的运动能力以适应任务和环境的变化,从而持续有效的完成任务。

第二节 动作学习技巧评估

儿童动作学习技巧与儿童的运动发育水平、姿势有关,同时,儿童动作学习技巧还会影响日常生活能力及其他能力。所以对于儿童动作技巧的评估主要包括了儿童的发育、姿势、动作技巧、能力、任务、环境等多方面的评估。

一、动作学习技巧的评估内容

(一)个体评估内容

1. 运动发育水平评估 运动发育水平的评估包括了身高、体重、体重指数等体格发育水平,也包括粗大及精细运动能力。运动发育水平的评估结果反映了儿童的运动控制能力及运动学习能力,也为运动任务的制订提供了基础。

2. 身体姿势评估 身体姿势是指身体各部分在空间的相对位置,它反映人体骨骼、肌肉、内脏器官、神经系统等各组织间的力学关系。正确的身体姿势应具有使机体处于稳定状态的力学条件,使肌肉承受的负荷较小,不妨碍内脏器官功能,并能表现出人体的美感和良

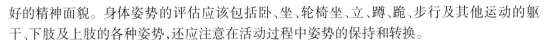

好的精神面貌。身体姿势的评估应该包括卧、坐、轮椅坐、立、蹲、跪、步行及其他运动的躯干、下肢及上肢的各种姿势,还应注意在活动过程中姿势的保持和转换。

3. 动作评估　动作的评估分为定性及定量评估。动作的定性评估是目测患者的动作并进行分析,判断患者的步态、肌力、肌张力等,是最简便的动作评定手段,临床上使用广泛。定量评估的指标有:动作的角度、距离、速度、时间、频率、力量等指标,使用各种较为精密的设备进行评估,包括:动作捕捉系统、表面及针极肌电图、等速肌力评估仪、运动实验设备等。

（二）任务评估内容

1. 任务的阶段性分析　即对任务在时间上的分析,结合儿童运动发育阶段,分析日常的生活、学习对动作的需求;即哪些任务是其他任务的基础或是急需加强的,应该优先完成,哪些任务是复杂的高级任务或不紧急的任务,可以逐步开展。

2. 任务的多重性分析　在现实生活中很难看到单一任务的要求,例如我们在过马路时,必须同时完成姿势维持、正常速度步行、红绿灯观察、路线判断、车辆躲避等任务。所以在对儿童进行作业治疗时,我们需要分析如何对任务进行分解及组合。

3. 评估风险　包括每个任务对儿童的促进是什么,不利是什么;为保护儿童,任务是否应该定期更换;任务是否存在风险,如何规避等。

（三）环境评估内容

1. 环境物理特性要考虑空间、家具、物件、工作及支持面、光线、闪光、噪音、干扰物及整体组织等。

2. 环境的调控状况分析不同的环境下,调节动作需要的力度、时间、幅度等。

3. 社会文化环境,如儿童及家属的需求、希望、指示等。

二、动作学习技巧评估的常用方法

（一）个体评估方法

1. 运动发育水平评估

（1）目前国内对发育障碍儿童粗大运动发育评估常用的评定量表有:①粗大运动功能测试量表（gross motor function measure,GMFM）,适用于 5 岁以内儿童;②Peabody 粗大运动发育量表（Peabody developmental motor scale-gross motor,PDMS-GM）,适用于评定所有发育障碍儿童的运动发育水平。但 GMFM 量表敏感性更强,更适合于疗效评估。

（2）发育障碍儿童的精细运动功能通常采用以下几种方法评估:①QUEST 量表,适用于 18 个月~8 岁儿童;②Melbourne 量表,适用于 5~15 岁儿童,已被证明具有良好信度和效度;③AHA 量表,针对 18 个月~5 岁偏瘫和产伤所致的脑瘫儿童;④脑瘫精细运动能力测试量表,分为 5 个方面:视觉追踪、上肢关节活动能力、抓握能力、操作能力、手眼协调能力;⑤Peabody 精细运动发育量表（Peabody developmental motor scale-Fine motor,PDMS-FM）,共 98 个项目,包括抓握能区和视觉运动统合区。目前使用最多的精细量表是 FMFM 和 PDMS-FM。

2. 身体姿势评估方法

（1）目测法:最常用的目测法是直立位目测法:①前面观,头部竖直,两侧耳屏上缘和眶下缘中点处同一水平面上,左右髂前上棘处同一水平面上;②后面观,头后枕部、脊柱和两足跟夹缝线都应处于一条垂直线上;与脊柱相邻的两肩和两侧髂嵴,对称地处于垂直脊柱的水平线上;③侧面观,从侧向看,耳屏、肩峰、股骨大转子、膝、踝应五点一线,位于一条垂直线上,可见脊柱的 4 个生理弯曲。

（2）铅垂线测量法:将铅垂或其他重物悬挂于细线上,使它自然下垂,沿下垂方向的直线被称为铅垂线,它与水平面相垂直。正常发育儿童跟骨底与跟腱在同一条与地面垂直的线上;双侧内踝在同一高度,胫骨无弯曲,双侧腘窝在同一水平线上;大转子和臀纹同高,双侧骨盆同高;脊柱无侧弯,双侧肩峰、肩胛下角平行,头颈无侧倾或旋转。经过人体冠状面的铅垂线应通过枕骨粗隆、脊柱棘突、臀裂、双膝关节内侧中心、双踝关节内侧中心。

（3）放射学测量:对疑有脊柱侧凸或骨盆前后倾的儿童可以进行放射学检查。可拍摄直立位全脊柱正、侧位片,并测量脊柱侧凸的角度,用 Cobb's 角来评估。骨盆的倾斜常用骨盆入射角来评估。

3. 动作评估方法

（1）目测评估:应将儿童置于光线适中且温暖的房间,儿童着紧身衣裤,脱掉鞋袜,根据观察要求适当露出皮肤,观察者应观察儿童冠状面、水平面及矢状面的运动并综合分析。容易忽视的内容包括儿童在动作完成过程中的视觉追踪、眼震、肌肉震颤、上肢摆动、对外界信息的反应等。

（2）定量动作评估:最主要是使用动作捕捉设备对动作信息进行采集及分析,为制订康复治疗方案提供更为确切的依据。儿童需要穿贴身衣物,在躯干和四肢上安放标记点,完成需测试的动作,由多台摄像机记录动作并进行动作分析,可以得到该动作的速度、三维角度等运动参数,如果结合表面肌电图和测力板同时进行分析,则可以得到肌肉激动顺序、肌力、步态参数、平衡参数等多个结果。

（二）任务评估方法

1. 制订阶段任务目标　首先和儿童、老师及其他照顾者讨论,找出儿童在家、学校及社区能有效执行的最重要的任务。在这些任务中找出有困难的,并排出优先顺序,例如:自行进食-穿衣-参与游戏活动-写字-操作电脑键盘或开关-维护自己日常生活空间。然后确认执行这些活动的动作技巧是否是该儿童能力可及的,或根据儿童的年龄与社会文化情境来看,是否为合理的目标。另外,还需要观察儿童在自然环境中执行每一项任务的情况。评估任务的特性,儿童在完成这些任务时需要具备的能力、技巧和缺陷。例如,2 岁儿童的作业任务可能是上肢的抓握够物、精细运动;对于学龄期儿童,是否可以独立穿衣可能就是更为重要的目标。

2. 对目标任务进行分解及组合分析　儿童完成某一作业任务需要具备的认知、姿势维持、上肢运动等能力,从对儿童的认知、姿势、动作分析中得出有缺陷的地方,并制订不同阶段具体的作业治疗方案。例如,如果儿童进食的技巧不足时,应评估儿童手的抓握方式、肘和腕关节角度、肌张力、肌力以及躯干姿势控制情况,判断哪些是儿童通过运动技巧提高可以改善的,如果儿童进食时不会灵活利用腕关节控制餐具,则应把腕关节的灵活运动作为训练目标,并设计出由易到难的作业活动或游戏以提高儿童这一能力。

3. 治疗过程中的评估　在对儿童进行作业治疗过程中,需要根据目标、儿童的治疗配合程度、治疗效果等情况不断调整任务的难度、时间和组合,这需要考虑选择间断的还是连续的任务;选择结果确定的还是开放的任务;选择团体参与的还是独立完成的任务;选择单一的还是多重的任务等。

4. 防范风险　对已制订任务进行体验,发现任务中的风险,并制订各项任务明确的适应证、禁忌证、操作方法、注意事项、可能风险及应急预案,尽量改进任务完成的环境和流程,培训操作者,使目标任务更加安全。

（三）环境评估方法

1. 观察法 观察者对环境的温度、湿度、地板防滑、隔音、气味、物品清洁度、软硬度进行体验及检测,并根据不同环境和设备的特点,对动作任务及安全要求进行调整。

2. 专业设备对环境的声音、环保等指标进行测量。

3. 社会文化环境评估是必要的,可通过访谈、观察以了解情况,必要时可使用心理评估量表或其他量表对评估对象进行评估。

三、发育障碍儿童常见异常动作

发育障碍儿童的异常姿势对儿童获得稳定、完成上肢任务都有较大影响。

（一）头控

1. 异常伸展 颈部残存原始的过度伸展模式,同时常伴有肩胛的上提,这种异常阻碍了头部与颈部的自由活动,并影响坐位与立位的发育。

2. 异常屈曲 在俯卧位时,由于异常的屈肌紧张,使儿童的头不能抗重力,即儿童不能抬起头部及上半身,俯卧位时呈现出头低臀高位姿势。

3. 活动时伸展 儿童抬头时导致颈部伸肌紧张,进而引起全身伸肌紧张的连锁反应,呈现"角弓反张"姿势。

4. 非对称性 如果双侧伸肌或屈肌力量不平衡则会导致儿童头部长期处于非对称性姿势,使儿童头部扭向一侧。

（二）姿势

发育障碍儿童的坐姿、立位姿势的维持和调整均容易出现异常,在此主要讲解异常坐姿。

1. 前倾坐位 躯干抗重力伸展不足,甚至腹部与大腿相贴,成为"对折"状态,同时,头、颈部的过度伸展也是骨盆缺乏控制能力的表现。

2. 脊柱过伸展 脊柱过伸展时,儿童常将两上肢高举的"高姿卫兵"姿势。

3. 代偿屈曲 发育障碍的儿童坐位时的躯干、颈部、肩胛带以及上肢以代偿的屈曲占优势。坐位的支点是骶骨而不是坐骨结节。

4. "W"型坐姿 是指髋外展内旋,膝关节屈曲,将臀部放于两踝之间,比较稳定,但不利于坐位下重心转移及骨盆发育。

5. 非对称性姿势 体现在负重不对称及身体的倾斜扭曲,影响儿童完成坐位任务。

6. 坐位平衡反应障碍 表现为动作中坐位姿势不能维持。

（三）肩胛带的控制

正常儿童和成人的肩带运动模式有一定的差别,在上肢沿肩胛平面外展120°时,儿童的肩胛外展角度比成人小,但前倾的角度却更大。不同年龄儿童的肩肱节律有一定差别。

在发育障碍儿童中,肩胛骨在静止时出现翼状肩胛或内收等异常姿势,影响了上肢的静止姿势;在运动时肩胛骨的稳定性和灵活性较差,导致出现不正常肩肱节律及不正常的上肢运动。肩关节常外展,上肢形成"W"状姿势。据报道,脑瘫儿童受累上肢的肩锁关节拉伸及旋转的角度都较正常增大,在上臂进行各个方向的运动时,盂肱关节的最大活动度都受到限制,但在活动的起始阶段其较正常儿童有更多的旋转,以代偿肩胛骨的运动减少。

（四）腕、肘的控制

当儿童的肘关节、腕关节及手部的运动控制差时，会以整个手臂挥动的笨拙方式拿取及使用物品，如：在使用剪刀或笔时，肘时常会晃动，且外展离开身体；当儿童无法做出有效率的前臂旋后、掌心朝上的动作时，拿取物品时手心朝下。

腕关节的异常姿势常表现为手腕屈曲、掌心朝下、尺偏。手腕的屈曲及伸展会使手指有弯曲及伸直的动作，所以手腕伸展的稳定姿势是对指功能和手指及手掌小肌肉其他活动的必要条件。

（五）协调障碍

协调障碍常见于手足徐动型脑瘫儿童或小脑发育不良儿童，儿童随意运动无法平稳执行，动作速度、范围、力量及持续时间均出现异常。常见的表现有：手足徐动、肌痉挛障碍或强直、动作缓慢、辨距不良、肌张力低下、书写障碍、运动转换障碍、协同运动障碍等。

第三节　动作学习技巧干预

对儿童动作学习技巧的干预是我们进行基础理论和评估方法学习的最终目标。可干预的方面包括作业治疗计划制订及实施、家庭宣教、辅具适配等多个方面，最终达到让发育障碍儿童提高动作学习能力和动作技巧，达到动作协调甚至是灵活的目的。

一、儿童学习动作并优化技巧的要素

在对儿童的动作进行干预时，我们要考虑个体、任务、环境三方面因素，其中个体如何发出运动并持续控制是我们对动作学习和技巧进行干预的基础。在此，我们就个体正常的运动控制进行一定阐述。

（一）运动程序的建立

在进行运动前，学习者往往可以通过观察其他人的演示动作，理解运动任务的目的、要求和动作顺序，判断环境，并结合过去的运动程序，通过大脑基底节的参与，整合形成新的运动程序，该运动程序可以是有意识的或无意识的，为运动信号在皮层发出做好准备。要达到优化运动程序的目的，首先应帮助儿童更好地理解动作，通过详细的演示，适合的环境，由简到难地建立一套适应不同环境的运动程序。

（二）靶目标的定位

各种感觉如与运动相关的视觉、浅感觉、本体感觉等，会对任务目标的动态距离、高低、方向等进行实时跟踪和定位，人体根据靶目标的定位信息调整头、眼、手、躯干和下肢的动作，从而在动作过程中始终保持姿势稳定，上肢以合适的速度、力量和角度完成作业活动。这一过程从动作前开始并持续到动作完成。如果要通过提高这一部分的能力来优化动作，应该给予儿童更多的感觉反馈，如果儿童不能完全通过视觉来调整动作，则可以通过"太空衣"、运动贴布等方法提高其躯体感觉的反馈。

（三）预备性姿势调整

在运动前和过程中，人体还需要按一定程序，完成预备性姿势调整（preparaory anticipatory postural adjustments，PAPA）。如人体在进行下蹲动作前，总是先收缩股四头肌和腹肌，目的是保持躯干稳定和防止跌倒。这也视为一种前馈。不同的动作有不同的前馈程序。本过

程评估和训练相对较难,容易被治疗者忽视。可通过表面肌电图对肌肉激活顺序进行评估。治疗者可通过自己对运动的体会,尝试找到各个动作起始需要激活的肌肉,并在训练中使儿童有意识地加强,经过多次练习,动作熟练后可建立固定模式。

（四）运动过程中的双重任务

在完成作业任务过程中人体有双重任务,一是需要维持躯干的姿势稳定,二是要在稳定的基础上完成作业任务,其中前者是后者的基础。对运动双重任务的了解有助于我们将儿童的作业治疗目标进行合理分解,并和其他物理运动治疗师分工合作。姿势稳定可以为上肢运动提供稳定的基础,只有躯干稳定了,上肢才更有力,更灵活。上肢进行作业活动时,儿童如果不能维持姿势,应评估儿童的姿势控制潜力,制订符合该儿童能力的目标,主动或被动地固定躯干。

（五）练习并建立模式化运动

当儿童能完成目标动作任务时,并不一定有能力在生活中顺利完成这一动作。经过反复练习,动作会形成一定的运动模式,这些模式在一定的环境中可以自动启动,不需要经过皮层对动作的分析,也能精准地完成。比如步行、写字、打字、吃饭等日常常用的动作。当治疗者在帮助发育障碍的儿童提高运动技巧时,应该有选择地将部分动作反复强化并建立模式,这将减少此类儿童学习同一种类型动作的难度,使他们的运动功能的提高更稳定、快速。

（六）多重任务的完成

发育障碍儿童往往难以同时处理多个认知负荷,即多重运动任务,而在实际生活中运动任务往往是多重的。比如儿童在游戏中,需要步行、稳定、上肢完成游戏任务、与同伴互动、在嘈杂的环境中辨别老师的指令等。所以,发育障碍的儿童往往需要在作业治疗中逐渐增加认知负荷,直到能顺利完成日常生活中的各种多重任务。在训练过程中应逐渐累加。

二、如何优化运动任务、技巧及环境

运动任务、技巧及环境的优化在对儿童的治疗过程中是有机结合在一起的。在对正常运动的认识和对儿童异常的运动评估后,我们可以在治疗中进行实践。

（一）概述

1. 运动任务的优化是结合个体和环境的因素,将需要的动作组成和技巧进行综合分析、排序、选择、组合并不断改进的过程。人们在日常生活中的任务往往很复杂,包含许多子任务,需要良好认知能力、情感和运动技能。发育障碍儿童需要更多有组织、有计划的任务训练,将任务分析与有效的提示和强化物联合起来。不仅练习的程度,练习的多样性也会改善运动学习能力。优化运动技巧的主要理论基础是认知运动疗法,由意大利神经学家C. C. Perfetti 教授在 1960 年代提出,该理论认为大脑的认知过程参与制订运动计划和运动方案,运动功能恢复的康复治疗并不是增强肌肉、抑制或诱发反射的介入过程,而是一个以学习为基础的认知的介入过程。换句话说,并不是单纯反复的完成动作与行为,而是要建立为了实现动作或行为所需要的中枢系统的准备过程。

2. 动作技巧的优化　1967 年 Fitts 和 Posner 提出技巧学习的三个主要的阶段:第一阶段是学习的认知阶段,学习者摒弃那些没有用的技巧,保留那些有用的。这一阶段学习者的表现有很大的进步;第二阶段,开始精炼技能,学习者进步减慢。这一阶段可能从几天持续到几周或几个月,取决于学习者和练习的强度。第三阶段是自主阶段,学习者开始将其注意力转向对环境障碍物的扫视,或者会开始关注其次的任务,如同时和朋友谈话,或节能防止疲劳等。

3. 运动环境的优化　儿童的环境包括物理环境、社会环境和心理学环境,因此,增进儿童的健康和功能的预防干预必须重点落实在物理、社会和心理环境的调整和提高上。食品、住所、安全和辅助器具的使用是儿童物理环境的改进,辅助器具的使用是使其更有效地接受教育的不可缺少的外部支持。无障碍的家庭环境能够让发育障碍儿童在早期发展的关键期和普通儿童一样在智力与非智力因素方面都得到有效发展,为他们进入教育机构打下扎实基础。建筑物的改善、设备设施的充实以及社会大众态度的改变,也可提供发育障碍儿童无障碍的环境和公平发展的机会。

目前有直接用于儿童课程学习的辅助技术装置,如有字幕的视频、盲文教材、语音图书、电子版教材、计算机放大屏幕、教学内容的文字转语音或语音转文字技术以及图形描述;帮助移动的辅助器具,如轮椅、助行器等;环境无障碍技术,例如无障碍过道、适用于有听觉或视觉障碍儿童的标志或警示装置、适合使用轮椅者的卫生间以及无障碍校车等。

家庭环境优化包括:①视障儿童家庭环境家具安置要靠墙与角,物品摆放要固定、整齐、有序,尽可能多地留出儿童活动空间。房间颜色要使用鲜艳的大色块布局,切忌花哨,这样才能给听障儿童明确的物体感知、方位和空间感。浴室最好配有水位警告器,将警告器贴于浴缸壁,当水位到达警告器时触发声音提醒视障儿童等;②听障儿童家庭环境家庭布局时应考虑实用性、安全性和艺术性原则,包括可视电话、可视手机、振动呼叫器等;③智障儿童家庭环境家庭布局时要考虑安全性,局部地方要采取一定的改造,例如窗户上装上栅栏、楼梯间隙控制在 15cm 以内、电源应安装保护装置等。

社会环境的优化包括:①无障碍公共环境,无障碍道路可以分为盲道和缘石坡道。盲道一般由两类砖铺就,一类是条形引导砖,引导盲人放心前行,一类是带有圆点的提示砖,提示盲人前面需要转弯。缘石坡道在各个人行道路口和人行横道俩端,都应建设缘石坡道;②无障碍公共设施,社会无障碍公共设施包括公共厕所、公共浴室、轮椅席位、残疾人车位、无障碍客房、楼梯扶手、电梯与升降平台等。如供残疾人使用的公共厕所应设于路旁,出入方便,易于寻找。厕所门扇开启的净宽不得小于 90cm,以方便轮椅通过,室内要有 1.5m×1.5m 的轮椅旋转空间。厕所地面应选用防滑材料。厕所的入口、通道、残疾人厕位两侧要有安全抓杆,应符合乘轮椅者进入、回旋要求。厕所的水龙头开关应便于残疾人操作,可采用脚踏式、长柄式、感应式等。校园学习无障碍环境包括校园立体语音提示模型、声光联动系统、唤醒系统、点对点求助系统、电梯等。

(二)举例

1. 某发育障碍的 6 岁女孩,试图拿一把剪刀从杂志上剪下一朵花的图片。在这过程中,她对于同时操纵杂志和剪刀剪下图片,表现出了困难。经过对该儿童的任务分析,治疗师设计了一些集中练习的任务来训练她。首先剪弯角与弧线,之后,在后面的治疗中再剪没有线条的形状或图形,儿童经过 1 周的练习,使用剪刀的能力明显进步。

2. 某发育障碍儿童在运动时,预备性姿势调整及动态环境中时间的掌握存在困难。在学校踢球时,往往接不到球,因而感到沮丧。治疗师根据他的情况,加强儿童在接球前的姿势准备,下肢微屈,双脚稍开一前一后,打开双臂保持平衡。同时,治疗师请他的家人用气球或高密度海绵球和他玩接、丢、拍及踢的游戏。儿童经过 1 周的练习,踢中球的频率明显提高。

3. 某 7 岁的发育障碍儿童,由于存在视觉空间-运动功能障碍和精细运动障碍,立体视觉、认知作业操作困难,不能很好地搭积木,不能用拇指和示指指腹捏起小物体,不能把硬币放入投币盒中,搭建筑模型、玩球、描画和认识图形能力也很差等。完成动作笨拙,在精细动作过程中表现为动作缓慢,动作幅度大,效率低,手眼协调能力差,累及手部肌肉、前臂肌、肩胛带肌等,该障碍也影响其他的社会适应能力、学习能力,出现书写困难。治疗师在对该儿童的功能症状进行分析后,将视空间能力训练融入图形及积木的认知及选择训练和绘图训练中,将精细运动能力训练融入小玩具的游戏中,由简到难,由一对一训练到集体训练,由坐位训练到站立位训练,再到移动过程中训练,该儿童的功能障碍逐渐改善。

4. 某6岁发育障碍儿童跳绳时,前臂旋前,利用肩部力量带动绳,摆臂动作粗大,不能连续跳绳。经过对儿童动作分析,要求其在跳绳时前臂旋后、腕关节进行环转运动,腕关节维持后伸约40°状态,儿童经过1周的训练,可连续跳绳3个。

(侯　莹)

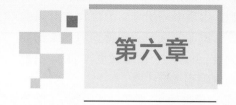

第六章

手功能干预

手是人类最复杂、最精细的器官之一,它不仅是运动器官,也是很重要的感觉器官,它能分辨物体的软硬、大小、干湿、冷热、轻重等,是儿童认识客观世界、与外界交往的重要器官。在社会参与中,手是一种动态的"工具",儿童通过手部的动作与物品、人、环境互动,收集周边的感觉信息,用来完成日常生活、学校和娱乐活动。

第一节 概　述

从发育角度来看,人一出生就开始对外界及自己身体各部位进行认识,对手的认知是第一位的。婴儿将手放进口中吸吮,这是他们对手最初的认识,之后用手去触摸自己的嘴巴、脸和腹部,抱着自己的脚往嘴里送。后逐步学会用手去完成日常生活中的基本动作,年长儿童可以用手来演奏乐器、制作工艺品、打字等精细动作,并通过这些精细动作和活动了解物品的特性。

一、手功能的组成成分

手功能的基本成分包括:抓握动作、拿和放、手内操作技巧以及双手使用技巧。

（一）抓握动作

抓握动作是婴儿最初和最基本的精细动作,分为力性抓握(power grasp)和精细抓握(precision grasp)两部分。力性抓握包括球形抓握(spherical grasp)、柱形抓握(cylindrical grasp)和拉(pull);精细抓握包括指尖捏(tip pinch)、指腹捏(finger pulp pinch)、指侧捏(finger lateral pinch)和三指捏(tripod pinch)。

在儿童的正常发育过程中,抓握动作从拇指的对立开始,拇指在抓握动作中的作用最为重要。活动和物体的特征决定了所使用的抓握模式。小物件需要利用指尖提供的大量感觉反馈,对小肌肉的精细控制进行精细抓握;中等物件可以使用任意一种模式;而大物件通常使用力性抓握。

1. 由无意识抓握向有意识抓握发育。

2. 手掌由尺侧抓握至全手掌抓握至桡侧抓握发育(图 6-1)。

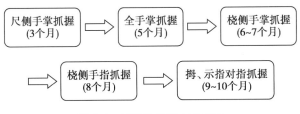

图 6-1　抓握动作发育模式图

3. 由不成熟的手掌抓握模式向成熟的对指抓握模式发育。

4. 由抓握物体向放开物体发育。

发育进程随着婴儿的发展而相互作用和重叠。婴儿对物体的兴趣越来越浓厚,想要获得它们,想要探索它们并将它们与其他物体联系起来,与运动和视觉感知的发育相互作用,从而影响抓握模式。触觉发育和视觉感知觉发育有助于婴儿适当调整上肢和手的最佳方位来接近物体。

（二）拿和放

1. 拿　是指通过身体的伸展和手臂的运动将手移向目标物,并使用手指接触物品。伸手及物的质量受动作速度、方向的影响,速度适当、方向正确才能确保伸手及物的最佳动作质量。

2. 放　主动放开物品,取决于对手臂和手指动作的控制。为了释放一个物体,手臂必须准确地移动到某一位置,然后随着手指和拇指的伸展而稳定下来。物体的释放需要精确地协调指尖的力量和时间来预测准确的物体位置。

（三）手内操作技巧

手内操作包括 5 种基本类型的模式:手指对手掌的转换,手掌对手指的转换,转移,简单旋转和复杂旋转。所有的技能都需要控制掌弓的能力。

1. 无法使用手内操作技巧的儿童可能会使用一些非操作的替代性技巧,包括:①换手;②将物体在两手中转换;③稳定桌子表面的物体以调整其位置。当儿童意识到物体需要重新摆位以供使用时,就会使用这些模式。

2. 基本的拿和放成熟后,手内操作技能就会发展。儿童手内操作技巧会持续发展到 9~10 岁,而技巧使用的速度则持续发展到 12 岁（图 6-2）。

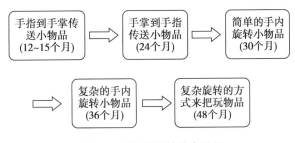

图 6-2　手内操作技能发展图

（四）双手使用技巧

在正常的发育过程中,婴儿双手是从不对称到对称、再到双手活动中使用的分离不对称动作。

1. 新生儿手臂以不协调的不对称模式运动,一侧上肢的运动通常会引起另一侧上肢反射性的、非目的的反应。

2. 3个月时,不对称是婴儿运动模式的特点,逐渐发展出两侧上肢对称运动的能力。

3. 3~10个月时,双侧上肢伸手、抓握、用口碰触手与物体是主要活动,对称模式占主导地位,这些动作的控制需要躯干的稳定,使双手可以保持中线位活动。

4. 10个月时,双手操作动作已经完全分离,双手使用技巧首先是交互或交替的手部操作出现,然后是同时的手部操作。

5. 17~18个月时,婴儿经常使用角色分别策略,例如一只手固定或握住物体,另一只手操作或启动它们。当这些技巧开始出现,婴儿必须能够分离身体两侧的动作,并开始同时使用双手来完成不同的功能。有效地固定物体也取决于肩、肘、腕关节的稳定性。

6. 18~24个月时,伸手、抓握、松手与手内操作技巧的持续发展决定了双手使用技巧的提高。在视觉感知、认知和运动领域的技能变得更加综合,使儿童有效地运用运动计划来完成任务。

7. 2.5岁儿童双手发展成熟,包括速度和效率的提高,可完成复杂的操作任务。

二、影响手功能的因素

影响手功能的因素主要包括环境因素、视觉感知、认知功能、躯体感觉功能、肌肉功能和粗大运动功能。

（一）环境因素

影响手部功能发展的环境因素包括社会经济地位、性别和角色期望。文化和社会因素可能不会影响基本的手技能的发展,但会影响复杂操作对象和工具使用的发展。

（二）视觉感知

视觉感知在手功能的发展中扮演着重要的角色。视觉对于学习新的动作技巧尤其重要。约4个月的婴儿便开始在视觉的控制下完成拿取物品,并且做出分别的手指运动。能准确拿到物品所需要的视觉运动发展大约在6个月时完成。在最初的6个月里,婴儿展示了运用视觉和触觉感知的技能,来引导拿、放、转移的动作。随着婴儿的视觉-运动协调继续完善,9个月时,婴儿通过视觉感觉的整合来引导手部运动。

（三）认知功能

儿童通过对物体的操作获得了关于物体的知识,手的使用和认知的发展在婴幼儿时期就有了特别的联系。早期的徒手探索行为在视觉空间技能的发展和学习周围环境中起着重要的作用。在6~12个月的婴儿中,通过操作物品来学习物体特性的重要性;在9~10个月时,对于垂直的物体,婴儿会以他们的手臂位置调整为水平,适当地改变手部的形状以符合物体表面的凹凸。

婴儿在同时处理两个物体的过程中逐渐发展了注意力控制和问题解决策略的能力。10个月的婴儿,会同时把两个物体放在一起,15个月的婴儿会用一只手来稳定一个物体,同时操纵另一个物体。随着进一步的认知发展,蹒跚学步的儿童会同时操纵两个或更多的物体。因此,没有认知的发展,就不会有双手运用的技巧。

（四）躯体感觉功能

躯体感觉信息和反馈的作用与手功能密切相关,尤其是手指分离运动,完整的躯体感觉功能是发展双手精细动作和灵活性的必要条件。触觉感知是儿童对躯体感觉信息(通过主

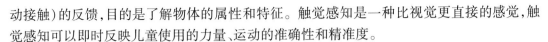

动接触)的反馈,目的是了解物体的属性和特征。触觉感知是一种比视觉更直接的感觉,触觉感知可以即时反映儿童使用的力量、运动的准确性和精准度。

指尖收集了各类物体特征的多种精细信息。手指运动控制能力受损的儿童获得躯体感觉信息有限,反映出在理解和使用感觉信息的困难。

（五）肌肉功能

肌肉功能包括肌肉力量、肌肉张力和肌肉耐力。足够的肌肉力量是启动所有类型抓握模式的前提,并能在提起和搬运时保持这些模式。肌力弱的儿童可能无法在抓握前启动手指的伸展或拇指对掌模式。当肌张力增高或降低时,手臂和手的动作往往不稳定,运动控制也会减弱,精细动作通常受限。中枢神经系统损伤造成的肌张力异常,会影响上肢关节活动范围,并且减慢整体的运动速度。活动中的肌肉耐力差也会影响手功能,特别是在持续的抓握模式或抗阻情况下,例如在使用餐具、涂色、书写等活动中易疲劳。

（六）粗大运动功能

手功能的发展以两个原则为基础,一是动作模式的发展,是从整体到局部;二是动作控制的发展,是从近端到远端。因此粗大运动功能可影响手功能的发展,并且手功能异常的治疗应该是从粗大运动到精细运动。

手臂和手的有效性能取决于躯干和肩胛带的近端控制和动态稳定性。对于有肢体障碍的儿童而言,姿势控制又是作业活动的前提,姿势控制不良会影响儿童的上肢关节活动范围,关节活动范围受限可以影响儿童的接触范围、手部使用时的上肢摆位、伸手拿和转移物品的能力,因此,任何关节活动范围受限而引起的粗大运动功能障碍都会影响儿童拿和释放物体以及固定物体的能力。

三、手功能异常与疾病

临床上常见的发育障碍主要包括脑性瘫痪、智力障碍、孤独症谱系障碍等,而手功能异常的儿童中,脑性瘫痪、发育性协调障碍和智力障碍的儿童占大多数。

（一）脑性瘫痪

脑性瘫痪儿童除下肢功能障碍以外,上肢功能障碍也很常见,尤其是手功能问题,主要表现为以下几方面:①使用整体运动模式,动作分离的不佳;②精细控制能力不足;③力量不足;④动作启动时机不佳;⑤抓握模式固定;⑥双手动作协调问题;⑦缺乏感知觉运动体验。

（二）智力障碍

智力障碍儿童的原始反射消失延迟,从而使他们的随意运动形成缓慢且运动质量差,因此他们的手功能发展十分迟缓,主要表现为抓握姿势异常和手指不灵活。

（三）发育性协调障碍

发育性协调障碍(developmental coordination disorder,DCD)儿童的手部灵活度明显低于正常同龄儿,其中大部分有明显的精细动作问题,在操作时错误次数增多或速度变慢。

（四）孤独症谱系障碍

孤独症谱系障碍(autism spectrum disorder,ASD)儿童虽然没有特定的手功能问题,会因长期的兴趣局限所导致的触觉回避影响手功能,主要表现为手眼协调能力差和手操作笨拙。

第二节 手功能评估

手功能评估是儿童康复的重要环节,通过评估可以全面了解儿童的生理功能、心理功能、社会功能,有助于分析儿童手部障碍所在、运动状况、潜在能力,为设计合理的治疗方案、判定治疗效果提供依据。

一、评估内容

主要包括:关节活动度评估,手部形态评估,肌力和肌张力评估,感觉功能评估,作业活动评估(包括姿势、运动模式、稳定性评估和日常生活活动能力评估),手运动功能评估,环境评估等。

二、评估方法

（一）手功能异常的筛查

1. 病史 记录主诉、病史,包括患病的时间、原因、机制,手功能受影响的范围和程度以及接受治疗的情况等;症状包括既往手部感觉功能和运动功能情况,感觉功能情况包括痛觉、触觉及深感觉的变化,记录有无疼痛及感觉异常;运动功能情况包括关节活动度及肌张力有无变化、有无肌肉萎缩、手部姿势、运动模式及稳定性、双手协调性等。

2. 发育史 记录母孕期情况,出生时和出生后新生儿状态,喂养史,粗大和精细运动发育情况等。

3. 基础检查 包括儿童的一般情况和神经系统专科检查,手部的检查包括手的抓握、肌力、肌容积、共济运动、感觉系统、原始反射、病理反射、平衡反应等;异常姿势检查主要为垂腕、腕关节尺偏、拇指内收、掌指关节屈曲或过伸展及指间关节屈曲或过伸展。

4. 辅助检查 包括影像学检查以及神经电生理检查等。

5. 临床诊断 记录临床诊断,注意其他器官的疾病,用以预防可能出现的并发症。

6. 康复治疗情况 既往康复训练时间、内容、病程发展情况、儿童目前手部发育水平,以及康复目标、康复训练计划等。

（二）关节活动度评估

用关节量角器对手各关节的主动和被动活动度进行测量。主要包括腕关节的掌曲、背伸,拇指的屈曲、内收、外展,掌指关节、指间关节屈伸等。

评定过程中应了解儿童在日常生活中惯用的体位,活动中应用的固定姿势和运动模式,从这些异常姿势与运动中找出引起变形和挛缩的原因,确定应用矫正和抑制的治疗方案。另外要保留临床数据,以便协助康复治疗师对儿童应用辅助用具和矫形器等。

（三）肌张力和肌力评估

1. 肌张力评估 肌张力的变化可反映神经系统的成熟程度和损伤程度,多采用改良Ashworth 痉挛量表评估。评估多从以下几方面进行:

（1）静止性肌张力评估:是指肌肉处于安静状态的肌张力评定。检查时多取仰卧位,保持安静、不活动、精神不紧张。检查包括肌肉状态、肌肉硬度、肢体运动幅度的改变以及关节活动度。①通过观察可以判定肌肉状态;②通过触诊可以了解肌肉硬度;③用手固定肢体的

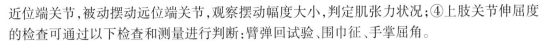

近位端关节,被动摆动远位端关节,观察摆动幅度大小,判定肌张力状况;④上肢关节伸屈度的检查可通过以下检查和测量进行判断:臂弹回试验、围巾征、手掌屈角。

(2)姿势性肌张力评估:姿势性肌张力是在主动运动或被动运动时,姿势变化产生的肌张力。姿势性肌张力在姿势变化时出现,安静时消失。可以利用上肢的各种姿势变化,观察手部肌张力的变化。也可转动儿童头部,观察发生姿势改变时肌张力的变化。不随意运动型脑瘫儿童,姿势变化时肌张力变化明显。

(3)运动性肌张力评估:运动性肌张力评定多在身体运动时,观察主动肌与拮抗肌之间的肌张力变化。利用主动或被动屈伸上肢来检查肌张力的变化。①锥体系损伤时,被动运动关节,开始抵抗增强然后突然减弱,称为折刀现象,肌张力增高有选择地分布于上肢,以屈肌及旋前肌明显,下肢多以伸肌明显;②锥体外系损伤时,被动运动时抵抗始终增强且均一,称为铅管样或齿轮样运动。

(4)手部异常肌张力的主要表现:

1)肌张力低下常表现为腕关节下垂,手抓握无力或是不能抓握。

2)肌张力增高时可有以下异常姿势:腕关节下垂、腕关节尺偏、拇指内收,手呈现握拳或半屈曲状态,不能达到全范围主动关节活动度。

2. 肌力评估　肌力评估可以用捏力计、握力计测量手指捏力和握力。

手部肌力评估中所检查的运动方向主要为:腕关节的屈曲-伸展、尺偏-桡偏;掌指关节的屈曲-伸展;拇指的屈曲-伸展、内收-外展、旋转;指间关节的屈曲-伸展。

手指捏力包括对指(指尖捏力,两指尖捏和三指尖捏)、并指(侧捏力)。

常用的肌力检查方法为徒手肌力评定(manual muscle test,MMT),分级标准通常采用六级分级法,也可采用MMT肌力检查的详细分级标准,即在六级分级法的基础上使用加、减号进行细化的标准。

(四)手部感觉功能评估

1. 轻触-深压觉检查　是一种精细的触觉检查,可客观地将触觉障碍分为5级,以评定触觉的障碍程度和在康复中的变化。检查时采用Semmes-Weinstein单丝法,简称SW法。单丝为粗细不同的一组笔直的尼龙丝,一端游离,另一端装在手持塑料棒的一端上,丝与棒成直角,丝的规格有多种。

2. Moberg触觉识别评估　实验时在桌上放一个约12cm×15cm的纸盒,在纸盒的旁边放置螺母、回形针、硬币、别针、尖头螺丝、钥匙、铁垫圈、约5cm×2.5cm的双层绒布块、直径2.5cm左右的绒布制棋子或绒布包裹的圆钮等9种物体,让患者尽快地、每次一件地将桌面上的物体拾到纸盒内。先用患手进行,在睁眼情况下拾一次,再闭眼拾一次;然后用健手睁闭眼做一次。计算每次拾完所需的时间,并观察患者拾物时用哪几个手指,何种捏法。

3. 两点辨别觉　压力会影响结果应测轻触下的两点辨别觉(two-point discrimination,2PD),可用伸直的回形针两端进行测定。测定时掌心向上,手背放在桌子上,可铺垫粗糙毛巾以防移动影响结果。然后沿长轴测试,10次中有7次极准确的数值即为结果,也可测3次有2次报正确为准。

掌侧面:2PD<6mm为正常,7~15mm为部分丧失,>15mm为完全丧失。

4. 目测类比法　用纸笔的方式或评分尺的供检查者使用。

在纸上或尺上划10cm长的直线,按mm分度,直线左端表示无痛,右端表示极痛,中间表示中度疼痛。让患者目测后在直线上用手指、笔画或移动评分上游标,在尺的直线上定出某一点,表示疼痛程度。便于前后对比。

（五）姿势评估

1. 姿势控制的评估要素

（1）原始反射:神经成熟理论主张动作发育是依据中枢神经系统的成熟度产生,会遵循一定的发育顺序和规则,认为儿童反射动作的发生与整合皆可反映神经系统的成熟度,因此我们可通过评估儿童各种原始反射的状况,了解其手部的发育情形。如握持反射,与上肢相关的非对称性颈部紧张反射、对称性颈部紧张反射、以及莫罗反射（Moro reflex）皆在出生后就会出现。

（2）抗重力动作:儿童抗重力动作大多可在标准化的发展评估测验中测得,如婴幼儿动作评估量表（test of infant motor performance,TIMP）（Campbell & Hedeker,2001）以及姿势与精细动作评量表（posture and fine motor assessment of infants,PFMAI）（Case-Smith & Bigsby,2000）,皆有测量抗重力动作以及抗重力姿势的项目。

（3）姿势反应:姿势反应的评估包含翻正反应（视觉翻正与迷路翻正）、平衡反应与保护反应。

与上肢相关的平衡与保护反应的测量大多在倾斜板或不平稳的表面上进行,评估项目可包含前后向、侧向与斜向的位移推动刺激。向前的保护反应可在儿童悬置的姿势下进行诱发。平衡反应为出现位移或倾斜刺激时对侧肌肉群的活化,如儿童在坐姿下给予向后的位移刺激,会出现头部、躯干与髋部屈曲收缩的平衡反应,儿童会出现双手向后撑的动作;而典型的保护反应为儿童失去平衡时,肢体会向位移侧伸展,以作为缓冲。需特别注意的是:引发保护反应的位移刺激,其程度需远大于诱发平衡反应的位移刺激。

（4）预期性姿势控制:预期性姿势控制可由治疗师的观察进行评估。预期性姿势控制延迟发展的儿童大多会有动作不协调的障碍,也可能造成精细动作的困难（如:伸手取物、丢、接、操弄等技巧）;此外若身体过度依赖保护反应,也可能是预期性姿势控制能力不佳的表现。

2. 标准化测验　大多数的神经动作发展评估皆会涵盖姿势控制的评估,目前较为常用的标准化评估工具包含:Peabody 动作发育量表（第 2 版）-粗动作评估（Peabody developmental motor scales-second edition,PDMS-2-GM）等,详见本书评估章节。

（六）手功能评估

1. 手功能评定　临床上采用一些简单的评测工具对手功能进行评估,Peabody 运动发育量表（Peabody developmental motor scale-Ⅱ,PDMS-2）、精细运动能力测试量表（fine motor function measure scale,FMFM）、脑瘫儿童手功能分级系统（manual ability classification system for children with cerebral palsy,MACS）等,通过操作不同的标准配件可以测试手-眼协调、手灵活性和上肢协调性。

2. 精细动作的评估　精细动作评估是为了以下几个目的:确定儿童现在的问题,可能的进展程度,是否需要接受精细动作训练,训练的进步程度,设立训练目标、选择治疗策略。可以分为标准化与非标准化评估。

（1）标准化评估:标准化的评估工具有:Peabody 运动发育量表、FMFM 发育量表等,详见本书评估章节。

（2）非标准化评估:非标准化评估需要了解儿童在哪些功能性精细动作方面有问题,评估包括：主动与被动关节活动度、肌力、肌张力、姿势控制能力、手指控制、平衡、稳定度、感觉处理、感觉统合。评估儿童的伸手及物、抓握、操作、释放，及进阶的需要稳定度操作的能力；精细动作的表现受感觉、知觉、认知、视动整合的影响；评估手动作的发展、范围、幅度、速度、选择性控制、协调。

第三节　手功能干预

一、手功能保护

手功能干预首先要保护现有手功能，防止现有功能的退步，其次是避免二次损伤，矫正引起畸形的力，避免过度使用、重复性应力、冷热损伤和其他意外伤害，对有感觉障碍的手更要特别注意，可使用矫形器或肌效贴把手保持在休息位或功能位。

二、手运动功能干预

（一）关节活动度训练

手功能康复过程中，关节活动度训练应尽早进行，避免关节活动度下降。关节活动度训练最好由患者主动进行，早期训练在无痛范围内进行，逐渐增加活动范围和活动次数；中后期训练，尽量达到最大活动范围。

被动关节活动训练或助力关节活动训练是维持和增加关节活动度的关键。被动训练可以通过外力进行轻柔和持续的被动牵拉，肌肉要充分放松以避免损伤和不必要的阻力，遵循无痛和避免继发性损伤的原则。外力牵拉训练每天可多次进行，轻柔持续的牵拉比暴力短时的牵伸有效。

（二）肌力和耐力训练

肌力训练，按照全范围关节活动度和无痛原则进行，注意关节保护和过度训练。运动方式从等长运动到等张运动和等速运动过渡。阻力大小由治疗师通过徒手或训练设备给予，通过增加练习次数可以增强肢体的耐力。

（三）姿势稳定性训练

姿势稳定性对于手功能训练来说极为重要，稳定的支持才能更好地进行精确协调的精细操作和分离运动。近端关节的稳定，包括骨盆、躯干、肩关节、肘关节、前臂和腕关节，能使手更好地完成操作。

1. 手支撑训练　手支撑可以提升肩关节和上肢的稳定性，也可促进腕关节、手指的伸展，肩关节的稳定控制是手功能干预的基础。

2. 推拉磨砂板训练　推拉磨砂板可以锻炼肩肘腕关节的协同控制能力，对提高手功能至关重要。

3. 腕掌关节是手功能的具体实施者，腕掌关节训练除力量耐力训练外，姿势控制非常关键，矫形支具和电刺激的合理运用，会大幅提高腕掌关节的稳定性。

4. 掌指关节是手指分离运动能力的关键点。当儿童进行手部操作特别是分离性运动时，治疗师可以给予儿童掌指关节的支持。例如抓取木块、小球、小盒，或者捏小棍等手指分离运动操作的游戏。

（四）手抓放物品训练

1. 如果儿童手紧握、张开困难，可以通过以下方法使手掌张开。

（1）于其小指侧背向腕关节方向推挤用力，可以诱发手掌打开。

（2）将其大拇指桡侧外展，其余手指容易伸展，用一只手通过儿童掌心握住，然后将腕关节背屈并施加一定压力，保持数秒也可以诱发手掌张开。

（3）轻轻敲击其手臂指伸肌腱，再由腕部向手指方向轻擦，同时配合"手打开，手打开"的语言提示。

（4）将儿童的手抬高过头，并使肘关节伸展，腕关节掌屈，也可使手伸展，同时配有语言提示。

2. 如儿童能将手掌打开，但握持物件困难，可以将一根稍长的圆柱形物件放其手掌内，帮助弯曲手指，使其能抓住物件，并保持拇指处于对掌位，数秒后，慢慢减少对手部的帮助，同时向上拉动物件，使儿童的手指产生对抗，或在侧面扭动该物件。当儿童已有较大的抓握力量时，让其继续练习抓握几次。当儿童已能握持住手中的物件时，就应鼓励其伸手抓握物件。

3. 为了提高患者对抓握的兴趣，可在一根杆子上悬挂各种有趣的物件如响铃、毛绒玩具或食物等。用不同大小、形状、颜色的圈子套放在相应大小、形状、颜色的物件上，或移动穿挂在一根铁丝上的小物件。捏皮球、堆积木、插球、插棍、插方块或圆盘、套圈或投掷沙包、小布鱼、串珠子或走迷宫等作业活动均可以锻炼儿童的手-眼协调活动。

（五）手指分离运动控制训练

常用手指分离性运动控制的活动：捡拾小玩具、珠子或豆子，并将其放入狭小开口容器内。镊子夹持小块海绵。剪纸、橡皮泥、拧螺丝、拧瓶盖等。手指涂颜料印指印，手指弹弹子，往手指上套指环。使用需要个别手指控制的玩具或用品，如琴键、笛子、计算机键盘等。单个手指的游戏，可用眼睛或不用眼睛来引导，并保持其他手指弯曲在手掌内。翘起单个手指并摆动。堆砌积木、玩智力拼图。与日常生活活动相结合，如拉拉链、扣纽扣、使用筷子（图6-3）等。描图练习、写字练习（笔杆可以由粗到细）。

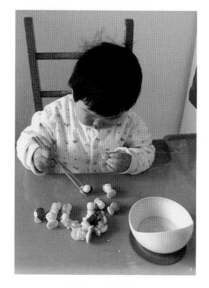

图6-3　使用筷子

（六）拇指外展训练

1. 放松拇指内收肌群　轻柔的按摩拇指根部紧张的肌肉，从拇指掌根部向指间方向轻轻推出，每次3分钟，每天重复3~5遍。

2. 增加拇指外展的肌力　针对儿童具体的能力引导儿童外展拇指。早期不能主动外展拇指时，可被动进行拇指外展活动，让儿童体验拇指外展动作。当儿童能力逐渐加强时，减少对儿童的辅助，用玩具引导儿童把手指打开，到后期可以进行抗阻训练。

（七）游戏训练

游戏是儿童正常成长发育过程中不可缺少的部分，而发育障碍儿童由于其自身运动、感觉等方面功能障碍，不能自如地进行游戏活动，但他们的正常身心发育离不开游戏。游戏本身还是儿童多种技能的综合表现，通过周密的游戏活动设计与安排，可以促进儿童多方面的发展,如运动功能、社交能力、自理能力、交流能力等(图6-4)。

游戏可作为儿童康复训练的重要工具,主要因为:①游戏具有很大的娱乐性,可激发儿童的积极性,使之主动地参与训练活动;②游戏是一种充满乐趣又具有高度的可重复性的活动,有利于儿童反复进行训练,使所学到的技能得到强化和巩固;③游戏需要儿童调动自己的各种器官参与,有利于其感觉功能的恢复;④游戏介于纯训练与真实生活之间,有利于脑瘫儿童把所学的技能转移到现实生活中;⑤游戏对儿童最大的益处就是能开发儿童的智力,便于儿童能尽可能地顺利入学,融入社会。需要注意的问题是:正确的游戏体位,游戏环境的安排;玩具的选用和改进;具体游戏活动的设计与执行。

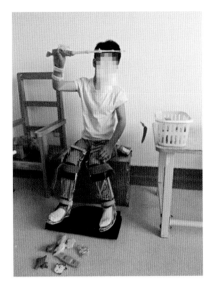

图6-4 钓鱼游戏

三、手感觉功能康复

(一)感觉弱化

感觉弱化需要进行感觉刺激训练。主要方法有:用油、布或刷子擦刷手臂、手及每一只手指;把每只手指插入黏土中,分别用其余四指与大拇指将黏土撑开,在指间挤压黏土;用手指撑开橡皮筋;捏衣夹;在装有沙子或豆子的容器中寻找小物件;将手放入凉水杯和热水杯交替,适当的电刺激效果也很明显。

(二)感觉过敏

感觉过敏是指给予轻微的刺激可以引起强烈的感觉,是因为痛觉敏感性增强或感觉阈值降低所致。

感觉过敏训练主要是采用脱敏技术,临床上包括以下方法:

1. 材质刺激法 交替使用平滑的和粗糙的材料进行局部摩擦。按照轻重交替的原则用材料摩擦1~2分钟,每天可以重复进行多次。

2. 坚果摩擦法 采用不同大小的珠子或坚果,用手反复抓握、摩擦和拍打,每次10分钟,每天2次。

3. 温度刺激法 通过将手交替放入冷热水中,进行反复刺激,每次10分钟,每天2次。

4. 压力刺激法 根据儿童的实际情况,定制不同压力的压力手套,长时间给皮肤压力刺激,每次30分钟,每天2次(图6-5)。

(三)感觉教育

感觉教育是发展中枢感知能力和重塑感觉准确性的一种技术,可以降低感觉阈值,提高患者对物体的感知能力,主

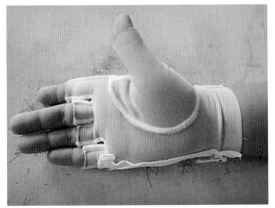

图6-5 压力刺激法

要内容包括分辨疼痛性质、温度高低、物体形态、物体形状、物体长度、物体重量、物体质地、物体硬度等,例如口袋内放入不同形状的积木,用手来分辨。

四、辅助技术运用与日常生活工具改造

(一)辅助技术运用

1. 矫形器是手功能干预中一个非常重要的部分。手功能干预的各阶段均可配用矫形器协助治疗。矫形器可以有效解决肌力不平衡、肌张力过高或过低等原因引起的手功能障碍和姿势异常,预防和纠正腕尺偏、掌屈、拇指内收和前臂旋后困难,纠正左右手手功能差距过大等。临床上大多采用低温板材制作上肢矫形器(图 6-6),也可使用 3D 打印技术制作。

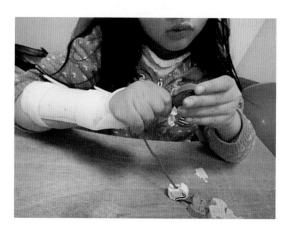

图 6-6　上肢腕背伸矫形器

2. 肌效贴可以有效解决肌力不平衡、肌张力过高或过低等原因引起的轻度手功能障碍,例如轻度拇指内收(图 6-7),腕关节背伸不充分,指间关节伸展(图 6-8)、屈曲不充分,轻度腕关节尺偏等。

3. 弹性绷带多用于诱导手指分离动作,诱导完善拇示指捏取动作,也常用于肌力训练的抗阻训练。

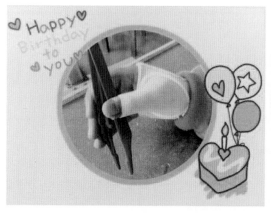
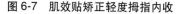

图 6-7　肌效贴矫正轻度拇指内收

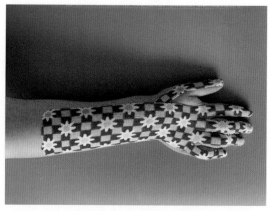

图 6-8　肌效贴促进手指伸展

(二)日常生活工具改造

日常生活工具改造可以显著提高手功能,提高工作效率,扩大手的工作范围,提高个人生活自理能力,减轻对外界的依赖程度。

1. 进食工具的改造　勺子、筷子、水杯的方便抓握改造等。

2. 个人卫生工具的改造　牙刷手柄加粗、毛巾一端固定、指甲剪固定的改造等。

3. 穿脱衣物的小工具　穿脱鞋袜的辅助工具、简易系扣器等。

4. 书写交流工具的改造　使用握笔器可以纠正握笔姿势,提高写字的质量和速度(图6-9)。

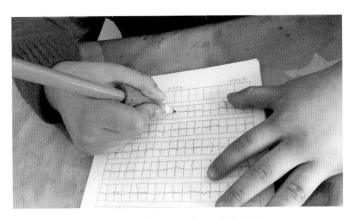

图 6-9　使用握笔器改善握笔姿势

(张　强)

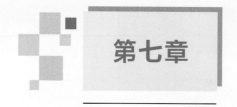

第七章

书写技巧干预

第一节 概 述

儿童的作业治疗包括日常生活活动、学习、游戏和社会参与活动等,书写对于儿童十分重要,是表达想法、感觉和意见的一个途径,贯穿于儿童的学习和生活的始终。书写包括认知知觉、心理活动、感觉运动、精细动作、视觉及听觉的共同参与整合,当上述的能力缺损或无法整合时就可能产生书写障碍。

国外的研究报告中指出美国有13%~27%的儿童有书写问题存在。我国有研究显示,至少有16%~25%的儿童存在书写困难。面对儿童的书写问题时,要综合考虑书写表现、书写的基本能力及个人背景、环境因素影响等方面。早发现早训练,并且及时进行针对性的个体化的康复训练,最大程度提高儿童的书写技巧,以满足今后的学习和生活需要,更好地融入家庭和社会。

一、儿童读写能力及握笔姿势发育过程

书写是一项复杂的技巧,需要多年的反复练习。儿童的书写是一种非正式的书写活动,也是一种自发自主产生的游戏活动,为以后的正式书写做好相关的情感、态度和技能等方面的准备。书写的同时,必须理解笔画和汉字所表达的意思。因此,儿童早期的书写和阅读能力是不可分割的一体,两者关系密切并行发展。

当10~12个月婴幼儿的抓握能力稍强,能够握住书写工具之后,就开始在地面上、墙上等平面随意的涂鸦,此时是使用拳握法握笔。随着儿童逐渐发育成熟,2岁左右的儿童发育成旋前抓握,在看大人示范后,模仿画出他们觉得有意义的信息,如:直线、横线和圆圈。到了3岁,儿童能够看着已画好的图形进行模仿画。3岁半左右儿童使用手腕动作转移笔,成为静态三点(四点)抓握。4~5岁时就可以模仿画简单符号类,如加号、正方形、左斜线、右斜线、斜交叉,仿写一些数字、字母或简单的汉字。5~6岁儿童可以模仿画三角形、模仿大部分的大小写字母、汉字笔画或拼音符号和写出自己的名字,其模仿内容多与平时在家庭或学校中相接触的有关。一般儿童大约在4~6岁时可以表现出正确的动态三点握笔方式。目前

公认的最常见的成熟的握笔姿势法见图7-1，从左到右依次是：动态三点、侧边三点、动态四点和侧边四点握姿。

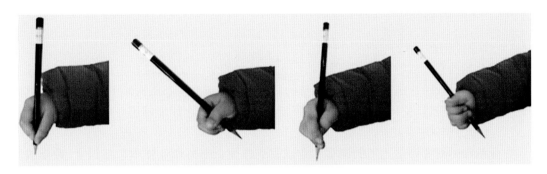

图 7-1　最常见的成熟握笔姿势

研究结果发现，学前儿童握笔姿势的发展随着年龄增长而不断成熟，3.5~5.5岁时，握笔姿势经历了一个快速发展期，教育在此阶段的干预最多，因此，中班是教育干预最为集中的时期；学前儿童握笔姿势的发展趋势表现为自然阶段和过渡阶段握笔姿势的逐渐减少，成熟阶段握笔姿势的不断增多；小年龄层的儿童在握笔姿势发展过程中不存在明显的性别差异，但到了6.5岁，女孩比男孩更普遍地表现出成熟的握笔姿势；学前儿童握笔姿势的发展受到文化背景以及家庭环境等社会环境因素的影响。

二、学龄儿童书写技巧发育过程

书写技巧是低阶段的知觉动作过程与高阶段的记忆认知过程的相互整合。书写技巧包含了运动感觉、运动规划、手眼协调、手指灵活度、视知觉、视觉动作整合能力、触觉与本体感觉及写字压力。触觉和本体感觉与低年级儿童书写关系较大，当刚开始在采用抄写方式学习书写时，儿童用视觉引导手的动作，动作灵敏和视觉动作整合能力是非常关键的技巧。当高年级学生必须完成较多作业时，更为重要的则是知觉处理能力，如运动规划和语言技巧等。

每位儿童自身各项能力发育的成熟度、兴趣水平和家庭学校等环境因素都不同。有些儿童可能在4岁时会出现书写意识，而有的儿童可能会在6岁之前才能做好书写准备，因此儿童何时可以接受正式的书写教学仍有争议。儿童写字前需具备的基本能力，称之为"书写准备"（prewriting）或"写字先备能力"（handwriting readiness）。Benbow于2006年提出了6种发育技巧，这些技巧有助于更好地操控铅笔：①上肢支持；②手腕与手掌的发育；③视觉控制；④双边整合；⑤空间分析；⑥运动觉。Beery等研究学者们建议推迟儿童的书写教学，直到儿童掌握了视觉动作统合发展测验中前9个图形，包含：垂直线、水平线、圆形、十字形、右斜线、正方形、左斜线、斜交叉和三角形。促进儿童书写发育的活动主要包括：①改善精细动作控制和各手指的分离动作；②提高绘图技巧；③提高左右区辨能力；④提高文字在纸张上的定位能力。

第二节　书写技巧评估

有书写问题的儿童在接受作业治疗前，治疗师必须全面仔细地收集儿童书写相关资料

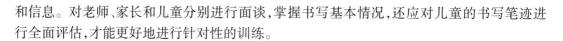

和信息。对老师、家长和儿童分别进行面谈,掌握书写基本情况,还应对儿童的书写笔迹进行全面评估,才能更好地进行针对性的训练。

一、评估内容

(一)查阅档案

查阅儿童的常规或特殊教育档案,找到儿童过去的学习成绩、某些特定测验结果、接受特殊教育的记录或医疗临床报告等。儿童的父母可以与康复中心或医院的作业治疗师共同讨论档案记录和报告,使得儿童的父母和康复治疗团队成员之间能够进一步沟通交流。

(二)作业样本

作业治疗师需要评估儿童的课堂作业或家庭作业。书写作业样本包括语文、数学或其他课程的作业。在评估这些作业样本时,可以以同学的作业样本作为参照相比较,以了解课堂老师的书写标准及要求。具体可以观察字体的大小一致性、字与字体内的空间排列、字体部件的相对位置及整体的可读性。

(三)校内观察

观察儿童在课堂上的书写活动是评估过程中的重要一步。治疗师要关注儿童书写时的表现、注意力、问题解决能力。应该注意到儿童的组织能力、与老师和同学的互动、各活动之间的转换以及参与其他学校活动时的整体表现。还应该考虑与学生的表现有关的学校环境特征,包括课堂教室的安排、采光照明、噪音水平以及教师的教学情况。同时,作业治疗师也会与老师互相沟通,见表7-1。

表7-1　校内观察沟通重点内容

序号	观 察 重 点	可能出现的情况
1	当要求写字时,学生经常出现的明显逃避行为	玩橡皮擦或咬铅笔的另一端
2	儿童书写时是否会因周围环境的听觉或视觉上的刺激干扰而分心	噪音或光线
3	学生最常出现有关书写的问题	抄写黑板上的句子或写作文
4	不同的课程活动转换时学生的表现情况	不能很快调整状态
5	儿童在教室中的座位位置安排及老师在教室中的位置	儿童位置是否较偏,老师能否指导及顾及
6	若儿童无法理解或遵循老师的指令,他的反应或行为活动表现以及老师解决的方式方法	儿童能否主动寻求帮助,老师是否能够及时反馈

(四)评估书写表现

作业治疗师、儿童的父母以及教师或临床医生必须通过准确的关于书写表现的评估数据,来确定治疗目标和方案。评估儿童书写表现的实际任务时,需要考察以下方面:

1. 字体可读性　通常可以根据其组成部分,包括字的结构、排列、空间、大小及倾斜度等来评估可读性,这些元素对字体可读性的影响程度不等。重点包括:字写在线上,不能过高或过低;字的大小一致;字的笔画一致;字与字之间的间距平均;两字之间没有相连;两字之间的距离适当易读。可读性 = 可辨认出来的字数÷写作样本中的全部的书面字的总数×100%。作业治疗通常使用75%~78%的范围来区分令人满意的和不令人满意的书写可读性,获得75%以上的学生的书写成绩通常较好。由于字体可读性的判定主观性很强,所以无法单凭测验数据而定论,仅作为治疗师全面性评估儿童写字困难问题的参考资料。

2. 书写速度　儿童的书写速度(每分钟书写的字数)和字体的可读性都是功能性书写能力重要的基础。书写速度太慢的儿童需要更长时间才能完成书面作业,难以在课堂上进行笔记,并且当他们的手写速度比同学慢的时候,他们的自信心会不足。研究表明,书写工作量或写作任务的复杂程度增加时,写作速度通常会降低,并且儿童写字速度会随年龄(年级)逐渐提升。老师的预期和课堂要求会影响儿童的写作速度,所以,通常会将学生的写作速度表现与同学进行比较。当学生无法及时完成书写课堂作业时,其书写速度就有问题。

3. 书写范畴　评估书写范畴可让作业治疗师明确儿童在完成不同书写任务时可能遇到的困难,并针对不同问题选择适合的治疗方案。

(1) 近端抄写:指抄写附近平面的范本。如将自己书上的字或句子抄写在本子上。

(2) 远端抄写:指抄写一段距离外的不同平面上的内容。如将黑板上的词语抄写在本子上。

(3) 听写:是将听觉定向与书写动作相结合的高级书写活动,即将听觉印象转换成文字的能力。如听写课文中词语或电话号码等实用性技巧。

(4) 默写:儿童在没有提示的情况下,凭记忆默写出字、词或课文的任务。

(5) 看注音写汉字:比一般抄写或默写难度更大,需要同时理解掌握注音、拼音、音调转换与写出相对应的汉字的能力。

4. 人体工程学因素　人体工程学和周围环境因素会影响书写表现,一般探讨到写字的人体工程学因素包括书写时的坐姿、上肢稳定度与活动度(即肩、手肘及手腕的稳定能力与手指灵活度)及握笔姿势等。书写时的姿势需要重点分析:①儿童是否跪在椅子上或站在桌子;②儿童的头是否靠在桌面或前臂上;③桌椅的高度是否适当。上肢稳定度与活动度需要重点注意的内容包括:①书写时整个手臂是否都在用力;②手臂和躯干的位置是否适当;③非惯用手能否固定住纸张。握笔姿势需要重点关注:①握笔的力度是否适当;②握笔的位置是否适当;③书写时是否采用成熟的握笔姿势。

二、评估方法

正确的评估儿童的书写表现非常重要,可以提供量化分析、判断儿童训练前后疗效并有助于科研方面的进展。

国外的英文字母系统的标准化评估工具较成熟,分别有:明尼苏达书写评估(Minnesota handwriting assessment,MHA),主要用于测试一年级、二年级学生的整体书写的可读性和速度。草写体版的儿童书写评估工具(evaluation tool of children's handwriting)适用于三年级到五年级学生。以及一些视知觉或精细动作技巧的测验,包括:广域视觉动作能力评估(wild range assessment of visual motor ability,WRAVMA),拜瑞-布坦尼卡视觉-动作整合发展测试(Berry-Buktenica developmental test of visual-motor integration,VMI)和视知觉发展测验-2(development test of visual perception-2,DTVP-2)。

以上国外评估量表可作为参考使用,中文适用的评估工具大多未正式出版,目前还在日益发展完善中。

(一) 中文书写分析系统

1. 评估内容　包括中文书写评估系统(Chinese handwriting assessment tool,CHAT)与书

写分析系统(handwriting analysis system,HAS),专为中文汉字书写困难而设计发展的一套电脑评估系统。主要用于评估写字速度、笔尖压力、字体大小及正确性。

2. 评估方法　首先要求儿童使用特制感应墨水笔,在其写字板上写90个中文字(取自我国香港地区小学教材),由 CHAT 记录完整的资料,再由 HAS 作进一步的分析。CHAT 具有较高的内容效度、结构效度、内部一致性与重测信度。

（二）中文字体评量程序

1. 评估内容　中文字体评量程序(Chinese handwriting assessment program,CHAP)主要用于评估字体的正确性与可读性,具体包括字体的相似度、字体大小控制与字体排列。

2. 评估方法　该系统利用模板匹配技术和 MATLAB 语言,由电脑参与评估中文汉字的工具。评估内容具有高度的重测信度($r=0.81\sim0.94$)。

（三）儿童写字表现评量表

1. 评估内容　学前版共有22项内容,包含工整性、功能性、握笔工学及书写行为4个评量向度观察儿童书写困难问题。学龄版共有25项内容,包含工整性、正确性、速度、握笔工学及方向性5种评量向度,以此观察学龄儿童写字困难问题。

2. 评估方法　即书写困难亚型与书写先备能力分析(Chinese handwriting evaluation form,CHEF),由治疗师或老师来评估,分数越高代表儿童的书写表现能力越差。学前版适用对象为幼儿园大班儿童。分为良好、普通、稍差、不好等4种程度进行分析,以此评估学前儿童的写字先备能力程度,提供不同的训练建议。学龄版适用于小学一年级、二年级学生。分为轻度混合型、轻中度混合型、严重混合型、动作困难型、认知学习型等5种亚型,针对存在的不同的书写问题,提出不同的治疗建议。

（四）基本读写字综合测验

1. 评估内容　主要适用于有读写字困难的小学生,可综合评估读写字能力。

2. 评估方法　以我国台湾地区的小学生常用字为字库编制而成。通过7项分测验与2项补充测验,包括:看词选字、听词选字、看拼音写汉字、看字读音测验、看字造词测验、远端抄写与补充测验的近端抄写与抄短文测验,进行非常详细和全面的评估。

（五）曾氏写字速度测验

1. 评估内容　儿童写字速度。

2. 评估方法　让二年级~六年级的小学生在 A4 大小的有格线的纸上尽量快速整齐地抄写475个中文字,计算5分钟内学生所抄写的字数。其常模样本来自于我国台北地区的1 525名学生,有良好的重测信度($r=0.98$)。

第三节　书写技巧的应用

一、书写技巧训练方法

在学校环境中,如果功能性书写是学生个性化教学计划的重要部分,作业治疗师通常会使用代偿性途径或治疗性途径来改善儿童的书面沟通。代偿性途径包括调整规定完成作业的时间,或是减少某些书写的字数以及使用辅助工具,如电脑、文字处理器等取代部分书写作业。治疗性途径则是建立或改善儿童在某些特定领域的功能性技巧。作业治疗师通常将书写技巧训练的各种理论和治疗方法结合起来,以改善书写技巧,并同时运用代偿性和替代性两种治疗途径,治疗效果较好。

作业治疗师所使用的治疗模式和方法通常不被儿童、家长、老师和其他学校人员所熟悉,因此,作业治疗师必须要提前清楚地阐明干预技术、书写活动的修改和教室改造,同时训练其他人一起参与儿童的书写训练,并密切观察儿童进步情况,及时修改治疗方案。

（一）手和上肢功能训练

书写是一种精细动作活动的表现,需要有稳定的肌张力,良好的近端关节稳定性和手部运动功能。对于存在神经肌肉问题的儿童来说,姿势和手臂准备活动是书写治疗中非常重要的一部分。

1. 目的　调整异常肌张力,增强近端关节稳定性,改善手部的整体功能。

2. 方法

（1）增加肌张力:在教室内,可以坐在椅子上,两手放在椅子的两侧,维持坐姿的情况下,缓慢逐渐将肘关节屈曲至完全伸直,再缓慢屈曲肘关节,如此反复进行扶椅挺直屈曲上半身的训练。

（2）降低肌张力:在教室内开始书写前,坐在摇椅上,戴上耳机听一些舒缓的音乐,随着节奏缓慢左右摆动。

（3）增强近端关节稳定性:①模仿动物走路,如:螃蟹横行、大熊步行和毛毛虫爬行等;②在地面或者墙面上做俯卧撑;③使用弹力绷带做抗阻训练;④练习需要上肢承重的瑜伽动作等;⑤可以在每天的固定活动中进行,如:清理黑板、打扫桌面、地面或是推动教室的设备等;⑥书写时采用趴写的姿势,或是以手前臂承重进行书写。

（4）改善手部整体功能:包括精细操纵功能和非操纵性功能,重点在于增加手指力量、改善掌内、外肌肉平衡协调运动。①握住较粗的手把提起重物;②用较粗的绳子练习打结;③握力器和小哑铃训练;④捏橡皮泥或拉橡皮筋;⑤手指的对捏、侧捏和掐捏较细小物体的训练;⑥手掌内操作技巧,如:将书写工具由掌心移到手指,在掌内移动书写工具的笔杆至适当的书写位置,将铅笔从书写的姿势翻转180°等。

（二）感觉运动干预训练

感觉运动干预训练指在作业治疗师与儿童书写问题应用时,通过多种特定的活动提供多感官输入来加强书写学习。所有感觉系统,包括本体感觉、触觉、视觉和听觉,都可以在书写干预程序中被采用和加强。

1. 目的　当在可以接受的水平给予各种有意义的感官刺激时,儿童的神经系统可以更有效地整合信息以产生令人满意的运动输出,可以改善书写字迹过重或过轻、书写时握笔感觉过敏或防御等问题。

2. 方法

（1）采用不同材质和不同书写效果的书写工具,如:毛笔(常规式、加黑的、可变色的)、蜡笔(有香味的、会闪光的、夜光的)、小油漆刷、油性笔加重笔、自动铅笔、振动笔和粉笔。使用各种书写工具,加强儿童对书写的兴趣和感受,并学会掌握不同书写工具使用时的力度控制。

（2）使用带有彩色线条的纸张,适用于一些难以在普通页面上写字的儿童。

（3）用绿色线条象征纸张左侧边缘,红色线条象征右侧的边缘,帮助儿童明确从哪个方向写下文字和词语。

（4）采用倾斜的书写表面，比如黑板或者墙面上书写或画画，以诱发儿童出现较成熟的握笔方式。

（5）在沙盘上、泥土、干了的布丁状混合物或是一层薄薄的面霜上进行书写和绘画训练。

（三）视知觉训练

视知觉能力的发育与书写表现有着密切的关系，在书写的过程中，视觉系统的参与必不可少，无论是观察笔画、字形结构或是判断字体大小、位置变化等。

1. 目的　改善视觉知觉缺陷或者注意力及认知欠佳儿童的书写表现。

2. 方法

（1）对于具有影响注意力的认知限制的学生，代偿治疗方法包括：①在书本的下方放置黑色垫子以提高对比，从而有助于视觉上能够注意书本；②绘制单独的短小精炼的分组阅读材料；③可以通过覆盖整个页面来减少书籍上的视觉刺激，或使用遮挡物品，一次只露出一行的文字。

（2）对于一些视力欠佳的儿童，可以在听觉和视觉模式中减少其他的感官输入。①完成视觉任务活动时可佩戴耳机；②良好的照明和使用柔和的彩色纸均有助于减少眩光等；③通过使用手指指向儿童重要的视觉信息，标记下划线或治疗师口头表达，以帮助儿童保持视觉注意。

（四）集体和小组训练

认识到同伴支持、同伴作为榜样和社会互动对学生学习的重要性。作业治疗师强调书写与他人交流的重要性，分享书面故事和个人信息。

1. 目的　提高儿童书写技巧的自我控制和应对能力。

2. 方法

（1）使用社会交往作为练习写字的背景，如：向父母写信，并向他或她的住所寄信。

（2）与儿童分享阅读书写的重要性，采用书写阅读笔记的方式提供积极、有意义的日常书写经验，帮助儿童重视书写字迹、增加书写积极性、产生良好的书写技巧。

（3）可以使用特殊的奖状对儿童进行奖励。通过在日常活动中让儿童体验选择、成功、责任和鼓励，教授儿童将书写视为功能性和社会性的有效的技能。

（4）将小组作为书写干预的背景。让学生练习小写作，然后分享他们的文章，并要求各自分别"选出最好的文章"。同学间的相互评估能够激励学生，使得他们展现出最好的书写表现。

（5）创建书写兴趣班，激励学生，并通过鼓励有趣和积极的社交互动来支持书写训练。

（6）在学校内玩一些书写和文字游戏。如：选一位儿童作为"今日明星"，老师将其名字写在黑板上，由该学生教会大家怎么写，写出来后，还要分析每一个字的结构、偏旁和笔画顺序，之后坐在教室中间，接受其他同学的"采访"。其余儿童则每人拿一张故事纸，在纸上方写下自己的名字和日期，再写出采访到的关于"今日明星"同学的3件事，如：她有什么爱好，她喜欢吃的水果，她最擅长的体育活动等内容。

（五）书写辅助用具

治疗师使用辅助工具和环境改造，以改善儿童的现有能力与书写任务需求之间的相互作用和适应。

1. 目的　使用各种辅助设备和治疗策略来帮助儿童更好地操纵书写工具。

2. 方法

（1）常用握笔辅助用具，以方便抓握。图 7-2 为常见握笔辅助用具。从左往右依次为松鼠握、把式握、左右握和鹦鹉握。

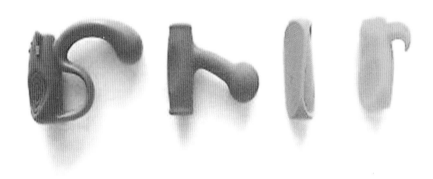

图 7-2 常见握笔辅助用具

（2）加宽口径铅笔，可以缓解一些抓握困难儿童的肌肉紧张和疲劳。

（3）外部支撑如弹力绷带、夹板等，增加功能性铅笔抓握的稳定性。

（4）悬吊系统可以帮助完成倾斜和轻松地移动铅笔位置进行书写。

（5）电脑输入辅助器具，如：语音输入辅助设备、敲键棒、头棒或口棒等。

（6）改装的键盘或鼠标，如：单手输入键盘、加大键盘、吹吸口控鼠标、摇柄式鼠标、追踪球式鼠标等。

二、书写技巧训练注意事项

不同年龄段儿童的心理特点个体差异性较大，在书写训练的过程中，应当注意以下几点：

（一）正确的坐姿

正确的坐姿是写出好字的基础，也与儿童的身体健康发育密切相关。最佳写作姿势应为：学生坐在椅子上，头颈维持在正中，下巴内收，两肩等高，躯干和骨盆正中，双脚自然平放于地面，作为提供姿势转移和调整重心时的支撑。当小孩坐在椅子上时，书桌表面应该距离弯曲肘部下 5cm 处。在这个位置上，学生可以在进行书面工作的同时保持对称性和稳定性。可以采取调整桌椅的高度，或是为儿童提供脚凳，增加坐垫或背后插入物体等来改善坐姿。

（二）纸张位置

当儿童写字时，纸张应当倾斜放置在桌面，使得学生能够看到写出的字以避免涂抹到之前写出的文字。写字时应当用非惯用手固定写字纸，并在写字同时随时移动纸张位置，以保持笔尖始终位于身体中线偏右的位置（右利手）。右利手的儿童应将纸张往左倾斜 25°~30° 使得纸张的右上角高于左边，纸张放在身体中线偏右一点。左利手的儿童需要将纸张向右倾斜 30°~35°，将纸张放在身体中线的偏左一点的地方。

（三）正确的握笔姿势

最佳的握笔姿势为：手腕部尽量伸直，由拇指和示指对指构成一个圆圆的虎口，笔杆靠在虎口上，由拇指、示指与中指三者同时施力控制笔的运动，能够流畅、轻松完成动态的手指动作，不应将书写工具抓得太紧，无名指和小指弯曲以增加手部稳定性。

（四）重视中文汉字的基本笔画和字形结构

笔画是汉字的构成和基础，汉字的上下、左右、全包、半包等结构类型应该格外重视。在田字格中合理安排笔画位置，不但能够写好字，还能将写过的字记得更牢固。

（五）重视描红

小学低年级刚开始学习书写时都会有描红练习，给儿童选择适合的字帖，安排好描红临摹练习，慢慢提升对汉字书写的认识，感受书写规律，体会书写要点，领会技巧，主动训练。

（六）合理安排时间

精讲多练、作业量适当，把书写这一项基本技能安排在校内课堂中完成，老师讲解并指导学生进行书写练习，每日练字时间一般在 30 分钟之内为宜。

（七）重视儿童书写技巧训练的特殊性

儿童书写技巧训练强调书写训练与娱乐游戏相结合，强调训练的有趣性和竞争性，提高儿童的兴趣和主动参与。

（吕　静）

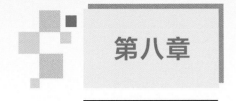

第八章

认 知 干 预

第一节 概 述

一、儿童认知概念

认知包含了高级的心理过程,如问题解决、推理、创造、概念、回忆、分类、计划等。儿童认知是指从出生到青少年期结束期间的认知。儿童认知最重要的特质是持续地改变。比较婴儿到2岁、2岁到6岁、6岁到青少年的变化是巨大的。认知发育、心理学家普遍认为认知发展是循序渐近、阶段进行的。阶段性发展理论是受 Charles Darwin(1877)的观点影响,他认为人的发育经由这种明显的形式或阶段进行,儿童会突然从一阶段转到下一阶段。20世纪初,James Mark Baldwin 假定智力发展是经由一系列阶段进行的,主张儿童发展的进行始于感觉运动阶段(sensorimotor stage),人在环境中,感觉观察与动作的互动是认知的主要形式。

认知功能障碍是儿童发育障碍常见的神经心理学临床症状,严重影响日常生活能力,也阻碍儿童肢体功能恢复。

二、认知发育理论

(一)皮亚杰与认知发育

发展即改变。认知发育模式以瑞士儿童心理学家让·皮亚杰(Jean Piaget,1896—1980)认知发展理论为代表。皮亚杰认为智力的发展是一个基本的生活过程,是去帮助人们适应环境。最主要的目的就是要提高适应环境的能力。在皮亚杰认知发展理论中,有下列几个基本概念:

1. 基模是组织问题的基本构造,个人先天就具有对环境事物做出反应以获得知识的结构,此等以身体感官为基础的基本行为模式,可以视为个体用以了解世界的认知结构。皮亚杰将个体适应环境时,所表现出来的基本行为模式称为基模。基模的形态:①行为基模是以身体行为来表现智力,如抓取、敲打、摇晃或踢,凭感觉与动作了解和回应周遭的世界;②符号基模是以语音为基础对外在事物和事件的智力表现,象征基模在发育中,会变得越来越多且越来越复杂。例如,初期句子的象征基模会变成多种不同形态的句子,包括基本的句子、各种无法正确连接独立字句的句子,和未完成的句子。运思基模是一种智力行动,由智力来解决问题或逻辑推理。例如分类的心理运作就是可以将具有相同或相似特征的事物放在一起。而智力的发展会改变我们的运思,因此运思可以是不存在的、具体的和抽象的。

2. 适应是指个体的认知结构或基模因环境的限制而主动改变的心理历程。当一个人接受挑战、解决问题时会改变其基模,而达成适应环境的过程。个体在适应时,会因环境的需要而产生两种彼此互补的过程:同化与调适。同化是指运用他已有的基模来处理问题,也就是将新遇见的事物吸纳入已有的基模中,用已有的知识类推应用在所观察到的事物上。皮亚杰认为儿童会通过心智操作的方式将经验整合融入他们的心智基模中。皮亚杰认为认知的发展是线性且具有阶层性的,从简单到复杂、从抽象到具体,且从关心个人进而到关心外在的世界。了解皮亚杰的理论对于儿童作业治疗师来说是相当重要的,当治疗师在与一位有想法的儿童进行互动时,不论治疗方法为何,这个儿童会从其环境中不断地学习,因此治疗师在活动的选择及建构上,必须符合儿童所具备的概念及操作技巧。

（二）皮亚杰的认知发展理论

皮亚杰将儿童和青少年的认知发展划分为 4 个阶段:感知运动阶段、前运算阶段、具体运算阶段和形式运算阶段。他认为所有的儿童都会依次经历这 4 个阶段,新的心智能力的出现是每个新阶段到来的标志,而这些新的心智能力使得人们能够以更为复杂的方式来理解世界;虽然不同的儿童以不同的发展速度经历这几个阶段,但是都不可能跳过某一个发展阶段。同一个个体或许能同时进行不同阶段的活动,这明显地表现在从一个阶段进入到一个新的阶段的转折时期。

三、认知发育与学习

（一）Vygotsky 近端发展区域

Vygotsky 将人类发展视为一种历史处境及文化决定,意味着儿童的发育是将他所经历的社交互动经验内化的结果。Vygotsky 主要是关注语言的发育,然而他的概念在儿童发育这个领域上的应用却相当重要。他更认为个人的社会互动角色才能对心理功能做出解释,而社会互动对于儿童更高阶段的心智能力的发育具有基本的影响力。Vygotsky 指出,儿童的认知处理在他能够以自己的心智进行处理之前,需要其他人给予社会互动的协助。认知处理在成为认知的内在程序之前,它就是一个社会过程,儿童的发育与学习非常依赖社会的互动。Vygotsky 近端发展区域可以用来解释学习是如何通过社会互动而产生的。近端发展区是指实际发展程度及发展潜能之间的距离,实际发展程度是依据可以独立解决问题的能力,而发展潜能则是经过在成人指导或与有能力的儿童共同合作下解决问题的能力。儿童可以在他人协助下达成并学习到的即是近端发展区域。将此区域定义为成人能够与儿童一起进行,以促进儿童的发育及增进其特殊技巧的独立性。

当成人与儿童共同参与一个活动时,他们用不同的方式去解释活动中的物体及事件。成人使用语言以协助儿童重新定义所处的情景,因此成人及儿童对于特定的事物会有共同的定义。当学习机会被创造出来,儿童就可以对现有的技巧及任务的挑战性之间做最佳的平衡。这个时候成人可以示范语言及行为来协助儿童进步。强调儿童的学习与所处环境、所提供的教养类型及其文化之间的互动性。

Vygotsky 近端发展区域的社会学习的概念所延伸出的治疗原则就是指治疗师在支持或

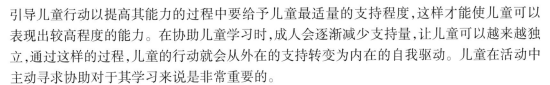

引导儿童行动以提高其能力的过程中要给予儿童最适量的支持程度,这样才能使儿童可以表现出较高程度的能力。在协助儿童学习时,成人会逐渐减少支持量,让儿童可以越来越独立,通过这样的过程,儿童的行动就会从外在的支持转变为内在的自我驱动。儿童在活动中主动寻求协助对于其学习来说是非常重要的。

（二）动机与自我效能对于学习的影响

许多因素都会影响儿童的学习,如认知能力、动机、态度和自我知觉,使得学习与影响学习的因素之间有复杂的关系。不论儿童的知觉是否正确,其在进行作业活动时会受他们对自我效能的觉察程度的影响。如果儿童在学习情境中获得成功的经验,可以假设他们对于自己的能力的认识和内在控制能力有所提高。并且对于自己能够掌握任务而有喜悦的感觉。这个理论假设儿童在获得成功的经验后,会比较容易去寻求最适合的挑战。

下面的因素可以建立学习及完成任务的动机:①因果归因;②结果预期;③个人目标。如果儿童认为自己是个有效能的人,他们就会将失败的原因归咎于自己缺乏努力;若儿童认为自己不是一个有效能的人,他们就会把失败原因归咎为自己的能力差。自我效能好的儿童有动机,会努力尝试并提高自己的表现,而自我效能差的儿童会认为不需要努力,因为他们觉得自己天生注定要失败。自我激励的儿童会设定比自己目前能力还要高的个人目标,且有比较高的动机去完成较难的行为。治疗师需要意识到提供儿童成功的学习机会及适当挑战的重要性。

四、认知能力与行为

认知能力的发展使青少年可以进行独立的思考和行动。他们发展了时间观,从而变得对未来有兴趣。认知发育也与个人、社会、道德与政治价值有关。可以由他们对正义、真相、认知以及自我意识的能力,看出道德的发展。

青少年由于认知的发育,可以了解其行为的结果,以及影响决策时的价值判断。他们会评估自己的行为以及决定如何影响其追求自己想要的未来。

第二节　认知功能评估

儿童作业治疗师使用标准化测验协助判断儿童能否接受服务、监督治疗效果。标准化测验是较精确的测量方法,并且使用标准分数去描述儿童的表现。Bine 与 Simon 所发展的智力测验就是标准化测试,这也是首次使用标准化评估工具去测量人类表现。

对儿童的认知功能障碍的早期准确评估和筛查对于给出针对性的治疗是非常重要的。儿童认知功能评估首先需要儿童有一定的注意力,下面介绍几种常用的筛查工具。

（一）丹佛发育筛查测验

丹佛发育筛选测验（Denver development screen test, DDST）是美国丹佛学者弗兰肯堡（W. K. Frankenburg）与多兹（J. B. Dodds）编制的,是 20 世纪 60 年代在美国丹佛城对该地区儿童进行了大量的测试后所制订出来的简易测试法,操作简便,容易掌握。一次检查时间不超过 30 分钟,属筛性测验。DDST 的检查对象为出生到 6 岁的婴幼儿,如其不能完成选择好的项目,便认为该婴幼儿可能有问题,应进一步进行其他的诊断性检查。必须注意的是DDST 是筛选性测验,并非测定智商,对婴幼儿目前和将来的适应能力和智力高低无预言作用,只是筛选出可能的智商落后者。本筛查方法的优点在于能筛查出一些可能有问题,但在临床上无症状的儿童,也可以对感到有问题的经检查加以证实或否定;还可对高危婴幼儿(如围产期曾发生过问题的)进行发育监测以便及时发现问题,同时还可能辨别儿童属于哪一个能区发育迟缓而有可能对该能区进行早期治疗。

(二)格塞尔发育量表

格塞尔发育量表(Gesell developmental schedule)最初发表于1925年,后对它作了几次修订,先后发表于1937年、1940年、1947年和1974年。1974年修订版的测试对象为从出生至5岁,重点是3岁以下的儿童,测试时间约30分钟。其检查内容分:①应人能力:测试儿童对周围人的应答能力和料理自己生活的能力;②应物能力:测试儿童看物、摘物和绘画等能力;③言语能力:测试儿童听、理解和言语能力;④动作能力:测试儿童坐、步行和跳跃的能力。结果以发育商数评估儿童的发育水平。格塞尔认为,所观察到的发育现象反映了中枢神经系统的成熟程序。这一理论受到各方面的肯定。格塞尔发育量表具有临床诊断的价值,它不仅适用于测量儿童的发育水平,而且比其他量表更适用于伤残儿,被认为是婴幼儿智能测试的经典方法。20世纪60年代初,中国开始在临床上试用格塞尔发育量表。

(三)格里菲斯发育评估

1953年,在英国和澳大利亚工作的儿童心理学家 Ruth Griffiths 在研究苯丙酮尿症预防食疗配方时,研究并发布了一套0~2岁儿童精神发育评估量表,为儿童发育指标制订了创新性标准。经大量数据研究后,格里菲斯又将这一量表扩展到0~8岁,涵盖了人类大脑发育最重要的时期。自1970年 Griffiths 精神发育量表(Griffiths mental development scales, GMDS)发表以来,世界各地医疗机构都陆续采用了这套评估工具,并在医疗实践过程中体现了优异的信度、效度和反应度,逐步成为全球儿童发育评估黄金标准和诊断工具之一。

格里菲斯(Griffiths)发育评估量表中文版(GDS-C)的评估内容包括6个领域:领域A:运动。该领域测试儿童的运动技能,包括平衡性和协调控制动作的能力进行评估。领域B:个人-社会。该领域评估儿童日常生活的熟练性,独立程度和与其他儿童的交往能力。领域C:语言。该领域测试儿童接受和表达语言的能力。测试的项目包括与儿童年龄相对应的活动如:说出物体的颜色和名称,重复话语以及描述一幅图画并回答一系列关于内容的相同点/不同点的问题等。领域D:手眼协调。该领域评估儿童精细运动的技巧,手部灵巧性和视觉追踪能力。领域E:表现。该领域测试儿童视觉空间能力,包括工作的速度及准确性。领域F:实际推理。该领域评估儿童实际解决问题的能力,对数学基本概念的理解及有关道德和顺序问题的理解。

(四)韦氏儿童智力量表

韦氏儿童智力量表是由美国心理学家 D. Wechsler 编制的,是对6~16岁儿童认知能力进行个别施测的临床工具。是世界上应用最为广泛的个人智力量表之一。WISC-Ⅳ突破了以往韦氏量表一贯秉承的"两因素结构"。将对儿童智力的测量进一步细分到言语理解、知觉推理、工作记忆和加工速度四大更为具体的认知领域,使其不仅能够提供展现一般智力能力的总智商,还可以提供展现特殊认知领域智力功能的合成分数,为临床工作人员的分析和判断提供了更精确更具体的信息,使儿童能得到更具针对性的训练。发挥其最大潜能。

第三节　儿童认知功能干预

对于发育障碍的儿童而言,他们可能不只存在认知功能障碍,并且在肢体功能、心理社会功能上面都有问题,我们更要关注他们的整体发育水平。认知功能是儿童从事作业活动的基础,在儿童每一日的生活中,其日常生活活动、游戏、学习等都涉及认知功能。

一、儿童认知功能作业治疗的注意事项

(一)训练内容的选择

需要选择与儿童日常生活活动作和学习密切相关、急需解决的问题,同时选择儿童感兴趣的内容,难易程度对于儿童来说是最适合的挑战。

(二)训练方法

将课题分阶段进行,对于活动来说可以根据儿童的认知功能的水平进行降级和升级。同时训练的场景结合儿童的实际生活,循序渐进。

(三)调整环境

为了儿童能更好与环境互动,在环境中执行日常生活活动,训练的场景和环境尽量与家庭和学校的环境相似,强化环境结构的模式化。

二、儿童认知功能作业治疗的目的

(一)提高认知功能

从根本上来说,儿童处于发育阶段,脑的可塑性很强,认知能力的提高会直接促进其与环境的互动。

(二)加深对认知障碍的理解

指导家长和教师等相关人员对认知功能障碍儿童的理解,利用环境调整和代偿提高儿童在作业活动中的表现。

三、不同认知障碍表现的干预

(一)记忆障碍

1. 记忆　指经历过的事物,并能在以后再现或回忆,或它在重新呈现时能再认识;或记住将来要实现的活动或意图。从信息加工的角度来说,记忆是信息的输入、加工、储存和提取的过程。记忆的分类:①按时间分为回溯性记忆、瞬时记忆、短时记忆、长时记忆、近事记忆、前瞻性记忆;②按内容分为形象记忆、逻辑记忆、运动记忆、情绪记忆;③按回忆或再认时意识参与的主动与否分为外显记忆(情节性记忆、语义性记忆)、内隐记忆(又叫程序性记忆)。记忆障碍的常见类型:①记忆减退,较常见,是指记忆(包括识记、保持、回忆、再认)能力低于正常或发病前;②遗忘,指对识记的材料不能再认或回忆,有生理和病理性两种。包括顺行性遗忘和逆行性遗忘。

2. 记忆障碍的治疗原则　日复一日的保持恒定重复的环境和常规将外界环境中信息的量和呈现的条件控制好(提供的信息量由少到多,内容由简单到复杂,重复的次数由多到少,信息呈现的时间间隔由长到短,逐渐减少提示)。帮助患者发展和有效地利用内外环境

中的记忆辅助物和记忆策略。

3. 记忆障碍的治疗方法

(1) 内部辅助治疗:是调动自身因素,以使正常或损害较轻的功能代偿受损的功能达到改善或补偿记忆障碍的目的的方法。

(2) 利用残留的外显记忆康复:①图片刺激法,图片类别的选择应根据患者记忆障碍的类型及程度进行针对训练;②编故事法,按自己的习惯和爱好将要记住的信息变成熟悉或离奇的故事来记忆;③层叠法,将要学习的内容化成图像然后叠加起来。

4. 视意象法   即图像法,让患者将要记住的信息在脑中形成与之有关的视觉形象,即将要学习的字词或概念幻想成图像。提醒儿童回想任务的步骤或行动。它可能包括图片提示、由电脑生成的视觉提示、实物提示。

5. 无错误学习法

(1) 定义:是指在学习中消除错误,学习者从容易辨别的项目开始,通过逐渐增加难度让其不经历失败。标准化的无错误学习法:在多种学习任务中治疗师给患者同样的新信息,患者重复或写下这个信息(直接给正确答案,类似死记硬背)。

(2) 改良的无错误学习法:治疗师用丰富的语义词汇描述靶单词,利用语义线索诱导患者说出正确答案(详细阐述语义,学习中主动参与,符合信息处理水平理论)。

6. 外辅助法

(1) 定义:利用身体外部的辅助或提示来帮助记忆的方法,是一种代偿技术。原则:在最需要时提供帮助,提示的内容对被提示的信息要有特异性。

(2) 方法:①存储类工具(笔记本、图片、视频等);②提醒类工具(定时器、闹钟、手机备忘录、张贴)。

外在记忆辅助工具对于有记忆障碍的儿童来说是非常重要的,可以让儿童自己帮助自己。学习制作记忆卡片,把要做的事情记录在卡片上,提醒自己。

7. 调整环境

(1) 目的:减轻记忆负荷。

(2) 方法:①物品摆放要有固定位置;②工作生活环境不要嘈杂,简化环境;③用醒目简捷有效的标志提醒患者。

8. 游戏治疗

(1) 实物记忆游戏:在桌子上摆出玩具书、小汽车、铅笔、水杯、布娃娃、小狗、手表、剪刀、小瓶子、帽子、小刀、扣子,让孩子看60秒,然后家长让孩子闭上眼睛,拿掉小刀、手表、水杯、小狗,让孩子说出减少了什么。

(2) 扑克牌记忆法:扑克牌记忆法可以增强儿童的视觉记忆、视觉集中、图形编码记忆和视觉宽度的能力。具体的训练方法是:准备一副扑克牌,任意从中抽出1张扑克牌给儿童看,记住里面的花色和数字,记住之后,把扑克牌反过来倒扣在桌面上,用同样的方法来记忆第2、第3、第4张扑克牌。待4张扑克牌全倒扣之后,给儿童30秒的时间进行回忆。30秒之后,让儿童按顺序说每张扑克牌上面的数字和花色是什么,治疗师再根据儿童的回答进行翻牌核对。

(二) 注意障碍

1. 注意   是对一定对象的指向和集中。是伴随着感知觉、记忆、思维、想象等心理过程的一种共同的心理特征。注意有两个基本特征,一个是指向性,是指心理活动有选择地反映一些现象而离开其余对象。二是集中性,是指心理活动停留在被选择对象上的强度或紧张。指向性表现为对出现在同一时间的许多刺激的选择;集中性表现为对干扰刺激的抑制。它的产生及其范围和持续时间取决于外部刺激的特点和人的主观因素。根据注意的功能,可以把注意分为选择性注意、集中性注意和分配性注意。选择性注意:把注意指向于一项或一些任务而忽视与之相竞争的其他任务。集中性注意:指我们的意识不仅指向于一定的刺激,而且还集中于一定的刺激。分配性注意:指个体能对不同的任务给予关注或能操作几项任务。同时根据产生和保持注意时有无目的以及抑制努力程度的不同,注意可分为无意注意、有意注意和有意后注意3种。

2. 注意障碍 是指注意过程中发生的心理障碍。注意不是一种独立的心理过程,感知觉、思维、记忆、智能活动等之所以能够正常进行,均需要注意的参与,因此,注意是一切心理活动共有的属性。注意对判断是否有意识障碍,特指对周围环境的意识障碍有重要意义,意识障碍时总是伴随有注意障碍。临床上常见的注意障碍有:①注意减弱患者,主动和被动注意的兴奋性减弱,以致注意容易疲劳,注意力不容易集中,从而记忆力也受到不好的影响。多见于神经衰弱症状群、脑器质性精神障碍及意识障碍时;②注意狭窄,患者的注意范围显著缩小,主动注意减弱,当注意集中于某一事物时,不能再注意与之有关的其他事物,见于有意识障碍时,也可见于激情状态、专注状态和智能障碍患者。

3. 注意障碍的治疗原则 ①目光注视,儿童与治疗师面对面坐着,治疗师的目光应该与儿童在同一水平面上,用言语或者鲜艳的玩具引起儿童的注意,当确认儿童有注意治疗师说话时,告诉儿童要做的事情;②基础训练:基础训练着重在"自我调整能力受限"的缺失上(注意力不够持久、缺乏自我掌控的能力、寻找更多刺激物的倾向)这个训练可增进基本能力(仔细看、仔细听、仔细复述、将觉察到的内容表达出来),以及反应控制和语音调整行动的简单形式,会通过广泛且与知识无关的教材来传递,以避免因知识的欠缺而无法达到治疗的目的;③技巧训练:技巧训练传授的是组织行动的技巧,以有应用时的自我教导为主。在此建立的是跨情境且一般的行动技巧,以及较复杂但可弹性应用的语音调整行动;④传授相关知识:个别化的传授知识和儿童掌握状况,与将训练成果运用在学校知识吸收(如文法知识、学习技巧)有关;这个训练针对儿童常见的学习障碍情况;⑤培养社交能力:培养社交能力的目的在于减少社交上的困难,并建立利他行为。在此涉及特殊技巧的教导,以便注意力缺失儿童能够面对困难的情境。大部分注意力缺失且多动的儿童也有社交上的困难;⑥给父母的指导:首先,让父母了解注意力缺失及其背景的相关信息。此外,以资源取向的观点引导父母在面对日常生活的困扰时,能够更有组织地处理。并协助儿童达成目标。

4. 训练方法 视觉与观察力的训练又称为视觉专注力训练,训练的内容包括:视觉敏捷力训练、视觉集中训练、线条追踪训练、视觉分辨训练、视听组合训练、视动协调训练。具体训练方法如下:视觉敏捷力训练的目的是要培养学生的视觉敏捷性、分辨性和专注性。利用眼睛来完成分辨的任务。题目类型包括:数序、字符表中找出不同的数字、字符个数以及在数续表中寻找特定规律的数字等。

(1) 视觉集中训练:训练的目的是要在视觉高度集中的状态下,对数字进行区分。题目类型包括:在一张无序数表中,按照规则先后找出指定数字。

(2) 线条追踪训练:训练的目的是要培养学生的视觉敏捷性和专注性。利用眼睛来完成分辨的任务。训练学生的眼动。题目类型包括:在数序表中找出相应数字通过紊乱线条对应的数字是多少。

（3）视觉分辨训练:训练的目的是通过训练培养学生的视觉分辨能力和专注力。用眼睛来分辨出图形中的不同。题目类型包括:图形找不同、找分类。

（4）视听组合训练:训练的目标是通过训练培养学生的视觉观察能力和听觉记忆能力的协调发展,达到视听高效统一的效果。题目类型包括:看几个词语,在听故事的过程中说出看到的词语出现的先后顺序或出现的词语。

（5）游戏治疗

1）顶纸杯:让孩子站立或平坐,顶一个纸杯在头上,然后放音乐对孩子进行干扰,看看他们是否能保持平衡,将注意力集中在头顶的纸杯上。这个游戏可以由两个以上的孩子一起做,比赛谁集中注意力、控制自己意识的时间长。

2）动作模仿:治疗师依次做下面4个手势,让孩子注意看,治疗师做完后让孩子按顺序重做出来。第1个动作:双手握拳。第2个动作:双手伸出大拇指。第3个动作:双手伸出中指和示指。第4个动作:双手伸出小拇指。

四、促进认知学习的策略

（一）反馈

治疗师可以对儿童提供反馈,用以引导儿童使用自我管理程序。反馈可以只是将治疗师的观点说给儿童听,但不告诉儿童怎么做或如何改变。例如治疗师可能会说"你刚才动作很流畅""噢,我想这里好像有点问题"。

（二）口语自我指示

是儿童在活动中使用口语策略,来进行问题解决的过程或回想问题解决的步骤。复杂的任务不容易简化可用记忆辅助提示。但是一边想,一边将任务及执行所需的决策描述出来,更有效。口语自我指示,有助于认知(如记忆)与后设认知(如自我监控)过程。口语自我指示的例子包括儿童对自己说"我像这样拿着它,然后像那样将它倒入。""如果把它放在那里会怎样,哦,它会倒下,那我可以把它放在哪里呢?"

（三）自我监控

有助于适当地使用特点的策略、分析其功效、评估表现。自我监控让儿童能够评估其表现与所期待的反应相符合的程度,它是一种无法观察的内在过程。

（四）解决问题

包括用于计划、评估与推理的各种不同的认知过程。每一种过程都可以单独使用,以可见或不可见的方式来克服操作上的困难。将这些过程集合式地组合起来以决定整个行动的程序则是一种隐藏性的过程,称之为解决问题。对治疗师而言,当儿童独立克服操作上的障碍时,就是解决问题。

（李晓林）

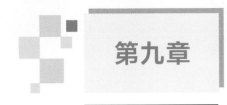

第九章

视知觉干预

第一节 概 述

一、基础理论

视觉是知觉外在世界最主要的感觉,也是人类最具影响力的感觉。如果视知觉发生缺损,对于日常生活将会产生重大影响。这些功能上的问题包括了进食、穿衣、阅读、书写、定位等。

(一)视知觉

视知觉是一种将到达眼睛的可见光信息解释,并利用其来计划或行动的能力。视知觉是从眼球接收到视觉刺激后,将视觉信息一路传导到大脑接收并辨识的过程。因此,视知觉包含了视觉接收和视觉认知两大部分。简单来说,看见了、察觉到了光和物体的存在,是与视觉接收好不好有关;但了解看到的东西是什么、有没有意义、大脑怎么做解释,是属于较高层的视觉认知的部分。

视知觉是一个发展的过程,而这个过程是依据学习而来的,且随着发展、经验、练习以及环境的刺激而进步。儿童可以通过与成人以及其他儿童的互动及观察来学习,当然学习并不是必须遵循一定的发展顺序,在一个领域有问题并不能说明在别的领域也会有问题。视知觉困难可能影响日常生活活动,包括阅读与书写技巧的发展。

(二)发展理论

作业治疗师在发现儿童有视知觉问题时,应考虑认知与发展心理学、教育学、神经学,以及视光学的影响。在处理儿童的视知觉问题时可以使用发展与获得性理论来引导改变。Warren 学者在 1993 年提出视知觉能力是有阶层性的,并以金字塔图案呈现(图 9-1),由下到上有等级之分,越往上面所需要的视觉认知能力越好。此理论模型认为我们每一个较高阶层的视觉技巧,都取决于之前较低阶层视觉要素的整合及成熟。首先,视觉动作控制、视野以及视力为最基础且最关键的 3 种视觉技巧,接着,为视觉注意力、扫视、视觉区辨、视觉记忆以及视觉认知功能,此外,视觉动作控制、视野、视力、视觉注意力和扫视属于感觉层次,视觉区辨、视觉记忆、视觉认知和视觉调试属于认知层次。

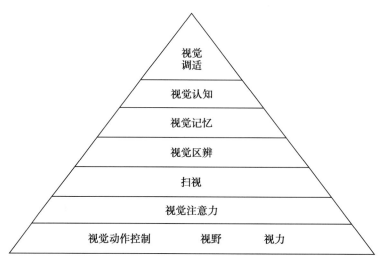

图 9-1   阶层性视知觉功能模型

在临床治疗上,使用自下而上的方式来评估与治疗。作业治疗师首先经由观察与客观的评估来确认基础层级的视觉表现,如果儿童在此部分出现缺损与困难,作业治疗师必须先处理基础层级的问题,然后再依循层级模型进行更高阶视觉认知功能的评估与介入。阶层不只与年龄有关,阶层之间也有相互影响的关系,3 种原始视觉技巧形成所有视觉的基础,而每一阶层都建立在前一阶层之上,Warren 的模式并不考虑其他感觉系统,只评估视觉的架构,此模式更单纯化,更便于分析,它跳出其他感觉系统的层次看视觉,但我们在介入治疗时要把感觉系统考虑进去。

（三）视知觉分类

视觉功能可分为感觉和心理两个要素,其中感觉要素也被称为视觉接收要素,即从环境中汲取并组织信息的过程;而心理要素也被称为认知要素,即解释和运用我们所见的能力（表 9-1）。

二、视知觉基本概念

（一）视觉接收要素

1. 视力　视力(visual acuity)即视觉分辨力,是指在视野范围内看清最小物体的能力。具有良好的视力,儿童就能对视野内的物体做正确的观察与辨别,就能够认识到光线的明暗、距离的远近、图像的正反以及空间关系,并配合语言功能产生正确的视觉概念。视力对于儿童的学习十分重要,它能提高儿童通过视觉接收信息的能力。

2. 视野　视野(visual field)是当眼向前固视一点时,黄斑区中心凹以外的视网膜感光细胞所能见到的范围,又称为"周边视力"。指当眼睛不动、注视空间固定物体时,不仅能看清该物体,同时也能看清注视点周围一定范围的物体,这个范围便是视野。

3. 调节　是每只眼球都能针对一个模糊的或远近不同的影像做调节使之变得清晰的能力。调节的机制是:看远物时,睫状肌松弛、悬韧带紧张,晶状体相对扁平;看近物时,睫状肌收缩、悬韧带松弛,晶状体变凸。

4. 双眼视像融合　双眼视像融合(binocular fusion)是将各眼的物像融合成单一物像的过程,包括感觉性视像融合及运动性视像融合。视像融合功能是双眼视觉建立的关键环节,临床上融合范围的大小被列为双眼视觉正常与否的判断标准之一。

表 9-1 视知觉分类表

视知觉	视觉接收要素	视力	
		视野	
		调节	
		双眼视像融合	
		集合	
		立体视觉	
		视觉动作	注视、追视、扫视
	视觉认知要素	视觉认知	视觉注意
			视觉记忆
			视觉区辨
		物件知觉	形状恒常
			视觉完型
			主体-背景知觉
		空间知觉	空间位置
			空间关系
			深度知觉
		视觉心象	
		视觉动作整合	

5. 集合 集合(convergence)指当注视的对象朝着注视者移动时两眼能向内侧移动。这种能力可以帮助我们在注视近距离或远距离物品时,维持并且获得单一的视觉。

6. 立体视觉 单眼或双眼深度知觉或三度空间的视觉,立体视觉(stereoscopic vision)是双眼观察景物能分辨物体远近形态的感觉,能准确地为外物定位并在外界环境中自身定位。

7. 视觉动作

(1)注视:眼睛快速从一个对象移至另一个时,能够协调地瞄准目标。

(2)追视:持续注视一个移动的物体,仅与运动物体有关。受年龄、注意力和目的性影响,在体育运动和驾驶等活动中起重要作用。

(3)扫视:在视野中快速地改变注视目标。如阅读时从左向右看等。

(二)视觉认知要素

1. 视觉认知

(1)视觉注意:注意视觉刺激的能力。涉及警觉性、选择性、专注以及分散性注意力。儿童经由练习与学习,可以发展出不需要主动注意即能够自动进行的长期记忆。

(2)视觉记忆:指对来自视觉通道的信息的输入、编码、存储和提取,即个体对视觉经验的识记、保持和再现的能力。视觉记忆包括特定领域记忆，如关于影像、事件及事实的记忆，比如儿童上周在公园看见一条狗，过几天你拿出这条狗的图片，他会立刻认出这条狗是上周他在公园里看见过的；还包括程序知识记忆，如储存关于如何做，以及完成一项任务的策略记忆。

（3）视觉区辨（也称图形区辨）：是指儿童能够利用视觉来区别环境中的人、事、物的形象以及开头或符号的能力。视觉区辨能力是影响儿童学习的重要因素，它随着儿童年龄的增长而提高，但是这种能力的发展有着极大的个体差异性。例如：儿童通过观察知道，不止小狗有 4 条腿，小猫、小马、小鹿也有 4 条腿。

2. 物件知觉

（1）形状恒常：是指物体和形状在不同环境、位置和大小当中都保持相同。

（2）视觉完型：是指能够认出不完整呈现的形状或者对象。

（3）主体-背景知觉：指能够看出一个形状，并且能够从一个聚集的背景或模型中找出隐藏于其中的形状。

3. 空间知觉

（1）空间位置：决定图形、对象和自己或其他形状与对象的空间关系。如左、右，上、下等。

（2）空间关系：分析形状、样式、个人及空间的关系，以帮助判断距离远近。

（3）距离与深度知觉：指辨别对象、形体或地标和观察者之间的距离，以及地平面的改变，如过马路时判断车距。

（4）地形定向感：决定及链接对象与情境的位置，以及到该位置的路线。

4. 视觉心象　是我们能够在心里想象人、想法与对象所必需的视觉认知要素。对于了解阅读、计划、问题解决及组织技巧十分重要。

5. 视觉动作整合　又称手眼协调，是指让视觉刺激与对应的行动能相互协调的个别动作技巧，如写字、画画、剪纸、折纸等。

第二节　视觉功能评估

一、评估内容

完整视觉功能的评估需要了解完整的视觉处理过程，同时也必须考虑视觉功能与外在行为表现之间的关系。治疗师需了解与视觉功能相关的各专业的报告，全面了解儿童的视觉功能，进而提供准确的干预。视觉功能的评估包括视觉接收功能的评估与视觉认知功能的评估。

（一）视觉接受要素的评估

视觉接收要素的评估包括视力、视野、眼位、双眼视像融合以及眼球运动的评估；视觉接收要素的评估多由眼科医生完成，并且会受视觉认知功能的影响，进而影响诊断，因此作业治疗师需了解视觉接收要素的评估方式，清楚视觉能力对视觉认知技巧的的影响。

1. 视力　标准的视力检查种类有标准对数视力表（图 9-2）、英文字母或阿拉伯数字视力表、儿童用简单图形视力表（图 9-3）；婴幼儿视力功能检查分为主观检查和客观检查，主观

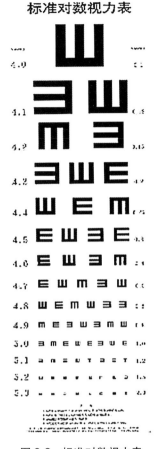

图 9-2 标准对数视力表

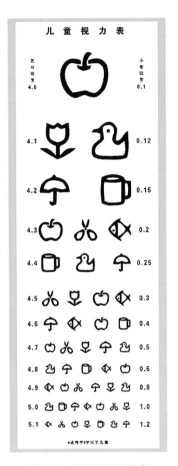

图 9-3 儿童图形视力表

检查方法包括:选择性注视卡(适用于 1 岁以下婴幼儿,如观察其对光源、玩具、色卡、食物的注视和追随运动)、点状视力检测仪(适用于 1.5~5 岁的儿童)、儿童图形视力表(适用 3 岁的儿童);客观检查方法包括:视动性眼球震颤(optokinetic nystagmus,OKN)(图 9-4)、优先注视法或选择观看法(preferential looking test,PL)和视觉诱发电位(visual evoked potential,VEP)。

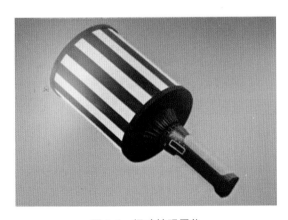

图 9-4 视动性眼震仪

2. 视野 视野是指眼睛注视眼前一个固定的物体时,黄斑区中心凹以外视网膜感光细胞所见到的范围。含义是周边视力达到一定范围,视野范围内各部分光敏感度正常。检查视野的方法有:对照法、自动视野计检查。

3. 眼位 眼位检查有:①遮盖法,此方法能发现显斜视,并鉴别隐斜视和显斜视;②角膜映光法,适合一只眼或两只注视不好、不能稳定持续注视正前方的视标、眼球运动功能很差、存在严重的限制因素使眼球不能运动、年幼注意力太差不能合作的患者;③三棱镜交替遮盖法,用于测量隐斜和显斜两种偏斜的总度数,这两部分加起来,反映了眼外肌不平衡使眼球自然偏斜的最大程度,排除了融合功能的影响。

4. 双眼视像融合　融合功能常用同视机的融合画片进行检查。根据控制点部位的大小,此类画片可分为中央控制点画片、周边控制点画片,分别检查中央或周边融合功能。融合力的大小存在个体差异,除了部分与生俱有的因素外,主要是靠出生后在正常视环境下的视觉体验和锻炼形成,因此可以通过后天的训练提高。

5. 眼球运动　眼球运动检查分单眼运动检查和双眼运动检查;双眼运动检查又分为双眼同向运动(可以发现相对功能不足的肌肉和相对亢进的配偶肌)、双眼异向运动(包括聚合和分开运动,临床上多用于检查双眼聚合功能)。

（二）视觉认知要素的评估

内容包括视觉注意、视觉记忆、视觉区辨及视觉动作整合的评估。

1. 视觉注意

（1）视觉扫描与视觉搜寻:眼球跳跃追踪,从视野中的一个点的眼球固视快速移动到另一个点。

（2）视觉持续度:有能力去处理同时性的视觉信息,完成持续性的视觉注意力任务,以及找出特定的视觉线索及细节。

（3）视觉次序性:能立即回忆出有次序性的视觉信息。

2. 视觉记忆

（1）视觉提取记忆测验:视觉化及记忆图像,儿童去记忆几何图案,接着再要求他们说出该图形。

（2）视觉再辨认记忆:短期视觉记忆,儿童先记住某个视觉物件配置,接着要求他在许多相似的物件中找出刚刚记忆的物件。

3. 视觉区辨

（1）物体/形状知觉:儿童被要求去配对某种物件配置或在复杂的背景图像中找出特定的物件。

（2）空间知觉:儿童被要求去配对某种发生部分改变的物件配置,但此配置仍保留他的原型。

4. 视觉动作整合　整合空间信息与精细动作执行。儿童看到某个几何图案,接着要求他仿画出该图形。

二、评估方法

（一）视觉感知技能测试

1. 测验目的　提供作为诊断或是研究的目标,评估个体的视知觉能力而不需要有动作的执行。提供职能治疗师、学校系统心理师、特殊教育专家、验光师、以及其他专业人员一个有信度的测量工具,以评估孩童的知觉能力。

2. 适用范围　儿童、成人均可使用。

3. 测验时间　大部分孩童可以在 30 分钟内完成,可以在 20 秒内回答每一个选项。

4. 测验构成　黑白设计的测验共 112 题,7 个子测验包括视觉区辨、视觉记忆、空间关系、物体恒常、顺序性记忆、视觉图形背景、视觉完形,每个测验 2 个例子。接着 7 个子测验有 16 个从简单到困难的测验项目,每个项目的测验和响应大都不限时间,只有视觉记忆和顺序性记忆 2 个子测验有计时。

5. 评估 主要的优点是可以采用多于 1 种的反应模式,测验使用黑色的线与白色的背景来描绘,这使受测者容易看,并消除任何因为色盲而造成的表现的受损。

6. 施测注意事项 在进行矫治之前,必须要了解孩童是哪个知觉过程出现困难,让孩童知道一些题目是比较简单的,而有一些是比较困难的。进行矫治时不能有听觉或是视觉的干扰,光线充足、安静、通风,不应在孩童疲惫、兴奋、生病或异常焦虑或紧张的情况下施测,施测者给予的指示和指引必须念给孩童听,不要刻意给予回馈,不论他回答的题目对或错。练习自己使用题目的步调,目标为 1 分两个题目,练习在呈现视觉记忆和顺序性记忆的题目板时每 5 秒 1 张。

所有关于儿童视觉技巧的全面评估,都应包含不需要动作技巧的视知觉测验结果,以及视觉动作整合测验的结果,如此才能精确地确认认知觉受损的问题。

（二）本顿视觉保持测验

1. 测验目的 本顿视觉保持测验(Benton visual retention test,BVRT)属于单项神经心理测验,起初是为测验即时回忆和视觉运动能力而设计,后来广泛应用于脑功能损害后视知觉、视觉记忆、视空间结构能力的评估,国内目前使用的是 1992 年由原湖南医科大学龚耀先和唐秋萍教授主持修订的版本。

2. 适用范围 8 岁以上的儿童和成年人。

3. 测试时间 每一式的测验时间大约需要 5 分钟。

4. 量表结构 本测验有 3 种不同形式的测验图,即 C、D 和 E 式,每式都是 10 张图卡,每张图卡上有 1 个或以上的图,三式图形难度相等。测试方法有 4 种:A 法,每张图卡呈现 10 秒立即再呈;B 法,每张图卡呈现 5 秒立即再呈;C 法,临摹;D 法,卡呈现 10 秒并间隔 15 秒后再呈。测验中 A 法和 B 法主要反映视觉记忆的保持能力,C 法主要反映视觉结构能力,D 法主要反映视觉延迟记忆能力。

5. 记分方法 测试结果用指导手册的两套记分系统计分;一是记录正确分,每一图卡根据全或无的原则记 1 或 0 分,总分范围 0~10 之间;二是记录错误分,根据每一图形出现的错误类型来划分,错误的特殊类型可分为 6 个主要范畴:遗漏、变形、持续、旋转、位置错误和大小错误,然后得出一个总错误分。主要观察比较两组儿童测验正确得分及错误得分次数。

6. 测试时的注意事项 严格按照指导手册的步骤要求,用同一标准指导语。测试为单独测试,主、被测试者对面而坐,给被测试儿童一支带橡皮的铅笔及一些与图卡相同的大小的白纸,施测时将图卡置于被测试的左前方并与桌面成 60°,测试用秒表计时。

（三）本德视觉动作格式塔测验

1. 测验目的 区分脑损伤与非脑损伤患者,属于视知觉-动作统合测验。

2. 编订者 L. Bender,发表于 1938 年。

3. 适用范围 5~11 岁儿童。

4. 测验构成 由 9 张画有一个抽象图案的图片组成。测试时,主试者出示图片,受测者照样画于空白纸上。评估人员把受测者画出的图形与样本图片相比,根据形状的改变、旋转和统整性等指标给予评定。测试时长无限制,一般在 10~20 分钟可完成。

5. 测验信效度 评分者信度 0.79~0.99;稳定性系数 0.50~0.90;效标关联效度中,与成就测验的相关系数在 -0.58~-0.13 之间;与智力测验的相关系数为 -0.19~0.60。

6. 评估 是目前最常用的知觉动作统合测验之一。内容简单,施测方便,应用广泛。

但稳定性较低,用于诊断脑损伤、智力落后及情绪障碍不一定准确。且常模已经过时。

第三节   视知觉干预的应用

对于视知觉障碍的儿童,首先要判断是视觉接收问题、还是视觉认知问题,或者合并中枢性脑损伤、智力低下等。对于有学习障碍的儿童,必要时需评估智力、语言、听力和发育,先确定伴随的相关问题,再检查视知觉。对于有视觉接收问题的儿童,主要由眼科医生解决;对于有视觉认知问题的儿童,要先矫正视力,再进行康复训练,智力发育落后的儿童训练效果较差。

一、视觉接受功能缺损的临床表现与矫治

（一）视力问题

视力差主要表现为屈光不正,即近视、远视和散光。近视表现为在看远距离物件时看不清楚或视野模糊,远视表现为在观看近距离物件时较无法维持清晰的影像,散光可有视力减退,看远、近都不清楚,似有重影,且常有视力疲劳症状。主要的治疗方法有:佩戴眼镜和屈光手术。

（二）视野缺损

视野缺损在临床上表现为:个体在看物件时无法形成全貌影像,儿童在出现视野缺损时常会伴随着阅读及视物困难(例如遗漏词、字母或部分物体等)、畏光、中心或周围视野有区域消失或变黑等。视野不会因为训练而扩大,主要是通过代偿性策略,利用现有的视野提高能力,改善生活质量。主要的训练方法有:

1. 初级阶段

（1）视觉追踪训练以增强眼球的活动性,开阔儿童的视野。

训练方法:用一根细绳拴住一个彩球,在儿童眼前上下左右晃动,让儿童目光随小球移动。

训练要求:头不能转动。

（2）视野广度训练使儿童体验视野变化,训练儿童通过身体运动加大视野范围。训练方法:①让儿童按一定(从左到右、从上到下)的顺序转头;②比较在转头时所看到的物体数量多少。

2. 中级阶段   在中心视野训练的基础上,训练儿童的边缘视野,提高视觉的感觉力范围和感受程度,对视觉观察的完整性和准确性大有帮助。

训练方法:①在儿童眼前约 30cm 处快速呈现一个内容丰富的图片;②保持固定的目光聚焦,凝视正前方有图片,再用眼睛观望图片四周,但不能以头的扭动或转向来带动目光,而是用眼睛的余光去看;③让儿童说出看到了什么。

训练要求:要求儿童尽力看清边缘视野的内容。既要看清事物的整体,又要把视觉敏感的中央区对准需要进行细致观察的部分,做到眼观六路耳听八方,抓住事物的关键和本质。

注意事项:①图片呈现时间不超过 3 秒;②适当超范围的训练,对扩大视野,提高阅读能力有促进作用。

3. 高级阶段   结合学习活动,训练儿童视觉广度的应用。

（1）方案视野：

训练方法：①选择儿童熟悉的短句和词组（以便于儿童把这些词或句子看成一个整体，而不是把它们当成孤立的字）；②让儿童把目光集中在词组或知名短句中间的一个字或词上，目光向下快速移动，要求儿童说出看到的词组或短句的内容。

注意事项：①眼睛向下看的过程中，头部保持不动；②随着练习的深入，每行的词组含量可加大到7个。

（2）阅读视野：扩大儿童视野，为阅读能力的提高打基础。

训练方法：眼光向下移动，尝试着一眼同时看一行，即使眼光从一端滑向另一端，也要保持头部不动。

（三）双眼辐辏

双眼的辐辏能力主要是眼外肌的控制，因此训练的主要目标为增加眼外肌肉的力量，如果在评估中发现儿童有弱视或严重斜视等问题，需要先处理这些眼科疾病，再进行双眼辐辏能力的训练。瑞士视光学家布洛克（Frederick W. Brock）发展了许多视觉训练的方法，其中布洛克串珠任务（Brock string task）是最常见的双眼辐辏能力训练的方法（图9-5）：

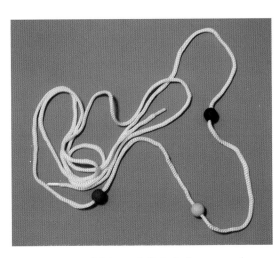

图9-5　布洛克串珠

训练方法一：治疗师首先准备一条长约100cm的绳子，在绳上穿红、黄和绿颜色的珠子。①将绳子一端固定（与视线平行），另一端交给儿童紧拉至鼻尖处；②将红球、黄球、绿球分别放在距离眼睛30cm、60cm、90cm处；③注视近处红球，黄球和绿球分别为2个，绳子刚好在红球上交叉，注视5秒；④注视中间黄球，红球和绿球分别为2个，绳子刚好在黄球上交叉，注视5秒；⑤注视远处绿球，红球和黄球分别为2个，绳子刚好在绿球上交叉，注视5秒；⑥交叉注视不同颜色的球后，将红球移近5cm，黄球和绿球的距离不变，直至红球移近鼻尖。

训练方法二：①将绳子一端固定（与视线平行），另一端交给儿童紧拉至鼻尖处；②将红球放在距离眼睛40cm处，（黄球和绿球暂时不用）；③逐渐将红球移近，每移近5cm注视5秒，并始终保持感觉到绳的×（复视）交叉现象，并且交点应在红球上；④直至红球移至鼻尖或红球分为2个。

训练方法三：①将红球放在距离眼睛2.5厘米处、黄球放在1米处；②注视黄球，红球为2个，绳子在黄球上交叉，注视5秒；③注视红球，黄球为2个，绳子在红球上交叉，注视5秒；④交替注视的过程中目光要始终在绳上，逐渐把目光从一个球移到另一个球上。

训练提示：①要求双眼同时训练，并且戴矫正眼镜；②聚散的过程中，绳子的分叉处刚好在球上；③注视近处球时，可以提示自己要用力"对眼"，注视远处球时，需要放松用眼。

（四）视觉调节

视觉调节能力帮助我们获得不同距离下的清晰图像，此能力主要由眼内睫状肌控制，因此视觉调试能力的训练以训练眼内肌肉的力量为主。哈特表调节训练常应用于临床：

1. 准备两张内容完全一样的哈特表,一张较大,一张较小(图9-6,图9-7)。

2. 大张哈特表放在光线明亮的墙上(与眼睛同高),小的哈特表交给儿童。

3. 儿童先站在远处,接着往前走到可以清楚看到大张哈特表的位置,此为远距离训练的起点,小张哈特表同样放置在与眼睛同高,距离眼睛40cm的位置,此为近距离训练的起点。

4. 先遮住儿童的一只眼睛,要求他念出远端哈特表上第1行的内容,再念出近端哈特表上第1行的内容,结束后继续念出远端第2行与近端第2行的内容……

5. 当儿童的远近调适速度增快时,可以使用节拍器或拍手打出节奏,训练视觉调试的速度;或者可以要求他念出远端的第1行内容,近端的第1列内容等。

6. 除了改变刺激物的呈现方式外,也可以改变远近调适距离,例如要求儿童往后站1步,及将小张哈特表靠近眼睛等方法来增加难度。

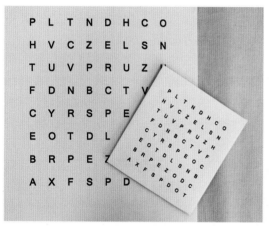

图9-6　哈特表

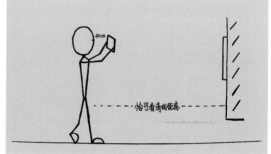

图9-7　哈特表示意图

（五）眼球运动

在进行眼球运动训练之前应该确定儿童是否有眼球的屈光问题、双眼辐辏问题以及视觉调试等问题,并且在训练的过程中应强调眼球动作的正确性,之后才能有速度的挑战;其次跳跃追视要从大角度的视觉追视开始,接着再进行小范围的视觉追视练习,相反平顺追视的训练则应该从小范围的练习开始再发展到大范围的追视练习。

传统上可以利用哈特表来训练儿童的眼球动作,同时搭配节拍器或拍手等旋律来增加速度的挑战。

二、视觉认知功能缺损的临床表现与矫治

（一）视觉注意力

1. 视觉注意力低一般有以下的表现　①不专心,坐不住,上课左顾右看;②看书或做作业时,总是趴着或歪着头,写字也歪歪扭扭;③在读书时经常会抱怨眼睛疲劳,看书坚持时间不长;④在看书时觉得字迹模糊,或者字在跳动;⑤看黑板或电脑屏幕时,眼睛容易发酸、腹痛、疲劳;⑥读书比较吃力,容易跳行或串行;⑦对图形的辨识能力差。

2. 常用的训练方法:

（1）根据感觉处理途径的理论概念,在儿童执行视觉任务时提供刺激性或抑制性感觉

输入可以帮助他们改善视觉注意力。也可以和儿童一起设定视觉任务,增强其内在动机并提供新奇的活动任务帮助他们维持注意力。当持续性的注意力有所提升时,可以适当增加视觉任务的难度,此外,结合视觉与运动觉的治疗活动,也可以经由动作的执行来引导儿童维持注意力。

（2）代偿性的策略包括物理情境的调整或在儿童要画图的白纸后面加一张深色的垫板,增加色彩对比度以提升觉醒度。此外,可以让他们用手指去辅助阅读、用笔圈画重要的视觉信息以及用声音帮助他们注意。

（二）视觉记忆

常用的训练方法有:

1. 初级阶段　通过生活中的练习,锻炼儿童有意识地保持视觉记忆的习惯,训练儿童的视觉记忆,逐渐提高儿童的记忆技巧和精确度。训练方法:①与儿童共同回忆做过的事;②让儿童回忆亲人的外貌,形容所见过的某些物品;③让儿童凭记忆叙述看过的电视节目的内容。

2. 中级阶段　通过视觉-动作的反复刺激,帮助儿童有效记忆。因为在各种记忆类型中,动作记忆最容易被发展。

（1）动作记忆:训练儿童的注意力与观察力;训练儿童的视觉-动作记忆力;加强儿童大肌肉动作的能力。训练方法:①让儿童模仿手的连续动作,如折纸、串珠等;②让儿童模仿脚的连续动作;③让儿童模仿身体的连续动作。

（2）图形记忆:即图形辨识。

训练方法:①在几张图片中挑出一张让儿童看 10 秒;②把这张图片与其他图片混在一起,让儿童找出刚才看过的那一张。

训练要求:图片从规则图形到不规则图形,再到组合图形,复杂程度逐步增加。

3. 高级阶段　通过训练,使儿童提高学习活动中的视觉记忆力。

（1）符号:如纸牌记忆。

训练方法:①准备一副纸牌;②每次呈现一张纸牌,让儿童回忆花样及数字;③连续几张排列,让儿童按要求说出花样及数字。

（2）文字记忆训练:增强儿童辨识线条的能力;增强儿童对文字的视觉记忆。

训练方法:各种结构的字各写 10 个。

（三）视觉区辨

视觉区辨力弱的儿童一般有以下的表现:①上课时注意力不集中,小动作多;②对图形的细微差别观察不出来,对颜色的辨别能力也比较差;③对拼音、英语的学习感觉吃力;④书写时不能正确地抄写;⑤阅读理解能力比较差;⑥用蜡笔着色或用笔写字动作慢而且常超出格子外;⑦背景中的特殊图形容易混淆。

常见的训练方法有:

1. 初级阶段　训练儿童基本的视觉区辨力。

（1）辨别形状:分辨图形,并说出图形的名称。

（2）辨别大小、使用颜色:让儿童在最大的圆里涂上红色,在最小的圆里涂上黄色,在最大的方形里涂上绿色,在最小的方形里涂上蓝色。

2. 中级阶段　帮助儿童在视觉练习中通过归类、记忆等活动建立区分关系的能力。

（1）形状归类:巩固儿童对形状的认识,帮助儿童了解各种基本几何图形间的关系并学习应用几何图形,培养儿童的视觉区辨力。

训练方法:用纸板剪出几种基本几何图形。让儿童辨别图形,并对图形进行组合。如儿童用两个三角形合成一个方形,用一个半圆形和一个三角形组合成一个扇形等。

(2)交通灯藏图:训练儿童的注意力并养成仔细观察的习惯;训练儿童排除不相干或干扰的视觉刺激;培养儿童分析图形的能力。

训练方法:把两种以上逐步形成的图形重叠,然后要求儿童分别找出它们的图形。

3. 高级阶段　在视觉训练中进一步增强儿童在辨别教程的判断和思考能力,提高其视觉理解的准确度。

(1)符号区分:

1)基本区分:在一组图案(数字或汉字)中有一个与其他形状不同,把它找出来。

2)大小区分:在一组图案(数字或汉字)中有一个与其他大小不同,把它找出来。

(2)补充练习:训练儿童的视觉辨别能力,加强视觉记忆能力及视觉推理能力。

训练方法:①图形补充:收集各种书籍、报纸、杂志中的图片,将图片的一部分剪下,使其成为一个不完整的图形。让儿童说出图片所缺少的部分;②测字补充:让儿童在给出的汉字上加笔画,使之变成一个新的汉字;③连线游戏:按点的顺序连线,画出图形,能力提高后会看出图形;④迷宫(视觉追踪训练):走迷宫,由简到难,可用手指追踪,或用眼睛追踪。

三、环境调试

视觉认知技巧介入的理论途径主要可分为发展性、神经生理以及代偿性三大介入模式,其中神经生理途径主要认为人类神经系统的成熟与我们各种的功能表现具有密不可分的关系,因此,此模型特别强调感觉输入对于视觉行为的发展与成熟的重要性。治疗师必须建造一个结构化的环境,来降低儿童对于感觉刺激的过度敏感或容易被不相关视觉物干扰的缺失,并透过动作的执行来提供与强化感觉回馈;代偿性介入途径主要是借由物理或人的情景调整,来降低儿童视觉技巧缺失所造成的功能局限性。常用的代偿性策略包括降低环境中的视觉干扰、提供单一且直接的视觉刺激来引导儿童的注意力以及改变教室等物理情境的摆设等,同时结合视光学的参与(例如提供配镜等辅具),也能帮助视知觉技巧的提升。

视觉障碍儿童座位位置于教室前排,并避免直接面向光源。在课堂中可以塑造无其他不必要视觉刺激的情境来帮助他们视觉固视与集中注意力,另外视觉障碍儿童使用可调整高度、斜度且有左右隔板的课桌椅,来执行大量需要视觉专注的任务,同时教室内装饰物及整体环境使用柔和色系布置,若需要增减教室光线应使用可随意调节光量的拉帘。

稳固的姿势对于儿童视觉任务非常重要,可以在儿童的椅背上加靠垫或支撑物,或者在儿童的脚前面放置阻隔物以避免他们产生不恰当的姿势;也可以提高活动的困难度,鼓励儿童在不同姿势下执行视觉任务;另外,也可以使用真实较简单且高色彩对比的图案或符号来帮助儿童提高视觉定向等技巧。

(田晶　葛冉)

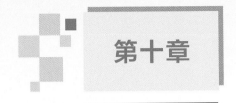

第十章

感 觉 统 合

第一节 概 述

感觉统合(sensory integration ,SI)是大脑将不同感觉通路输入的感觉信息进行多次组织分析、综合处理,作出正确决策,使整个机体和谐有效运作的过程。感觉统合是儿童发育的最重要的基础,对其身心发展起着不可替代的作用。婴幼儿期是感觉统合发展的重要时期。

一、感觉统合理论

感觉统合理论由美国南加州大学心理学博士、作业治疗师爱尔丝(Anna Jean Ayres)于20世纪70年代首次创立,是研究大脑感觉加工功能与人类行为之间关系的理论,在该理论指导下建立了特殊的治疗技术。目前,该理论体系仍在演变发展中,一些业界资深人士倡导使用感觉处理障碍(senseory processing disorders,SPD)取代感觉统合失调,并申请写入美国《精神障碍诊断与统计手册》(第5版)(DSM-Ⅴ)。

1. 理论基础

(1) 中枢神经系统具有可塑性:大脑的结构和功能具有可塑性,研究表明,年龄越小可塑性越强,尤其是7岁以前的儿童,因此,感觉统合理论在儿童应用最多,但同样适用于成人。

(2) 发育的连续性:在儿童成长过程中所发展的每一阶段的行为表现,都为下一阶段更高级的行为发育提供基础,行为功能从低级向高级发展,感觉统合功能不断得以发展成熟。

(3) 大脑既分工又整体地发挥功能:中枢神经系统高、中、低级皮质之间呈互动发展,低层次部分是高层次的发育基础,高层次的统合功能有赖于低层次的结构和感觉动作经验。

(4) 适应性反应:与环境互动过程中的适应性行为是感觉统合的功能表现,反映了感觉统合的功能水平。

(5) 内驱力:在感知运动活动中,内驱力和动机促进个体自我指导和自我实现。

2. 感觉系统 包括触觉、本体感觉、前庭感觉、视觉、听觉、嗅觉和味觉等各种感觉。其中,触觉、本体感觉和前庭感觉是个体生存所需要的最基本且最重要的感觉系统。

(1) 触觉系统:是人类最基本、作用最广泛的感觉系统,触觉感受器位于皮肤表皮、真皮及皮下组织内。触觉系统具有防御性反应和辨别性反应两大基本功能。防御性反应可保护个体免受伤害,本能地逃避刺激。辨别性反应有助于判断肢体位置及外部环境中物体的各种物理性质等,对动作运用能力的发展起重要作用。触觉过分敏感或过分迟钝表现为害怕陌生的环境、吮手、咬指甲,过分依恋父母、容易产生分离焦虑,或过分紧张、爱惹别人、偏食或暴饮暴食、脾气暴躁等。

（2）本体感觉系统:本体感受器位于肌肉、肌腱和关节内。基本功能包括感知身体位置、动作和力量,感知和辨别肌肉伸展或收缩时的张力,调节四肢活动力度,控制关节位置、关节活动方向和速度。此外,本体感觉具有记忆功能,可增加运动反馈信息以及调节大脑兴奋状态,平复情绪,增加安全感。本体感觉失调会出现方向感差、易迷路、易走失、不会玩捉迷藏、闭目易摔倒、站无站姿、坐无坐相、易驼背、近视、过分怕黑等。

（3）前庭感觉系统:前庭感受器位于内耳,包括 3 对互成直角的半规管,以及与之相通的球囊和椭圆囊(耳石),感受头部任何位置变化。基本功能是提供头部的方位信息,在潜意识中探测头部、身体与地心引力之间的关系,并在脑干部位统合各系统的感觉信息,发挥多种神经系统功能,如调节身体及眼球的活动,维持肌张力、姿势和平衡反应,分辨运动方向和速度,建立重力安全感,稳定情绪,参与视觉空间加工处理、听觉-语言加工处理。前庭平衡功能失调多表现为多动不安,走路易跌倒,原地打圈易眩晕,注意力不集中,上课不专心,爱做小动作,调皮任性,兴奋好动,易违反课堂纪律,易与人冲突,爱挑剔,很难与其他人同乐,也很难与别人分享玩具和食物,不能考虑别人的需要等。有些儿童还可能出现语言发育迟缓,说话词不达意,语言表达困难等。

（4）视觉系统:视觉感受器位于视网膜。基本功能为眼球基本运动技能、视觉动作整合、视觉分析技巧、视觉空间能力以及帮助建立人际和沟通等。视觉感不良的表现为尽管能长时间看动画片,玩电动玩具,却无法流利地阅读,经常出现跳读、漏读或多字少字;写字时偏旁部首部常颠倒,甚至不认识字,不会计算,常抄错题、抄漏题等。

（5）听觉系统:听觉感受器位于内耳的耳蜗。基本功能包括声音分辨、记忆,对声音和语言的理解、空间定向以及判断声源距离与方向等。听觉不良表现为对别人的话听而不见,丢三落四,经常忘记老师说的话和留的作业等。

3. 感觉统合发展过程　感觉统合发展过程大致分为 3 个阶段(表 10-1)。

表 10-1　感觉统合发展过程

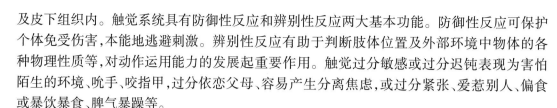

感觉信息	感觉统合阶段			感觉统合的最终成效
	第Ⅰ阶段	第Ⅱ阶段	第Ⅲ阶段	
触觉	进食、亲子关系和姿势	情绪稳定 身体概念	触觉辨别 精细动作	大脑分化、基本学习能力、读写算、概念理解、组织能力、自我控制、注意力、自信心和自我价值
本体感觉	姿势维持和调整	动作控制与计划	手眼协调 目的性活动	
前庭感觉	抗地心引力平衡	专注力 双侧统合	形状概念 空间概念	
视觉	眼球控制和眼神接触	保持与他人互动	手眼协调、辨别符号、形状、颜色和数字	
听觉	听到妈妈声音会转向妈妈且感到安全	在说出语言之前能理解单词的意思	语言	

二、感觉统合失调

感觉统合失调(sensory integration dysfunction,SID)是指大脑不能有效整合感觉信息,从而导致儿童产生一系列的行为问题,表现为学习、专注力、姿势控制、小肌肉协调、情绪、生活等多方面的功能障碍。所有感觉系统都可以发生感觉统合失调。

感觉统合失调的类型包括感觉调节障碍(sensory modulation dysfunction,SMD)、感觉辨别障碍(sensory discrimination disorder,SDD)和感觉基础性动作障碍(sensory-based dyspraxia)。

第二节　感觉统合评估

感觉统合障碍常表现为各种行为障碍,但有行为障碍表现不一定就有感觉统合障碍。感觉统合评估必须与神经运动功能评估、智力测验、气质问卷、既往诊断等结果相结合,从异常行为表现、器具评估以及量表评估多个方面进行综合分析,全面评估。

一、常见异常行为表现

通过与父母等儿童照顾者面谈或专业人员亲自观察,了解儿童在日常生活、游戏以及学习等活动中的行为表现并进行记录,由医生、治疗师等专业人员进行分析,必要时可反复观察,初步判断儿童是否存在问题、优势、兴趣以及家长的关注点。

(一)日常生活活动中的表现

1. 更衣方面　穿脱衣服、扣纽扣、戴手套、坐位脱穿鞋、系鞋带、站立或坐位脱穿裤子等动作过慢或笨拙;拒绝接触某些质地的衣物,不肯穿袜,拒绝穿衣,或坚持穿长袖衣服、穿长裤以免暴露皮肤等。

2. 进食方面　喂养困难,添加辅食困难,拒绝含橡胶乳头甚至母亲乳头,易诱发恶心、呕吐;吃饭时易掉饭粒,筷子用得不好,将水倒入杯中困难,整理餐盒或餐具困难等;严重偏食、挑食,不愿吃某些质地的食物等;经常口含食物不咽,喜欢刺激性强的食物。

3. 个人卫生问题　不喜欢或躲避洗头、洗脸、擦鼻等;拒绝触碰面部,特别是口腔内;剪指甲时会焦虑不安;洗手、上厕所等动作过慢。

4. 移动方面　抗拒乘电梯;上下车、移动坐位、上下斜坡及楼梯等动作非常缓慢;上下楼梯困难,或行走时用足击打台阶;方向感差,易迷路、走失;闭目易摔倒。

5. 其他　过度依赖家长,不喜欢陌生环境,过分怕黑,喜欢被搂抱或躲避被搂抱,常惹事,常打翻杯、碗等,易从凳上跌落等。

(二)游戏时的表现

1. 协调活动能力差,动作僵硬,不能完成抛接球、跳绳、跳格子、拍球、跑动中踢球等动作快速连续的活动;在与同伴游戏时,可出现撞击、跌倒或绊倒。

2. 易激惹,与同伴玩耍时常会出现焦虑、紧张等情绪问题。

3. 不喜欢翻跟斗等头部倒置或身体互相碰撞的游戏;避免玩秋千、旋转木马等可移动的游乐设施。

4. 不喜欢或拒绝参加团体游戏或比赛活动。

（三）学习困难

1. 视物易疲劳,抱怨字体模糊或有重影;厌恶阅读,常跳读、漏读,做算术特别困难,数字排列困难等。

2. 书写时,身体动作幅度大,力度控制不良,落笔忽重忽轻,易折断铅笔,字迹浓淡不均,字体大小不等,不能整齐地将字写在格子内,偏旁部首易颠倒,字迹混乱。抄写时常漏字或漏行。

3. 入学后完成作业困难。

二、功能评估

（一）器具评估

器具评估是常用的评估方法之一,运用感觉统合训练器具评估必须由医生、治疗师或在其指导下进行。可用于评估的器具主要包括小滑板、大笼球等,利用所选用的器具,设定有针对性的活动,从儿童不经意做出的最初反应,发现所存在的感觉统合障碍。

1. 小滑板　儿童对小滑板滑行方向的控制、操作滑板时手的灵活性等都有助于判断是否存在前庭双侧统合及运用能力问题。

2. 大笼球　是评估儿童前庭平衡能力和重力安全感的重要器具。

（1）俯卧大笼球,如果儿童的头不能抬起,双手紧紧扶住大笼球或不知所措,全身紧张僵硬,则提示身体和地心引力协调不良(图10-1)。

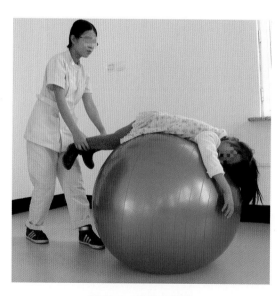

图 10-1　俯卧大笼球

（2）仰卧大笼球,如果儿童的头部不能稳定在正中位置,左倾或右倾,身体向同一方向滑落,则提示儿童的前庭平衡能力发展不足。

3. 袋鼠跳　出现身体向前倾、双脚跟不上而致摔倒的情况时,常提示身体平衡能力差、手脚协调不良。

4. 旋转浴盆　可用于评估儿童的平衡能力及运动计划能力的成熟程度。

（二）标准化量表评估

1. 儿童感觉统合能力发展评定量表　是目前国内常用的标准化评估量表,适用年龄 3~12 岁。通过量表评估,可以准确判定儿童有无感觉统合障碍及障碍的程度和类型,并根据评估结果制订出感觉统合治疗方案。

（1）内容:量表由 58 个问题组成,分为前庭失衡、触觉功能不良、本体感失调、学习能力发展不足、大年龄儿童的问题 5 项。

1）前庭失衡:包括"手脚笨拙"等 14 个问题,主要涉及身体的大运动能力和前庭平衡能力评估。

2）触觉功能不良:包括"害羞、不安、喜欢孤独、不爱和别人玩"等 21 个问题,主要对情绪的稳定性及过分防御行为进行评估。

3）本体感失调：包括"穿脱衣服、系鞋带动作缓慢"等12个问题，主要涉及本体感觉及平衡协调能力的评估。

4）学习能力发展不足：适用于6岁以上的儿童，包括"阅读常跳字或跳行、抄写常漏字或漏行，写字笔画常颠倒"等8个问题，主要涉及由于感觉统合不良所造成的学习能力不足的评估。

5）大年龄儿童的问题：适用于10岁以上的儿童，包括3个问题，主要对儿童使用工具及做家务情况进行评估。

（2）评分：由父母填写量表，按"从不、很少、有时候、常常、总是如此"5级评分，"从不"为最高分，"总是如此"为最低分。得到各项的原始分后，根据儿童的年龄查表，得出标准T分。

（3）判定标准：低于40分说明存在感觉统合障碍。

轻度感觉统合障碍：30~40分，中度感觉统合障碍：20~30分，重度感觉统合障碍：低于20分。

2. 婴儿感觉功能测试表　婴儿感觉功能测试表（test of sensory function in infants，TSFI），适用于4~18个月婴幼儿。具有较好的信度和效度，但个别项目与评估者经验之间的关系较大。

3. 感觉剖析量表　感觉剖析量表（sensory profile，SP）用于评估感觉调节功能，适用于从出生到青少年、成年，不同年龄段需使用不同的量表。

4. 感觉统合及运用能力测验　感觉统合及运用能力测验（sensory integration and praxis tests，SIPT），适用于4~8岁伴随有轻度至中度学习障碍或动作障碍的儿童。一般耗时1.5~2小时，是最广泛且具统计学意义的评估工具。是由家长填写的量表，结果可能与儿童的实际情况有出入，需对儿童进行进一步观察，并结合其他测试结果做出客观的评估。

第三节　感觉统合的应用

一、治疗原则

1. 以儿童为中心的原则　治疗师必须明确活动目标，重点是提供适当的感觉刺激并控制感觉输入的量，为提供儿童做出适当反应的时间和机会，及时表扬；要根据儿童的反应调整活动，尊重儿童，不可指导儿童如何做出反应；协助儿童建立自然的情绪以及自信心，用耐心培养儿童的兴趣。

2. 针对性原则　治疗师通过详细评估确切掌握儿童的感觉统合问题、各领域发育水平、日常生活能力和学习能力，根据儿童的问题和能力有的放矢地组织治疗性活动；所选择的感觉统合治疗器材要能提供多样的刺激，能组合出不同的活动或在一个活动中提供多种刺激。

3. 成功、快乐的原则　活动内容、时间、频度以及难度必须适合儿童的能力水平；必须能激发儿童的兴趣，促使儿童主动尝试各种活动，让儿童成功地做出适应性反应，享受成功

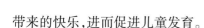
带来的快乐,进而促进儿童发育。

4. 全面性治疗原则　动态与静态、粗大运动与精细运动互相搭配,既保存适当体力,又能接受全面的刺激,使儿童的大脑能组织与统合感觉刺激信息,从而做出适应环境的反应。

二、治疗流程

(一)分析感觉统合问题

逐项描述儿童所存在的感觉统合问题,确定感觉统合障碍的类型,理顺感觉统合障碍与行为表现之间的关系。

(二)制订感觉统合治疗计划

感觉统合治疗计划的制订是实施感觉统合治疗的核心部分,直接关系到治疗的效果。需根据评估结果制订治疗计划;根据治疗情况,动态调整治疗计划。

1. 制订原则

(1) 个性化原则:从现实角度出发,根据每个儿童的功能水平、存在问题制订有针对性的治疗计划。高估与低估儿童的功能水平,都将影响治疗效果。

(2) 循序渐进原则:从小运动量、比较容易引起儿童兴趣的项目开始,逐渐增大运动量,提高活动的难度。

(3) 由量变到质变原则:要保证每次治疗的时间、治疗频率及治疗周期,并按要求完成每次的治疗项目。

2. 确定治疗策略　解决哪个感觉统合层面的问题(包括感觉调节层面、感觉辨别层面和动作运用层面)、运用哪些感觉刺激、设计哪些治疗性活动等,必须在实施治疗前即做出决策。

3. 治疗计划的内容　包括治疗目标和治疗方案。

(1) 确定治疗目标:如减轻感觉防御,减少自我刺激,改善姿势控制和身体认知等,最终改善自理、学习、游戏等方面的能力。可分为阶段目标、月目标和周目标。

(2) 制订治疗方案:根据治疗目标确定具体的治疗方案,包括治疗目的、活动内容、治疗时间、治疗频度、注意事项等内容。

(三)感觉统合治疗的实施

严格按照治疗计划实施治疗;可以配合儿童心理辅导;进行家长咨询与指导,取得家长配合;每次感觉统合治疗都要在快乐的气氛中结束。

(四)治疗效果评估

一般在治疗 3 个月后,进行再次评估,以了解治疗效果,提出下一步的治疗意见,及时调整治疗方案。

三、治疗器具

感觉统合治疗器具均经过特别设计,对儿童有较大吸引力。感觉统合治疗的有效实施必须依靠这些器具的辅助,其核心是通过使用滑板、滑梯、蹦床等器具整合前庭感觉、本体感觉、触觉、视觉等刺激,控制感觉信息的输入,提高感觉统合能力(表 10-2)。

表 10-2　常用感觉统合治疗器材的作用与使用方法

名称	作用	感觉输入	使用方法
滑行类器材 滑板 滑梯	强化前庭系统功能 促进双侧统合，促进身体保护性伸展反应成熟 强化身体形象，有利于注意力集中	前庭感觉 本体感觉 触觉 视觉	以卧、坐等姿势在滑板上进行活动，如静态飞机式、青蛙蹬、乌龟爬行（仰卧）、滑板投球、俯卧旋转、单（双）人牵引滑行、滑板过河、滑板水平推球等；俯卧（坐姿）滑滑梯。熟练后可配合推球、取（扔）物活动等
悬吊类器材 圆筒吊缆 横抱筒吊缆 方板秋千 南瓜秋千 游泳圈吊缆 网缆	提高前庭系统功能 纠正触觉防御 提高手眼协调和注意力 矫正重力平衡感，强化身体形象，促进身体协调 改善运动计划、平衡反应、视觉运动协调	前庭感觉 本体感觉 触觉 视觉	以各种不同的姿势如俯卧、坐、站等在器材上摇晃，可结合手眼协调活动
触觉类器材 触觉板 触觉球	提供丰富的触觉和嗅觉刺激，减轻触觉防御，提高触觉分辨能力，稳定情绪	触觉 嗅觉	赤足在触觉板上行走 触摸及感受触觉球 熟练后可配合取物、扔物、取物-扔物活动，或与其他器具联合使用
平衡类器材 平衡台 独脚椅 旋转浴盆 晃动平衡木	提高前庭感觉功能，控制重力感，发展平衡能力强化身体形象 提高视觉空间、眼动控制及视觉运动协调能力 建立身体协调及双侧统合 增强腰腹肌及下肢肌力	前庭感觉 本体感觉 触觉 视觉	静坐或跪立于摇晃平衡台上、双人扶持摇晃平衡台、站立摇晃平衡台、仰卧或俯卧摇晃平衡台、匍匐摇晃平衡台、被动站立摇晃平衡台、平衡台上蹲起坐独脚椅、独脚椅踢腿运动坐、蹲、站、俯卧旋转浴盆
滚动类器材 彩虹筒	提高姿势控制及平衡能力 强化运动计划能力 促进身体协调，强化身体形象概念	前庭感觉 触觉 本体感觉	俯卧彩虹筒、筒内滚动
弹跳类器材 蹦床 羊角球 袋鼠跳	抑制感觉防御 矫治重力不安全感和运动计划不足 发展下肢力量及上下肢协调 锻炼跳跃能力、强化姿势控制和身体双侧统合 有助于情绪稳定	前庭感觉 本体感觉	在蹦床上双脚并拢跳，跳起时小腿后屈，足跟踢至臀部；双手抱球跳跃、与治疗师抛接球、投球入篮、击打目标等 坐在羊角球上，双手紧握手把，身体自然屈曲，双脚蹬地，向前跳 站在袋中，双手提起袋边，双脚同时向前跳
重力类器材 重力背心 弹力背心 重力被	强化本体感觉及触觉 稳定情绪 提高注意力	本体感觉 触觉	每次 20 分钟左右，间隔 2 个小时可重复使用
球类器材 大笼球 皮球	增强身体与地心引力之间的协调 提高运动计划能力 提高注视能力、手眼协调能力，强化身体形象 提高对移动物体控制和运用的能力	前庭感觉 本体感觉 触觉	俯（仰）卧大笼球 坐上大笼球 大笼球压滚 俯卧大笼球抓物 趴地推球 对墙壁打球

四、治疗性活动的应用

常用的感觉统合治疗活动非常多,而任何一个活动都可同时提供多种感觉刺激。感觉统合治疗活动设计应注意以下几点:①动态活动与静态活动相结合;②表面、局部活动与延伸、拓展活动相结合;③在专业机构中与在现实生活中进行相结合。

1. 大笼球压滚活动

(1)器具:大笼球。

(2)指导重点:使用方法同前。对于触觉较敏感的儿童,可从压背部开始;也可在儿童身上加毛巾,大笼球只装一半气体,使其体会重力感的变化;也可用花生球、触觉球代替大笼球进行此项活动。

(3)时间:每次 20~30 分钟,每周 2~4 次。

(4)主要作用:促进身体触觉的辨别能力和触觉调节能力发展。

2. 俯卧、仰卧或坐上大笼球

(1)器具:大笼球。

(2)指导重点:使用方法同前(图 10-2)。不要过快,让儿童自己努力保持平衡;提醒儿童留意全身关节和肌肉的感觉,协助其控制平衡。先做好俯卧活动使其熟悉大笼球的重力感后再进行仰卧活动。

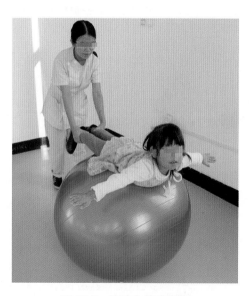

图 10-2 俯卧大笼球训练

(3)时间:俯卧、仰卧大笼球活动每次约 20 分钟,每周 3~4 次。坐上大笼球从摇晃 20 次开始,慢慢加至摇晃 50 次,每周 2~3 次。

(4)主要作用:增加前庭感觉辨别能力、丰富本体感觉输入、提高平衡反应能力以及纠正前庭感觉调节不良。

3. 俯卧大笼球抓物

(1)器具:大笼球、便于抓放的小玩具(积木、洋娃娃、球类等)。

(2)指导重点:协助儿童俯卧于大笼球上,保持身体平衡;将目标物置于儿童向前滚动时用手可以拿到的位置;协助儿童前后滚动,用快慢、距离判断,使儿童触摸到目标物。

(3)时间:每次 20~30 分钟,每周 3~4 次。

(4)主要作用:强化手眼协调、运动计划,有助于提高语言及自我控制能力。

4. 倾斜垫上滚动

(1)器具:软件积木、软垫、枕头或填充的玩具。

(2)指导重点:将软件积木或软垫铺成约 20°角斜面;让儿童沿斜面自己滚下。提醒其滚下时手、脚与头的配合;注意观察滚下时的姿势以及身体各部位协调情况。

延伸活动:儿童滚下时也可抱着枕头或填充玩具,体会头、手、足同时收缩时的感觉。

(3)时间:每次约 20 分钟,每周 3~4 次。

(4)主要作用:提高前庭感觉处理能力,增加本体感觉辨别以及双侧统合能力。

5. 蹦蹦床加彩虹筒

（1）器具:蹦蹦床、彩虹筒。

（2）指导重点:将彩虹筒放在蹦蹦床上,让儿童正爬或倒爬进入筒中,保护其头部,治疗师跳动蹦蹦床,也可在彩虹筒内摇动。

（3）时间:每次约20分钟,每周2次。

（4）主要作用:增加前庭重力感刺激以及增加触觉和本体感觉刺激。

6. 跪坐或静坐摇晃平衡台

（1）器具:平衡台。

（2）指导重点:使用方法同前。观察儿童双手的姿势、头部倾斜的情形,以了解其在倾斜时如何处理重力不安全感。延伸活动:可睁眼练习10分钟,再闭眼练习10分钟,以体会两种平衡感的不同。

（3）时间:每次10~15分钟,每周3~4次。

（4）主要作用:增加本体感觉辨别和前庭感觉辨别能力。

7. 双人扶持摇晃平衡台

（1）器具:平衡台或太极平衡板。

（2）指导重点:使用方法同前。注意观察儿童活动时的适应反应。摇晃时可先由治疗师带动儿童,再由两人以同一速度、彼此配合摇动。

（3）时间:从左右摇晃20~30次开始,再慢慢增加到50~60次,熟练后可达120次,每周进行3~4次。

（4）主要作用:提高双侧统合能力以及平衡反应能力。

8. 晃动平衡台投球

（1）器具:平衡台或太极平衡板、球、箱或篮。

（2）指导重点:将箱或篮置于儿童前方2~3m处,让儿童站在平衡台上晃动,同时手拿球,瞄准纸箱扔入,计数。延伸活动:治疗师站在距离2~3m外,将球扔给晃动中的儿童,让其接住球并投出。

（3）时间:每次持续进行20分钟,每周2~3次。

（4）主要作用:提高本体感觉辨别能力、手眼协调能力、前庭双侧统合能力以及动作计划能力。

9. 旋转浴盆加投球

（1）器具:旋转浴盆、盒子或篮子、球。

（2）指导重点:让儿童坐在旋转浴盆中,治疗师协助旋转中将手中的球投向固定的盒子（篮子）内。活动中,可变换旋转的速度及投球目标位置。旋转速度不宜过快。注意儿童在追寻注视目标时有无过多的眼球运动。

延伸活动:可同时在周围放置多个盒子,观察儿童依指令将球投入不同盒子的效率和准确率。

（3）时间:每次约进行30分钟,每周进行2~3次。

（4）主要作用:提高视动整合能力,改善前庭感觉调节障碍以及提高动作计划能力。

10. 独脚椅踢腿运动

（1）器具:独脚椅、球（大小各一）、大积木、木门、纸箱（篮子）。

（2）指导重点:使用方法同前。也可将球放在脚前,用单脚踢球至墙壁弹回来。在儿童前1~3m处,用大积木搭成一个小洞或放置纸箱(篮子、木门),让儿童用单脚踢球入门或用单手(小球)、双手(大球)投球入门。

延伸活动:治疗师在旁边拿一大彩球连续扔高接住,让儿童随着球移动而移动视线。

(3) 时间:每次进行20~30分钟,每周进行2~3次。

(4) 主要作用:增加前庭感觉、本体感觉的运用,维持平衡,提高动作计划能力以及注意力。

11. 悬吊类器材活动

(1) 器具:网缆、方板秋千、小玩具、球、积木。

(2) 指导重点:使用方法同前(图10-3)。吊缆下可放蹦蹦床或软垫以保证安全。可配合音乐或唱数以增加趣味性。悬吊器材的具体选择,需结合儿童意愿以及障碍程度。

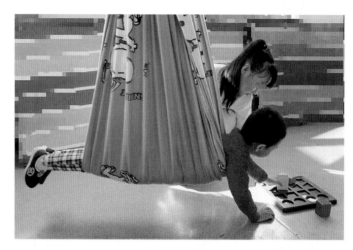

图10-3　网缆

(3) 时间:每次进行20~30分钟,每周进行2~3次。

(4) 主要作用:俯卧网缆可改善身体协调不良并帮助触觉调节;在网缆中站立可改善触觉防御或迟钝以及提高前庭感觉刺激。

12. 圆筒吊缆

(1) 器具:圆筒吊缆。

(2) 指导重点:使用方法同前(图10-4)。可让儿童在活动时与治疗师相互注视,训练眼球控制能力或相互投接球,强化身体操作。

(3) 时间:每次约持续30分钟,每周进行2~3次。

(4) 主要作用:提高视动整合能力,促进前庭感觉、本体感觉辨别能力以及动作计划能力。

13. 横抱筒吊缆加手眼协调活动

(1) 器具:横抱筒吊缆、套圈。

(2) 指导重点:活动中进行套圈,可一次给儿童10个圈,观察其投掷的方向与准确度。也可在横抱筒吊

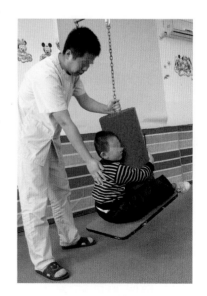

图10-4　圆筒吊缆

缆、横抱筒吊缆取物、横抱筒吊缆击打目标、横抱筒吊缆上做姿势变化等活动。

（3）时间：每次进行 20~30 分钟，每周 2~3 次。

（4）主要作用：提高视动整合能力，促进前庭感觉、本体感觉辨别能力以及动作计划能力。

14. 蹦床

（1）器具：蹦床。

（2）指导重点：使用方法同前。熟练后可做 90°回转和 180°回转。可配合音乐做动作，也可鼓励儿童弹向空中时唱歌。

（3）时间：每次进行 20~30 分钟（跳 80~100 次），每周进行 2~3 次。

（4）主要作用：丰富本体感觉输入，加强足底触觉刺激，提高前庭辨别能力。

15. 蹦床加手眼协调活动

（1）器具：蹦床 2 个、跳绳、网。

（2）指导重点：治疗师与儿童各站在一个蹦床上，边跳边进行抛接球（图 10-5）；让儿童在蹦床上跳跃时加上跳绳活动，跳绳的次数可不断增加；可在蹦床上空吊一个网，让儿童在跳起时投球入网，记录入网的球数。

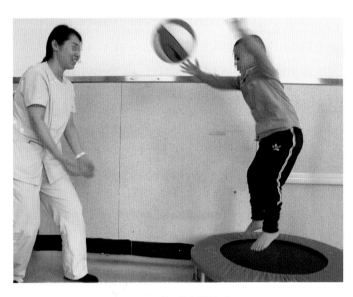

图 10-5　蹦床抛接球

延伸活动：在空中多放置几个网，让儿童在跳起时将球投入指定的网。也可让两个儿童同时进行，提高趣味性。

（3）时间：每次约持续进行 30 分钟，每周进行 2~3 次。

（4）主要作用：改善前庭感觉的迟钝状态、提高注意力以及动作计划能力。

16. 袋鼠跳

（1）器具：跳袋。

（2）指导重点：使用方法同前。也可让儿童闭上眼睛感受对其身体的控制感（图 10-6）。

（3）时间：每次持续跳跃 20~30 次，每周进行 2~3 次。

（4）主要作用：提高前庭双侧统合能力、本体感觉辨别能力以及前庭感觉处理能力。

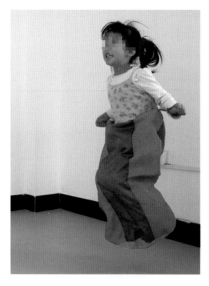

图 10-6　袋鼠跳

17. 滑板

（1）器具：滑板、绳子、呼啦圈。

（2）指导重点：按前述静态飞机式、乌龟爬行、单人牵引滑行、双人牵引滑行方法进行（图 10-7）。

（3）时间：每次约持续进行 30 分钟，每周进行 3~4 次。

（4）主要作用：感受重力变化，强化触觉输入，提高前庭感觉辨别能力，促进视动整合以及前庭感觉调节能力发展。

18. 滑梯

（1）器具：滑梯、滑板、呼啦圈或木棒、长绳索。

（2）指导重点：可按前述俯卧滑滑梯方法进行（图 10-8）；也可让儿童俯卧在小滑板上，由治疗师以呼啦圈或木棒从下向上将其拉上滑梯；还可让儿童与治疗师共坐小滑板，从上向下滑下来。

延伸活动：采用倒滑的方式，头上足下向下滑；或用一根长绳索，治疗是站在滑梯上，完全由儿童靠自己的力量爬行上来。

（3）时间：每次滑行 20~30 次，爬行 10 次，每周进行 3~4 次。

（4）主要作用：增加本体感觉输入，促进前庭感觉处理能力以及双侧统合能力发展。

19. 滑梯加手眼协调活动

（1）主要作用：提高手眼协调能力、感觉辨别能力以及动作计划能力。

（2）器具：滑梯、滑板、积木组成的隧道、木箱或纸箱、小球、木棒或纸棒、玩具。

（3）指导重点：让儿童俯卧在滑板上，由滑梯上滑下来时身体穿过由积木组成的小隧道；滑下时伸手拿放在旁边的小球，将手中的小球投入固定的木箱或纸箱中；滑下时还可用手中的木棒或纸棒击打旁边的目标物或玩具（最好是打不坏的）。

（4）时间：每次滑行 30~40 次，爬行约 10 次，每周进行 3~4 次。

20. 球池综合活动

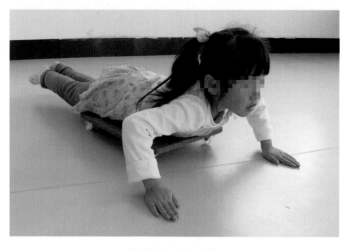

图 10-7　乌龟爬行

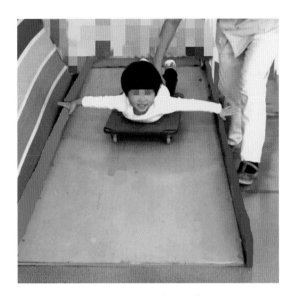

图 10-8　俯卧滑滑梯

（1）器具：海洋球、吊缆、皮球、软垫。

（2）指导重点：儿童从高台上跳下，先用手击打吊在半空中的皮球再跃入球池；从吊缆上跳到球池中；爬上软垫，再拉住悬吊在天花板上的绳索，跃入球池中。

（3）时间：每次约持续进行 20~30 分钟，每周进行 2 次。

（4）主要作用：丰富触觉输入，强化前庭感觉处理能力，提高动作计划能力。

21. 仰首投球

（1）器具：球。

（2）指导重点：在儿童面前 1~3m 处放置一个竹篮或纸箱，让其趴在地上，抬高头颈，眼睛向前看，用双手将球投入竹篮或纸箱中。

（3）时间：每次连续投接球 40~50 次，每周进行 2~3 次。

（4）主要作用：强化前庭感觉辨别能力，提高手眼协调以及增加眼球移动控制能力。

（姜志梅）

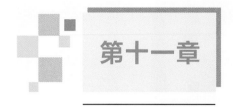

第十一章

日常生活活动能力干预

第一节 概　述

儿童的日常生活活动能力是儿童适应家庭和社会的基本条件。日常生活活动能力的发展始于婴儿时期,儿童以循序渐进的方式掌握其技巧,并随着发育成熟,整体能力提升而逐步熟练、精进,形成习惯和常规。日常生活活动能力的提高不仅有助于儿童各项身体功能的发育与健康的维持,而且可使儿童的独立性、责任感和解决问题的能力也同步增长,使儿童获得成就感,树立自尊与自信,更好地融入社会。

发育障碍儿童日常生活活动能力的发展常落后于同龄人,不仅需要很多的照顾,给家庭与社会造成负担,还可能因为社会参与能力低下导致儿童的自尊和自信心丧失,对将来心理、社会层面的发展也会产生深远的负面影响。作业治疗的主要目的即是帮助家长和儿童学习如何调整环境及活动方式,调动并挖掘发育障碍儿童的自身潜力,使其在日常生活中达到最佳程度的功能独立。

一、概念

日常生活活动(activitiy of daily living,ADL)是指人们为了维持正常生活及适应生存环境而每天必须反复进行的、最基本的、最具有共同性的活动。日常生活活动能力是指儿童进行 ADL 活动,完成自理活动、与家庭和社会环境接触并且产生互动的能力。

二、分类

日常生活活动分为躯体的日常生活活动(physical ADL,PADL)或基础性日常生活活动(basic ADL,BADL)和工具性 ADL(instrumental ADL,IADL)两个方面。

（一）躯体/基础性日常生活活动

主要是指儿童完成自我照顾、维持生存与适应环境所应具备的最基本的生活自理能力,包括自我照顾和功能性移动两类,即儿童每日生活中与穿衣、进食、保持个人卫生等自理活动和坐、站、行走等身体活动有关的基本活动。

（二）工具性日常生活活动

主要是指儿童在家庭和社区的各种环境中，需要借助于工具进行社会参与的活动，如使用交通工具、与他人交往、处理家务、购物等。

三、内容

（一）自我照顾

1. 进食　包括摄食动作（使用汤勺、筷子、刀叉等餐具摄取食物、用杯子和吸管喝水、用碗喝汤）以及咀嚼和吞咽能力等。

2. 大小便管理　包括大小便的控制、如厕转移、如厕、穿脱裤子、便后清洁、冲洗厕所等。

3. 穿衣　包括穿脱不同样式的上身衣物、下身衣物、袜子和鞋、系纽扣、系鞋带、拉链、穿脱矫形器、假肢等。

4. 个人卫生　包括刷牙、洗脸、梳头、化妆、剪指甲等。

5. 洗澡　包括转移至浴室、清洗身体、出浴室等。

（二）功能性移动

1. 体位转移

（1）床上运动：包括床上的体位转换、位置移动、起坐、坐位平衡、坐站转换、站立及立位平衡能力等。

（2）转移：包括床到轮椅、轮椅到座椅、轮椅与浴盆、坐厕等之间的转移。

2. 功能性活动

（1）行走：包括室内行走、室外行走、上下楼梯、使用轮椅、拐杖等辅助器械进行行走。

（2）交通工具的使用：包括使用自行车、乘坐汽车、公共交通工具等。

（三）社区性管理

1. 交流与认知方面　包括视觉、听觉理解和言语、非言语表达、阅读、书写、游戏、看电视、打电话、使用电脑、记忆、解决问题、社会交往等。

2. 家务方面　包括购物、洗衣、整理衣物、打扫卫生、照顾宠物、使用家具及家用电器、安排家庭财务等。

第二节　日常生活活动能力评估

日常生活活动能力评估是一个持续且动态的过程，是从功能和实用的角度对儿童综合活动能力的测试。由于 ADL 表现不仅与儿童自身的身体结构与功能、执行能力有关，还与家庭和社会的物理、文化环境和现实情境密切相关，且家庭是儿童执行 ADL 的最重要场所，所以在儿童 ADL 评估中，要强调"以家庭为中心（family-centered）"，以儿童及家长的需求与目标作为评估内容的优先项目。评估工具应合适，可执行性强，且要尊重文化的差异性，评估结果要能真实反映儿童的作业活动表现。

作业治疗师要透过由上而下导向，以国际功能、残疾和健康分类（ICF）或作业治疗实务架构（occupational therapy practice framework，OTPF）作为理论框架，运用人-环境-作业模式（PEO）和人类作业模式（model of human occupation，MOHO）的思维模式，以作业活动为中心收集儿童的评估资料，分析个人活动和行为构成、行为场景之间的动态关系，使用临床推理来引导整个 ADL 评估的过程。

一、评估内容

作业治疗师在接诊时应该先了解儿童的一般资料、生活环境、作业技能、作业活动能力等,此时可以"0~6 岁儿童发展里程碑"作为参照,也可使用 ADL 标准化评估工具,以了解儿童整体的 ADL 功能发展与其年龄是否相符,是否需要进一步的介入治疗。

(一)收集资料

了解儿童的发育史、个人史、家族史、既往史、现病史、用药情况等;其他治疗师掌握的儿童资料;儿童在不同场景中的日常生活活动、交往以及家人情况等;家庭及周边环境、房屋构造、社区及幼儿园(学校)的情况;主要照顾者、家长的养育态度及对康复治疗的期望;儿童家庭经济状况;康复治疗经历、作业治疗目的等。

(二)ADL 活动分析

活动分析方法是进行作业治疗评估、制订治疗目标、实施有效治疗的基础。ADL 活动分析是将每一项 ADL 活动分解成一系列动作,分析每一项动作的活动要求、活动步骤和顺序,利用作业活动分析、准确描述活动是否受限、受限的原因及程度、通过治疗可改变的程度和可能的介入方法等。以下为儿童独立执行 ADL 的活动分析。

1. 进食　进食是儿童获得营养和热量,满足生长发育的需要,是儿童最先发育的能力之一。进食可促进儿童的运动、协调功能和社交互动的发展。发育障碍儿童常需抱坐喂食或辅助进食。

正常情况下,儿童的进食能力从完全依赖到可独立进行,进食技巧也随时间推移逐渐提高,先学会用唇、舌吸吮与吞咽液体,然后学会咀嚼糊状食物和软食,再学会撕咬与咀嚼研磨固体食物,用手将食物运送到口中。

(1)儿童进食困难的主要原因

1)姿势控制不良:躯干和头部控制能力差而限制了喉、舌和口腔的功能,脑瘫儿童原始反射(非对称性紧张性颈反射、迷路反射等)不消失造成的头部不能正常调节,髋部不能屈曲导致身体不能前倾够及桌面以及坐位保持能力低下均可造成进食障碍。

2)上肢功能低下:上肢张力过高或过低、手-口-眼不协调等均不能将食物运送到口中。

3)口腔功能低下:多表现为口唇开合不全、下颌不稳、咀嚼功能差、强直性咬合反射、舌运动不良、流涎、吞咽障碍等。

(2)进食基本要求:

1)稳定的体位和良好的姿势:稳定的体位和良好的进食姿势有助于进食的安全和发展儿童独立进食的能力,食物应放在儿童面前稳定的台面上。

2)食物选择:进食评估和训练前应进行详细的吞咽评估,选择合适的食物,避免误吸和窒息。

3)上肢功能:①使用利手时保持躯干和颈部的稳定、对称等功能;②肩关节轻度屈曲外展位;③辅助手上肢用肘支撑住身体且端起或扶住碗;④利手握住汤勺/筷子;⑤将汤匙/筷子放入盛有食物的碗中,舀/夹取食物;⑥把舀/夹取到的食物准确送到口中。

4)口腔功能:主要是张口闭口,用唇舌吸吮、舔食汤匙上的食物,用舌把食物运送到臼齿,咀嚼研磨成细小的食物之后咽下。

(3)运动要素:坐位平衡、全身耐力;头部、颈部、躯干、髋、膝、踝的姿势控制;胸椎向上挺直,骨盆略微前倾或保持中立位。

(4) 动作分析

1) 吃饭:①儿童坐稳桌边,注意食物,将手伸向勺子;②一手拿勺子,一手扶碗;③一手扶碗,另一手把勺子放入盛有食物的碗中,前臂旋后舀起食物;④将舀起的食物运送到嘴边,张开嘴巴,将食物送入口中;⑤合上嘴巴,把食物带入嘴中;⑥进行咀嚼,舌进行波浪式运动,吞咽食物,并技巧性地清理嘴唇与牙龈,将勺子放入碗中。

2) 喝水:①轻轻闭合下颌,使唇与杯子(奶瓶)的形状吻合,吸水后含入口中;②闭唇后舌抵硬腭,进行吞咽。

(5) 环境:使用基座稳定的椅子,根据儿童的座位平衡和耐力情况选择椅子的高度,选择椅子是否有靠背、扶手、安全带,是否需要加装稳定的桌板等。必要时应提供防滑垫、万能袖带、改造的勺子、筷子、鸭嘴杯、吸管杯、缺口杯、带把手的杯子等辅助器具。

2. 大小便管理 大小便管理可帮助儿童保持身体的清洁和干燥,独立如厕是儿童尊严发展与参与社会生活的重要里程碑,绝大多数儿童都能达成。新生儿刚出生时的排泄是反射性且不自主的,逐渐发展为开始学习控制括约肌反射,并有意识地控制大小便,定时排泄。

(1) 如厕训练时机:具备膀胱和直肠的控制是保证如厕训练取得成功的先决条件。可观察儿童以下几种情况:①小便时是不是一次尿很多? ②是否能保持衣服干燥几个小时? ③是否知道他自己需要小便,如脸部出现特殊表情,两腿夹紧? 如已具备这些条件则可开始训练。

(2) 基本要求:①儿童需具备头和躯干的控制能力,应能够独立完成从卧位到坐位的转移;②能保持身体平衡,并能独立或在帮助下行走或驱动轮椅至少5米。

(3) 运动要素:头部和躯干的控制;保持坐位、立位平衡,会蹲起和移动身体;手部动作已有一定功能;将裤子拉至大腿处,可以选择在床上做桥式运动、坐位或半蹲位进行排便。

1) 仰卧位使用便盆包括:①做桥式动作时躯干伸直或旋转,髋部和膝部屈曲或伸展;②维持桥式姿势清理会阴部;③穿上裤子。

2) 使用冲水式座厕(儿童便盆)包括:①儿童可保持躯干前屈,髋、膝、踝关节屈曲,膝部分开,脚平行于地面坐稳于座厕或便盆上;②站位、坐位或半蹲位时维持动态平衡;③转身冲水时躯干旋转;④在躯干旋转及屈曲或伸展过程中保持动态立位平衡。

(4) 动作分析:①认识厕所标志;②儿童通过手势、语言或特殊信号等表达去厕所;③自床或椅子转移到厕所;④进入厕所,靠近并背对座厕站立;⑤双手拉下裤子至小腿(站立不稳或肢体障碍者可一手抓扶手,一手脱、穿裤子);⑥身体前倾,慢慢下移,稳定坐在座厕上;⑦便后处理,撕下厕纸,擦拭干净并将用过的厕纸扔进垃圾桶;⑧身体前倾站立,双手把裤子拉起,并整理好上衣;⑨冲厕所,洗手并擦干净,再转移出厕所。

(5) 环境:座厕(儿童便盆)的理想高度为能够让儿童髋、膝、踝关节都维持在90°屈曲位坐稳,且保证安全、稳定、防滑,周围可加扶手或置于倒放的大凳子内;地面平整、清洁、防滑;厕纸易于取放。必要时应提供防滑垫、穿衣钩、取物夹等辅助器具。

3. 更衣 更衣是儿童维护自尊,提高自信心的重要方式。更衣的动作包括穿脱上衣和裤子的基本动作,也包括穿鞋袜、戴帽子、手套及其他装饰品时的动作。正常发育儿童更衣从可配合穿衣到可独立完成穿衣,发育障碍儿童可根据需要练习帮助下配合穿衣。

(1) 基本要求:完成更衣活动儿童需具备坐位、立位平衡能力,良好的手眼协调能力,上肢具备一定功能,能分辨衣服的上下、左右、里面和外面。

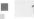

（2）运动要素:静态和动态的坐位、立位平衡;头颈部和躯干的控制;双脚需要承受重量来维持静态和动态平衡;伸手与抓握能力。

（3）动作分析

1）穿开襟上衣:①儿童取坐位,将衣服置于腿上、桌上或床上放好,反面朝上;②右手抓住衣领中间,左手穿进左边衣袖并将手伸出袖子;③右手抓住衣领右边,将衣领从左侧肩部拉到右侧肩部;④右手穿进右边衣袖并将手伸出袖子(如有肢体障碍,先穿障碍侧衣袖,拉高至肩,再将衣领拉向对侧,穿上对侧衣袖);⑤整理衣襟;⑥使纽扣对准相应扣眼,稳定纽扣边缘,用拇指撑开扣眼,系上纽扣。

2）穿套头衫:①儿童取坐位,将衣服正面朝下、衣领朝前整理好;②双手拉开衣服;③左手抓住衣角,右手伸进右边袖子,将手从袖子中伸出来;④右手抓住衣角,左手穿进左边衣袖并将手伸出袖子;⑤双手握着卷起的衣服,双上肢抬高,将头套入领口(如有肢体障碍,先穿障碍侧衣袖,再穿上对侧衣袖,低头,将头套入领口);⑥整理好衣襟。

3）穿裤子:①儿童取坐位,双手抓住裤腰,分清前后;②将裤子放低,抬起一只脚伸进裤管;③同法穿好对侧裤管;④将裤腰拉到膝盖;⑤身体前倾站起,将裤子拉至腰部穿上并整理好。

4）穿袜子:①儿童取坐位,找好袜子上下面;②用拇指和示指将袜口张开,身体前倾将袜子套入脚上;③抽出手指整理袜底、袜面,对好脚跟处,将袜腰拉到踝关节处,从脚跟处向上拉平整理好。

5）脱套头上衣:①儿童用右手握着左边衣袖口,抬高左上肢把衣服向上拉;②左上肢向下屈曲,顺势退出衣袖;③右手将衣服衣角拉起,把头部脱出;④左手握起右侧衣袖口,把衣服脱下。

6）脱裤子:步骤顺序与上述穿裤子的顺序相反,脱袜子比穿袜子简单,动作模式相似。

（4）环境:使用基座稳定的椅子,根据儿童的坐位平衡和耐力情况选择椅子的高度,选择椅子是否有靠背、扶手、必要时应提供防滑坐垫、扶手、穿衣钩、穿袜器、系扣器、取物夹等辅助器具。

4. 个人卫生　个人卫生是儿童提升个人形象,参与社会的首要条件,包括洗脸、梳头和口腔卫生(刷牙、漱口)等。正常发育儿童从模仿刷牙到家长监督下刷牙到独立完成,发育障碍儿童可根据需要练习帮助指导下完成。

（1）基本要求:个人卫生活动最好于卫生间内完成,完成这些活动儿童需具备良好的认知功能,满意的静态和动态坐位、立位平衡能力,良好的手眼协调能力,手部具有一定的功能。

（2）运动要素:活动要求儿童能够稳定坐于椅子或轮椅上,脚置于地面,髋、膝、踝屈曲90°,上身直立,骨盆轻微向前或者维持中立位;或是在站位下完成动作。

（3）动作分析

1）刷牙:①靠近卫生间里的洗手台,打开水龙头,用漱口杯接水,并关上水龙头;②用手指拧开牙膏盖;③将适量牙膏挤在牙刷上,拧上牙膏盖并放下(如儿童漱口动作不好,可不使用牙膏);④将牙刷放进嘴里上、下、左、右刷牙(如儿童易牙龈出血或不接受牙刷,可用海绵棒或大棉签代替牙刷,肢体活动受限的儿童可选用电动牙刷);⑤放下牙刷,拿起漱口杯漱口(有吞咽困难的儿童应高度警惕呛咳、误吸);⑥打开水龙头,洗干净牙刷和漱口杯,并关上水龙头;⑦用毛巾擦脸;⑧收拾用具。

2）洗脸：①靠近卫生间里的脸盆，将小毛巾放进脸盆，打开水龙头；②流水冲洗毛巾；③关水龙头；④双手或一手紧握小毛巾将其拧干；⑤将毛巾平拿在手掌上擦脸；⑥重复上述步骤直至将脸洗干净。

3）梳头：①靠近梳妆台安全坐下；②照着放在面前的镜子，拿起放在台上的梳子；③手持梳子，单手或双手从前到后，左右交替梳头。

（4）环境：儿童坐在椅子上或是站立于梳妆台前，其平衡和耐力决定椅子有否靠背和扶手；椅子的高度应允许儿童的髋屈曲轻微大于90°，膝、踝关节屈曲90°，脚充分置于地面保持平衡；脸盆和梳妆台面的高度应保证肘关节能够良好支撑。必要时应提供防滑坐垫、扶手、万能袖带、电动牙刷、加粗把柄的牙刷、梳子等辅助器具。

5. 转移　转移活动是完成其他日常生活活动的前提条件，是儿童获得最大限度的功能独立的重要环节，包括：床上翻身、卧坐转移、床椅转移、坐站转移等。年幼儿童可采用扶抱方法转移，年长儿童体重渐增，抱起较困难，可进行辅助下转移。

（1）基本要求：儿童应具备满意的静态和动态的坐位、立位平衡，没有视野、空间结构等感觉缺损，如果必要，可利用一些辅助设备（转移板、转移带等）。

（2）运动要素：①床上翻身需要头颈部、躯干的旋转及臀部的力量控制；②卧坐转移需要头颈部、躯干的屈曲、侧屈、旋转和上肢伸肘的力量控制；③床椅转移需要骨盆中立位或略前倾的静态坐位平衡维持，上肢可支撑，躯干与骨盆旋转的协调能力；④坐站转移需要静态和动态坐位平衡、静态立位平衡的维持，躯干和上下肢支撑的力量控制，协调能力等。

（3）动作分析

1）床上翻身：①儿童仰卧，屈髋屈膝，双手伸肘相扣，头转向翻身侧；②向一侧摆动上肢；③旋转躯干、腰部、骨盆；④带动下肢旋转完成翻身动作。

2）卧坐转移：①儿童自仰卧位向一侧翻身，双下肢移向床边；②双小腿置于床面下，一侧肘和另一侧手支撑坐起；③移动躯干到直立坐位并保持平衡。

3）床椅转移：①儿童坐在床边，双足平放于地面上，椅子与床呈45°角放置；②用手抓住椅子的靠背或扶手以提供支撑；③躯干前倾，手支撑，抬起臀部，以双足为支点旋转身体直至背靠椅子；④确认双腿后侧贴近椅子后正对椅子坐下。

4）坐站转移：①儿童坐于床边，双足平放于地面上，双足分开与肩同宽；②躯干前倾；③重心前移，双膝前移超过足尖，臀部抬离床面，下肢充分负重；④双腿用力，伸髋、伸膝站起，躯干挺直，双手自然下垂置于体侧。

（4）环境：床上翻身和卧坐转移要求床面稳定，床边带护栏；床椅转移和坐站转移要求床、椅的高度应允许儿童坐正后髋、膝、踝关节均放松且屈曲90°，脚充分置于地面保持平衡，其平衡和耐力决定椅子有否靠背和扶手。必要时提供防滑垫、转移板等辅助用具。

6. 洗澡　洗澡对于儿童是一项复杂的活动，洗澡训练的内容可根据儿童的具体情况，以及个人的习惯调整。正常发育儿童48个月时可在家长监督下自己洗澡并擦干身体，发育障碍儿童可根据需要练习帮助下完成。

（1）基本要求：独立洗澡需要儿童有良好的坐位、立位平衡能力，对身体部位的认知能力，对冷热的判断能力等认知功能，上肢具备一定能力等。

（2）运动要素：躯干旋转；重心转移；上、下肢的支撑力量控制；上肢的灵活性，伸手稳定或操作物体。

（3）动作分析：①家长帮助准备好换洗衣服；②儿童独自或帮助下转移到浴室或使用浴

盆;③打开水龙头,放出热水;④脱掉衣服;⑤选择舒适、稳定安全的体位;⑥淋湿身体;⑦应用沐浴乳、香皂等完成清洗过程;⑧清洗完毕后将毛巾拧干擦拭身体;⑨转移出浴室(浴盆),穿上衣服。

(4)环境:地面应平整、清洁、防滑,花洒固定于墙上或置于易取放处,必要时可在浴室加装扶手,应用洗澡椅、洗澡板、防滑垫等。

7. 使用交通工具　学龄儿童需乘坐交通工具去学校,正确使用交通工具对于儿童真正融入社会非常重要。

(1)基本要求:儿童应具备良好的坐位、立位动态平衡能力,能独立或帮助下稳定步行100m 以上,没有视野、空间结构等感觉缺损,对交通工具、交通标识认知良好,严格遵守交通规则。

(2)运动要素:静态和动态的坐位、立位平衡;头颈部和躯干的控制;下肢和上肢的支撑功能;转移能力;认知功能。

(3)动作分析:①上车时需移动至车旁,面对车门;②拉开车门;③转身,背对车门,臀部先入坐车座上;④坐稳后,再将双腿移入车内;⑤下车时,先将一侧腿移出车外,落地踏实;⑥头部移出车外;⑦手扶车身站起;⑧关车门,离开。

(4)环境:根据儿童的平衡和转移能力调整车座高度,使儿童保持髋、膝、踝 90°屈曲位;必要时可使用儿童座椅,以保证安全。

8. 打电话　打电话可帮助儿童实现沟通交流,进行人际交往,参与社会。

(1)基本要求:儿童应认识数字,知道电话的使用方法,具备坐位、立位平衡能力,上肢具备一定功能,具备语言交流能力。

(2)运动要素:认知功能;上肢的灵活性,伸手稳定或操作物体能力;语言交流能力。

(3)动作分析:①转移至电话旁;②一手拿起电话/手机;③另一手按键盘,拨打电话;④电话交流;⑤按键盘,挂断电话;⑥将电话放回原位。

(4)环境:电话机旁的通道无障碍;电话机高度合适,易于取放,键盘数字清晰,易于辨认。

此外,还需了解儿童进行 ADL 活动的习惯。作业治疗师需要搜集以下信息:做什么?什么时间做? 在哪里做? 跟谁做? 怎么做? 做多久? (4 个"W"、2 个"H")。如吃饭的习惯,作业治疗师需了解:①What,儿童都吃什么? 是否挑食,是否偏食? ②When,什么时间吃? 是否规律? ③Where,在哪儿吃? 家庭还是学校? 环境如何? 是否有干扰? 不同的环境是否有不同的表现? ④Who,跟谁一起吃? 家人、同学还是老师? ⑤How,怎么吃? 自己吃还是家人喂? 用勺子还是用筷子? 吃的情况如何? ⑥How long,吃完一顿饭需多长时间? 注意力是否集中? 可集中多长时间? 了解这些习惯可为治疗计划的制订提供参考。

二、评估方法

日常生活活动能力的评估常采用标准化评估、观察和访谈几种方法,各有优缺点,互相补充,几种方法常结合应用。

(一)标准化评估

儿童 ADL 标准化评估是指以通用的标准化的 ADL 工具直接观察施测,施测与计分具有一致性过程的评估,施测者每一次施测都必须使用相同的指导语、施测材料及施测过程,且计分时必须按照明确的标准计分。该方法的优点是:有标准化的评估量表和工具、具有一致性的施测与计分过程、标准化分数,评估结果具有很高的信效度,可与其他病例相比较,较容易与其他专业人员沟通。缺点是:耗时较长,且评估环境非自然环境,儿童不一定配合,所得结果与儿童在自然生活环境内的 ADL 表现有差异,需配合临床观察与访谈,获得更全面的资料。

常用量表:临床常用儿童 ADL 评估标准化量表有儿童生活功能量表(PEDI),儿童功能独立性评定量表(Wee-FIM),加拿大作业表现测量表(COPM)等,不同的量表有不同的评估目的、内容与评估对象、情景与方式,作业治疗师应熟悉各评估工具,按需挑选合适的评估工具以保证评估结果的准确性。具体量表及应用详见第四章。

（二）观察

直接观察法是在医院的标准情境中或自然情境中观察儿童的作业活动表现和实际操作能力。标准情境是指在标准化的评估环境内,应用标准化的 ADL 工具(餐具、洗澡用具、坐式便器等);自然情境是指在儿童平常生活的 ADL 环境中(家中、幼儿园、学校或病房等),作业治疗师请儿童独自执行该项 ADL 活动,观察儿童会不会做、能不能完成、完成的程度等。作业治疗师运用作业活动分析的方法,通过技巧性的观察获得儿童在评估过程中的身体结构、视知觉、肌张力、动作品质、注意力状况、行为表现、情绪问题、人际交往有无问题等信息,并以中性词汇进行记录。

该方法的优点是:可直接掌握儿童执行 ADL 的问题与能力变化,为制订个体化治疗方案提供参考,标准化环境内的评估结果可与其他病例比较。缺点是:自然情境结果不易与其他病例相比较(因每一位儿童的 ADL 自然生活情境都是个体化的),且评估时的 ADL 能力及表现与平时可能存在差别(如评估时儿童可完成吃饭,但动作较慢而不协调,在家时妈妈因赶时间直接喂食);耗时较长,治疗师无法一直跟随儿童观察整个完成过程;洗澡、上厕所等隐私项目不易执行,还需借助访谈的方式进行评估。

（三）访谈

因作业治疗师在现实情况下无法全天候跟着儿童观察 ADL 完成情况,所以还需借助访谈的方式,以全面了解儿童的 ADL 功能。观察与访谈可以是结构式或非结构式的,也可以配合标准化的评估工具来进行,都必须取得家长的密切配合,充分体现"以家庭为中心"的作业治疗实践理念。

访谈要有明确的目的,应避免诱导性、主观性太强甚至是封闭式的问答,尽可能采用开放式问答,让访谈的氛围更为融洽,准确高效地收集评估所需资料,确保根据评估得出的治疗方案能够针对儿童与家庭所存在的 ADL 问题,成为有意义的 ADL 介入。以家庭为中心的 ADL 访谈可分为以下 4 个步骤。

1. 请家长做好访谈准备　在进行访谈前,治疗师需简短的说明访谈的目的与进行方式,请家长依照 1 天或 1 周的日常生活行程表观察记录儿童的日常生活,并理清思路,简明扼要地说明日常生活作息;以了解儿童 ADL 的自然情景能力、真实表现与环境,以及儿童与家长的期待,以家庭为中心的介入模式共同决定治疗目标。

2. 与家长进行有关 ADL 的访谈　目的是要了解儿童在平常的生活环境中实际执行 ADL 的独立程度。访谈可从比较简单亲切的问题开始,如:"你们的一天是如何开始的呢?",接着可继续询问:"之后发生什么事呢?"或是"接下来呢?"等,请家长按照日常生活行程表的内容介绍儿童的 ADL 表现,包括:儿童参与哪些 ADL? 怎么参与? 哪些 ADL 可独立完成? 哪些需要帮助? 家庭中的每个成员在这段时间做什么? 儿童在 ADL 中如何与别人

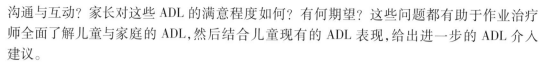

沟通与互动? 家长对这些 ADL 的满意程度如何? 有何期望? 这些问题都有助于作业治疗师全面了解儿童与家庭的 ADL,然后结合儿童现有的 ADL 表现,给出进一步的 ADL 介入建议。

3. 找出访谈中儿童与家庭的优势及关注的 ADL 问题　目的是要找出儿童与家长所关注的焦点问题。作业治疗师可运用 COPM 量表,和家长回顾所收集到的信息,选择焦点问题作为长期目标,找出儿童与家长的优势作为首选的治疗方法。

4. 家庭选择介入目标并排序　作业治疗师应用 COPM 量表,与儿童、家长共同讨论,从儿童和家长的角度出发,找出 6~8 个成效客观、具体的 ADL 项目作为短期目标,并请家长按优先顺序排序。

该方法的优点是:可透过家长或照顾者的观点了解儿童的 ADL 功能,可在短时间内获得评估所需信息;缺点是:未看到儿童的实际执行情况,可能难以了解儿童执行时所遭遇的困难和实际 ADL 表现,不能据此制订治疗计划的具体细节,仍需结合标准化评估和观察进行。

三、日常生活活动独立程度分级

ADL 评估工具的评分结果以独立程度进行分级,尽管各评估工具的分级方式不同,但结果多为:完全独立、监督指导、需要帮助与完全依赖。如:PEDI 量表评估结果分为 6 级:从 0 级的完全依赖到 5 级的完全独立;Wee-FIM 量表评估结果分为 7 级:从 1 级的完全依赖辅助到 7 级的完全独立。照顾者所给的协助程度与儿童的独立程度成反比。此独立程度分级可系统性地具体量化儿童的 ADL 功能,并作为 ADL 疗效的指标。

第三节　日常生活活动能力干预的应用

日常生活活动能力是儿童进行社会参与最基本的技能,干预的最终目的是帮助儿童和家长学习如何调整活动方式或改变环境,提高儿童的 ADL 参与程度和自理能力,融入社会。确定治疗方案时,作业治疗师应以 OTPF 或 ICF 为思路框架,根据评估结果,选择合适的作业治疗模式和参考架构(表 11-1),并结合儿童所在的环境与情景,儿童的优势与劣势 ADL 项目等,与儿童及其家庭密切合作,共同确定 ADL 治疗目标,制订出治疗方案,协助儿童及家庭一起参与治疗过程。常用的治疗策略有:动作技能学习干预、行为疗法、矫治模式和代偿模式。

一、动作技能学习干预

动作是日常生活活动的基本构成要素,动作技能学习可使 ADL 能力随之提升。动作技能的学习可分为 3 个阶段。

1. 认知阶段　为初步掌握、体验技术动作,动作学习以分解模仿、徒手学习为主。主要目的是习得正确的 ADL 技巧,作业治疗师或家长在此阶段的主要任务是给儿童提供该 ADL 相关的步骤与讯息,并协助儿童学会 ADL 技巧。

2. 联结阶段　为深入理解肌肉活动感觉,不断改进技术动作,使动作规范,基本建立动作定型。此阶段儿童已经学会正确的 ADL 技巧,接着需要反复不断地练习,及时发现错误与偏差,不断地修正与调整,使动作逐渐规范、熟练、流畅,为下一阶段自动化做准备。作业

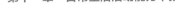

表 11-1　合适的作业治疗模式与参考架构

方法	合适的治疗模式与参考架构	应用示例:右手系扣子困难
创造或提升支持	人-环境-作业模式（PEO）	建议机构内给予儿童学习系扣子的机会 建议幼儿园增设给布娃娃穿衣、打扮等活动或小组教学,或使用有拉链或扣子的玩具盒、餐盒等
建立、恢复及维持	神经发育疗法 动作控制 生物力学 感觉统合 PEO	使用特定活动建立系扣子所需的手部操作及捏取动作 1. 运用穿衣板训练、串珠、豆贴画、七巧板、马赛克拼贴等活动加强手部力量和协调功能,再开始学习系扣子 2. 训练可促进发展、恢复或提高身体功能的活动(如玩黏土或橡皮泥增加手部感觉输入,上肢承重以降低肌张力等);运用协调、操弄、捏取、抓握等手部精细操作活动提升动作技巧 3. 运用常规的穿衣或其他定期可提供练习系扣子机会的活动,如将日历或荣誉墙上的小红花以系扣子的方式更换,让儿童每日、每周定时去更换,以维持其肌力、灵活性及表现模式并形成习惯和常规
改造或调整	PEO 人类作业模式 生物力学 感觉统合 运动控制 神经发育疗法	调整活动要求或活动环境,以补偿身体结构与功能对执行能力、模式的影响和限制 1. 调整活动方式:让儿童使用单手系扣子、穿套头式衣物或已扣好扣子的宽松衣物,避免系扣子的问题;使用口语、手势、肢体或视觉提示、帮助系扣子的过程 2. 调整所需物品或使用辅具:加大的纽扣或拉链拉环;儿童可使用系扣器,以松紧带缝上的扣子或尼龙搭扣 3. 调整活动环境:让儿童在远离玩具和同伴干扰的环境下(如卧室)练习系扣子;由家长或同伴协助系扣子
预防或教育	人类作业模式 生物力学 感觉统合 运动控制 行为疗法 神经发育疗法	系扣子时给予教育并预防失败 1. 治疗师示范、指导儿童及家长如何使用上述方法,并观察他们实际操作练习 2. 治疗师给予文字、图片或录像提示,并给出增加儿童在家中练习机会的活动或游戏建议,以确保儿童的练习可运用到实际生活中 3. 治疗师需协助儿童解决预期性问题,如遇到不熟悉的衣物时的解决办法以及遇到困难如何向他人求助等

治疗师或家长在此阶段的主要任务是教儿童学会自我监督,掌握发现错误并自我修正的方法。

3. 自动化阶段　在此阶段儿童动作已牢固定型,且熟练、省力、自如,且不需太多的注意力即可完成该 ADL,每一次执行的结果变异性小,出现错误也能及时发现并修正。了解儿童 ADL 所处的学习阶段,有助于治疗计划的拟定与执行。

二、日常生活活动能力训练

作业治疗师经常结合行为疗法进行 ADL 训练。因为 ADL 是由一系列的基本步骤所组成,通过作业活动分析可将某一项 ADL 分解成数个较容易处理的小步骤、动作直至运动类型,再将其分解成数个运动成分,重点练习缺失的运动成分,帮助儿童一步一步学会该 ADL 活动。

1. 正向连锁法　治疗师按照 ADL 活动的步骤顺序教儿童进行学习,儿童从第 1 个步骤开始学习,治疗师执行其余步骤,确认儿童学会并可完成第 1 步之后再学习第 2 个步骤,依此类推,直到完成所有 ADL 步骤为止。如果出现遗忘可以采用手势、语言、图片、流程图等进行提示。此方法适用于大多数儿童,对于记忆力、注意力差,无法记住顺序或排序困难的儿童效果良好。

2. 反向连锁法　治疗师执行活动大部分的步骤,让儿童由最后一个步骤开始学习,再依次向前一个步骤进行,治疗师执行的步骤渐减,而儿童执行的步骤逐渐增多,直到完成所有 ADL 步骤为止。此方法教学时间较短,儿童的成就感较强,学习动机也比较好,临床较常使用。治疗师应注意的是:在刚开始教 ADL 的步骤时,顺序应尽可能一致,让儿童可以预测下一步或整个过程,逐渐形成习惯和常规。

作业治疗师最好直接以很慢的动作示范让儿童模仿,反复多做几次,并通过玩游戏、比赛的方式,激发儿童配合的热情,也可用请儿童帮自己纠错的方式让儿童体会到成功的乐趣,并强化记忆。

三、日常生活活动能力的矫治与代偿

(一)矫治模式

矫治模式即应用学习与重复练习,矫正、治疗 ADL 表现不足之处,帮助儿童获得、恢复符合儿童能力与角色需求的 ADL 功能。治疗师常用来恢复执行能力的方式包括:姿势控制、生物力学、动作控制、神经发育疗法、感觉统合训练或行为疗法等。需注意的是:一定要将练习的治疗活动运用到实际生活中,在实际执行 ADL 的环境里学以致用,反复练习,直至熟能生巧。

1. 进食

(1) 姿势控制:发育障碍儿童进食时首先要正确调整儿童的全身姿势,治疗师可应用姿势控制、神经生理疗法的关键点控制和交互抑制等方法,以抑制异常姿势和异常的运动模式,促使儿童全身肌张力相对正常,维持良好的姿势如下:①儿童独立或辅助坐位,头部中立,左右对称,颜面处于正中位;②颈部与肩垂直或向前微屈曲;③两肩等高,双侧上肢对称置于躯干前方的桌面或膝盖上;④躯干直立,脊柱伸展(避免过伸);⑤骨盆稳定、两髋等高,髋关节屈曲 90°~100°,稍外展;⑥双脚分开与肩同宽,脚部对称踩在稳定的平面上,踝关节可稍背屈。

(2) 稳定的体位:稳定的坐位、良好竖颈是能保证吞咽正常、充分发挥摄食功能的体位。对于不能竖直颈部,且口腔咀嚼吞咽功能差、呛咳呕吐明显的儿童,躯干直立或向后倾斜均可,年龄、体重较小儿童可采取抱坐喂食,较大的儿童可用特制的三角椅面对面进食、辅助下坐位进食、坐在姿势矫正椅上进食等方法进行。全身屈肌张力较高的脑瘫儿童可采取俯卧位喂食、侧卧位进食等方法进食。

进食体位选择的原则如下:①要避免引起全身的肌张力增高;②避免不必要的不自主运动或异常姿势的出现,身体两侧对称,一切动作都从身体正中线开始;③避免前推儿童的头部或使儿童的头向后倾,易引起窒息;④禁止仰卧位进食;⑤不能将食物倒入儿童口中,易引起呛咳。

（3）上肢功能低下矫治：具体方法见本书第六章。

（4）口腔功能矫治：

1）口唇闭合不全者：治疗师可使用电动牙刷或冰袋，以兴奋性的手法刺激面颊、口周；也可让儿童咀嚼味道或对口腔刺激感较强（酸、脆、冷、粗糙、硬）的食物，以增加其面颊和口周的感觉刺激输入及反馈；经常性地使用手指敲击儿童的上唇数次，向左右侧方轻轻地牵拉唇部肌肉，可以诱导儿童的口唇闭合纠正流涎。

2）出现强直性咬合反射者：治疗师应缓慢上推儿童下颌，向颞颌关节施压，或用较厚的塑料汤匙沿面颊缓慢探入臼齿齿龈处，随着上下颌的运动，咬合反射即可逐渐缓解；也可用戴上手套的示指或小指，以平行牙龈方向和固定的压力，规律、轻柔、缓慢地抚触牙龈、牙齿各面及舌头。

3）口腔感觉过敏者：治疗师可先用儿童的手在上唇中央位置向下、在下唇沿水平方向向后方轻按压或抚触，待儿童习惯后，再用干布从唇周围向中央慢慢擦拭，习惯后逐渐加上牙龈、牙齿及舌头按摩（也可将泥状食物涂抹在儿童手指上，并且轻柔地引导他舔食食物），不断刺激口腔直至逐渐脱敏。

4）下颌不稳者：治疗师可运用下颌控制技术改善。①前方控制技术：治疗师坐在儿童对面，把大拇指竖向放在儿童的下颌骨上，中指放在下颌骨下方来控制下颌开合；②后方控制技术：治疗师坐在儿童后方，把示指横向放在下颌骨上，中指放在下颌骨下方来控制下颌和嘴唇的张开与闭合；置于下颌处的手指需对下颌施以柔和而沉着的向上推力，且保持手部不离开，同时鼓励儿童收回下巴。也可让儿童尽力用嘴巴含住一系线的大纽扣或压舌板，使纽扣或压舌板不被治疗师拉出。

5）咀嚼差者：治疗师可利用细长的厚片状食物激发撕咬动作的出现；将烤面包、地瓜等切成小块状，沿面颊部送至臼齿位置并轻轻按压一下，诱发下颌运动，进行咀嚼训练，强化咬肌肌力。

6）舌运动不良者：治疗师可用头部浅平、钝圆的勺子放在舌中央部分，将儿童舌头往下压、往内推，让舌头保持在口中，以阻止舌头外伸；可以把食物放在嘴唇的两侧、上方和下方，来进行练习；也可将食物放于儿童臼齿处，促进舌的侧向动作，减少前伸；下颌控制技术也可有效预防伸舌。

7）吞咽障碍者：根据口腔准备期、口腔期、咽期和食管期的不同障碍选择方法，如感官刺激、口颜面功能训练、摄食训练、呼吸训练、排痰法的指导、食物的调配选择、餐具的选择、进食前后口腔卫生的保持等。

2. 大小便管理

（1）维持适当的排便体位：治疗师可通过控制头部、胸骨、脊柱、肩胛带、骨盆等关键点帮助儿童学习维持头部和躯干的稳定控制，肩与上肢尽量向前，两下肢分开，髋、膝关节屈曲，两脚平贴于地面，独立坐于便盆上。

（2）使儿童养成定时、规律的排便习惯，让儿童明白坐在便盆上的目的，避免同时给其玩具，以避免分散注意力。

（3）基本要素训练：①治疗师可通过训练儿童上下移动臀部或桥式运动来增强腹部、躯干肌肉控制及下肢负重能力（图11-1）；②通过激活患侧肌肉参与维持平衡或平移等活动来提高患侧躯体控制；③通过控制肩部或背部来促进儿童重心前移以促进坐-站转换过程，并帮助维持姿势（图11-2），站位时控制骨盆以保持平衡，促进向前迈步（图11-3）；④控制关键

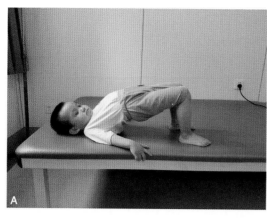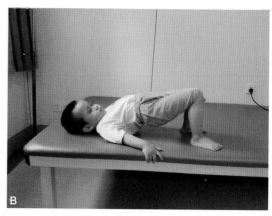

图 11-1　桥式运动

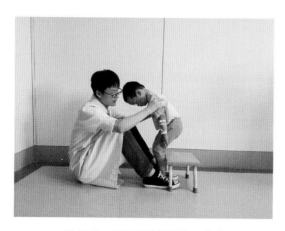

图 11-2　控制肩部促进重心前移

点来促进患侧手承重(图 11-4),重心转移至患侧,健侧手用手纸清理会阴部;⑤牵伸跟腱、股四头肌或腘绳肌等,调整下肢肌张力,通过进行站立位下的及物活动练习单侧负重及单侧站立的耐力和平衡,提高儿童在负重下保持患侧腿部、髋部和膝关节伸展的耐力;⑥训练肌肉协调性和耐力以保持平衡,并学习单独站立,训练臀部和膝的肌肉共同收缩以维持单侧站立时的平衡,促进膝部控制出现;⑦让儿童站立在泡沫垫上进行及物活动以激活踝关节内翻和外翻肌肉的收缩(图 11-5);⑧通过增加及物训练活动中需要的躯干弯曲角度来学习重心转移、增加患侧肢体负重、锻炼平衡能力(图 11-6);训练儿童对迈步的方向和距离的控制,以保证在转身时的速度及安全性;⑨训练要包括一些抗阻和需要快速反应的及物活动,如侧方抛物、重心前移、抛接球、击打气球等活动激发重心转移时的踝关节控制,以完成按冲水按钮的动作。

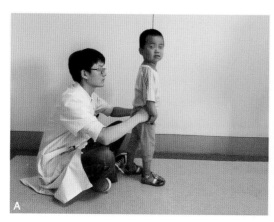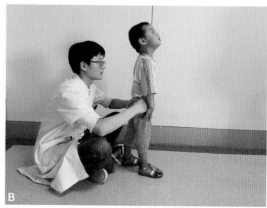

图 11-3　站位控制骨盆促进迈步

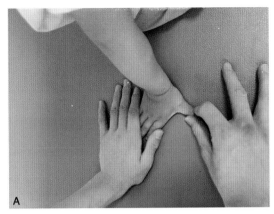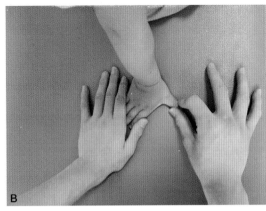

图 11-4　控制关键点促进患手承重

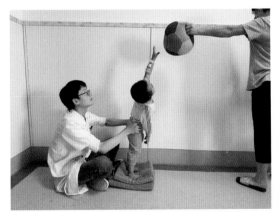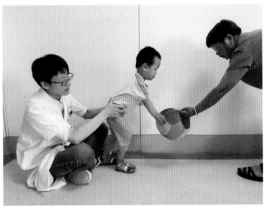

图 11-5　站在泡沫垫上进行及物活动　　图 11-6　增加及物活动中躯干弯曲角度

3. 更衣

（1）更衣时的体位：应避免引起或加重痉挛。抑制痉挛的方法有：①儿童仰卧位，治疗师可通过肩髋不同步旋转来抑制躯干张力，纠正躯干不对称；②儿童仰卧位，治疗师控制儿童的肩胛带及骨盆，将儿童呈全身的屈曲模式以缓解全身的伸肌紧张；③儿童俯卧于 Bobath 球上或治疗师腿上，治疗师控制肩胛带或骨盆，促进抬头和躯干抗重力伸展以缓解全身的屈肌紧张。肌张力增高儿童应避免仰卧位穿衣，可采用侧卧位、俯卧位或坐位穿衣，且应保持颈、髋、膝关节处于屈曲状态。

（2）更衣动作：①更衣时应注意保持左右对称；②先穿肢体障碍侧，后脱肢体障碍侧；③肢体屈曲状态的儿童穿衣时应先进行缓慢牵伸，使肢体伸直后再进行训练；④头常偏向左侧的儿童脱衣服时应先脱左侧衣袖，避免加重头的扭转；⑤肌张力增高的儿童坐位上举上肢穿衣时，治疗师应一手在儿童髋关节处向后下方加压，一手将膝关节并拢，并向踝关节方向加压，以避免向后倾倒；⑥肩向后伸的儿童穿衣时应先屈曲髋关节，使肩与上肢向前；⑦儿童坐位穿裤子，站起时治疗师一手控制膝部，促进双脚负重，一手控制骨盆，使儿童身体前倾，然后在臀部稍加助力帮助站起。

（3）基本要素训练：①治疗师可通过控制肩胛带和双手，诱导肩胛带前伸、骨盆运动和重心转移能力；②通过坐位或站位伸手及物活动提高上肢的灵活性和躯干及下肢的控制能力；

③通过练习抓放橡皮泥、堆杯、球类、串珠等游戏活动增加手部功能;④指导儿童用圆圈反复练习穿脱衣服的动作,直至熟练;⑤指导儿童练习精细运动以提高系扣子能力(表 11-1)。

个人卫生、转移等 ADL 活动的矫治,作业治疗师可参照上述思路,根据儿童的能力和不同的功能障碍,设计个体化的介入方法。

（二）代偿模式

对于矫治模式无法建立,或练习很久能力仍没有明显恢复的儿童,可通过改变活动进行的方式、环境改造、发展代偿技巧等方法来提高儿童的独立性与角色参与。应用代偿模式进行治疗时,需评估儿童、活动需求、情景与环境三者间的互动,根据儿童及其家庭的条件与需求具体考虑。需注意的是:选择代偿方案后,还需教会儿童使用的过程,并确认所选方案的安全性和效果(表 11-2)。

表 11-2　日常生活活动的代偿模式

儿童情况	活动与环境调整		ADL 示例
平衡困难	活动	改变姿势	在坐姿下穿裤、穿鞋、洗澡;在侧躺姿势下穿衣;站立困难者用膝立位排便、穿裤等
	环境	增加支撑	在墙角穿袜子;在座厕上加放儿童坐垫;座厕周围加装扶手增加上厕所时的支撑
		改变物品摆放的位置	配合儿童的平衡能力,将牙具、手纸等放在易于取放处
		增加地面摩擦力	在浴室使用防滑瓷砖、防滑垫;凳子四脚加上吸盘,悬挂固定的洗浴坐具或橡胶坐垫等
关节活动或取物动作受限	活动	减少取物次数	将所需物品放在关节活动能力范围内
	环境	使用加长的器具/辅具	使用长柄取物夹;使用洗澡巾或长柄沐浴刷洗背
		使用替代性器具/辅具	使用自动冲水座厕
抓握困难	活动	使用身体其他部位固定物品	使用牙齿或上肢固定物品
	环境	使用加粗把柄	使用加粗把柄的汤勺吃饭、牙刷刷牙;加大钥匙抓握处
		使用替代性器具/辅具	使用万用袖带或自动喂食机吃饭;使用沐浴乳洗澡;用尼龙搭扣代替纽扣,用松紧带代替裤带,或使用穿衣、穿鞋辅助具等
肌无力及耐力差	活动	改变姿势(减少重力影响)	在侧躺姿势下穿衣
		改变活动顺序	使用能量节约原则改变 ADL 活动顺序
	环境	使用轻巧省力的器具/辅具	使用轻材质的汤勺吃饭;使用省力剪刀剪指甲等

续表

儿童情况	活动与环境调整		ADL 示例
动作控制及协调差	活动	增加外部支撑或改变姿势	使用姿势矫正椅吃饭或采用抱坐位、面对面进食等（以减少姿势控制的需求）
	环境	使用加大的器具/辅具	选择宽松易于穿脱的衣物；使用加大的纽扣或拉链拉环
		使用加重的器具/辅具（增加本体感觉回馈）	将肢体上绑上沙袋或使用加重的汤勺和碗盘吃饭等
认知障碍及记忆力差	活动	简化活动流程或固定流程	选择易于穿脱的衣裤，以简化穿衣步骤
	环境	运用口语、视觉或手势提示	在洗手台附近，以图示、标签、颜色标记或流程表提醒洗手步骤
感觉过敏	活动	感觉脱敏	给予深压及有规律地触摸，让儿童自己触碰自己
	环境	改变材质	选择宽松柔软、刺激性小的衣物；剪掉衣服的标签；在座厕上垫上棉质的尿布或纸片等
注意力短暂	活动	将活动分成小部分	起床穿衣服，若儿童注意力差无法一次完成，可先换上衣，再换裤子和袜子（小部分间可先进行其他活动）
	环境	减少干扰	一次只在视野里放一样器具；吃饭时不看电视，环境里只有餐点与餐具等
无法分辨左右、前后及上下	活动	改变活动进行方式	以穿套头衫的方法穿外套，不须分辨左右
	环境	运用视觉或手势提示	在衣服和鞋子上做出区分左右、前后及上下的明显标记
视力或听力障碍	活动	降低视觉和听觉干扰；运用未受损或残存的感官	在安静的环境下练习利用触觉、盲文、助听器等
	环境	放大物品的感官特性；运用视觉、触觉、口语、手势或物体提示	凸显物品的颜色、大小、触觉和听觉特征以拿毛巾做洗脸的动作表示该洗脸了等

　　日常生活活动是一项反复而又缺乏趣味性的长期锻炼，不同类型发育障碍儿童所需的矫治模式和代偿模式不尽相同，作业治疗师可根据需求，依据作业治疗的参考架构，根据儿童活泼好动、好奇心强的特点，充分发挥创意，以游戏为主，激发儿童的兴趣，"以任务为导向"，寓教于乐，使儿童乐于尝试，反复练习，不断地尝试、修正，直至熟能生巧，形成习惯和常规，最终实现日常生活活动自理。

（许梦雅）

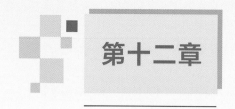

第十二章

游　戏

游戏是儿童的需要,通过游戏可以促进儿童身体的、认知的、社会性的和情绪情感的发育。游戏是儿童的权利,无论是健康的儿童还是功能障碍的儿童都享有充分游戏的权利。研究已经发现:游戏是儿童学习知识的最有效的手段。如何运用游戏促进儿童的自我发育是我们需要思考的一个重要课题。

第一节　概　述

一、游戏的定义及作用

(一)游戏的定义

Hoppes 指出,从体育的观点,游戏是一种运动,是体育运动的一种;从社会学的观点,游戏是社会结构和价值观的一种表现;从教育的观点,游戏与学习及教育有关;从人类学的观点,游戏是了解人类发展的途径。游戏是一种复杂的活动,不同的研究者,由于研究角度各异,对游戏的解释是不同的。心理学者对游戏的定义趋向:①游戏是儿童与生俱来的一种倾向;②游戏是一种行为;③游戏是一种情境。《国际功能、残疾和健康分类(儿童和青少年版)》中"参与游戏:独自或同他人一起,有目的、持续地使用物品、玩具、材料或游戏程序参与的活动"。游戏行为有如下特性:①情绪愉悦;②自发主动;③没有明确的目标;④随意性;⑤自我控制感。

(二)游戏的作用

1. 促进运动功能发育　游戏活动能使儿童身体的功能得到锻炼和发育,使运动、协调能力日趋完善。

2. 促进认知功能发育　游戏不仅反映了儿童认知功能的发育水平,也为新的认知功能发育提供机会与条件。在游戏过程中,儿童不断探索和接触周围环境及事物,从而促进他们的智力、解决问题的能力和创造力等的发育。有趣及具体的东西有助于儿童记忆,所以通过儿童喜欢的游戏,可以培养他们的注意力和记忆力,也让儿童从游戏中去观察、探索和思考。

3. 促进感知觉发育　游戏为儿童提供了感知觉刺激的机会,在游戏中反复操纵物体,

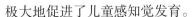

极大地促进了儿童感知觉发育。

4. 促进语言发育 游戏中常常有新的情景和需要,可以提供儿童学习语言的机会包括新的词汇、熟悉新的语言技巧,锻炼和丰富了儿童的语言。

5. 促进心理和情绪发育 游戏提供了儿童表达想法和感受的机会,儿童可以通过游戏表达和释放情绪。在游戏中,儿童的情感不断发展丰富,促进了其人格的正常发育。

6. 促进社交发育 游戏为儿童提供了练习和熟练社交技巧的机会,游戏的社交性质使儿童学习与人相处的方法,培养与人相处的能力,练习和他人建立关系的必要技巧,模仿社会所接受的行为,遵守游戏规则并顺利完成游戏,对社交技巧发育很有帮助。

二、游戏理论

(一)早期对游戏的理论假设

1. 剩余能量说 研究者认为能量是产生行为的基础,在剩余能量的驱使下,个体会出现无目的的、与生存无关的行为,这就是游戏。

2. 休闲和放松说 研究者对游戏的看法与剩余能量说的观点正好相反,他们认为生活中有太多令人疲惫的事,当人们觉得生活需要调剂一下时,游戏行为就开始出现,人们在游戏中重新恢复活力。

3. 练习说 又被称为"生活预备说"。研究者认为按照适者生存的观点,游戏在人类进化的过程中保留下来,应该具有其适应性的功能,因此游戏并非无目的的行为。

4. 复演说 研究者认为个体的成长过程是在重演人类逐步进化的进程,成人阶段是达到人类进化的最高境界。儿童在不同成长阶段表现的不同游戏行为就是重演人类逐步进化的各个阶段。

(二)心理学的游戏理论

20世纪后,心理学对游戏的研究逐渐深入,形成了如下的游戏理论。

1. 精神分析学派的游戏理论 以弗洛伊德为代表的精神分析学派强调游戏对情感发育的价值。他们认为儿童游戏就是发泄意识中的能量,将受抑制的冲动发泄出来,使儿童能保持愉快的情绪,有助于健康人格的发育。

2. 认知发展学派的游戏理论 认知发展学派的创始人皮亚杰将儿童认知发育阶段与游戏水平对应起来,并对象征性游戏做了大量论述,揭示了符号形成与游戏的关系。他认为游戏是思维活动的一种表现形式,儿童的认知发育阶段决定了他们不同的游戏方式,儿童只有在活动中才能建立主客体联结,才能获得真实的知识;游戏帮助儿童巩固新的认知结构并发育他们的感情,是积极主动的活动过程。

3. 社会文化历史学派的游戏理论 社会文化历史学派是前苏联影响较大的一个心理学派别。该理论认为儿童的游戏具有社会历史起源,反对游戏的生物学起源论。游戏是学龄前儿童的主导活动,与儿童的心理发育有重要关系,即游戏能促进儿童思维的发育,游戏中儿童学会并内化了规则,促进了意志品质和道德行为的形成、发育。游戏对儿童来说,重在游戏过程本身而非行为结果。该理论强调成人对儿童的教育影响作用,并提出成人为了帮助儿童学会游戏,需要进行必要的干预,特别强调游戏使儿童成为社会成员,形成个性。

4. 游戏觉醒理论 该理论认为学习源于探索而非游戏,游戏的作用是制造刺激,起到调剂个体认知激发水平的作用,如果环境的刺激不适当,即过于丰富或单调,都会抑制游戏行为,不利于儿童发育。

5. 游戏的元交际理论　Bateson 以人类学、逻辑学、数学的理论来研究游戏,探讨了游戏中的意识与信息交流过程的实质。游戏是信息交流和操作的过程,以否定和解释为基本框架的元交际为特征。他指出游戏对儿童发育的贡献是,儿童在游戏角色创造和再创造的过程中,学到事物的关系和联系。

6. 游戏生态学理论　以 Urie Bronfen Brenner 为代表的研究者指出儿童是在微观系统、中间系统、外系统 3 层系统组成的复杂多变的环境系统中发育的。他们注重对自然状态下儿童的游戏行为的客观记录和描述,对游戏行为的单元分析和研究,认为严格的实验室研究破坏了游戏行为自然出现的环境,存在很大局限性。

三、游戏的分类

为了表述和研究的需要,人们采用不同的参照系对游戏进行分类,其中较为典型的有认知性、社会性和功能性为区分标准的 3 种分类。

(一)认知分类

从认知发育的观点,皮亚杰把游戏分为 3 类:练习性游戏、象征性游戏、规则游戏。其后,以色列心理学家史密兰斯基以皮亚杰的理论为基础,将认知游戏修订为 4 类。

1. 练习性游戏(机能性游戏)　与儿童认知发育的感觉运动阶段相对应。在儿童 0~2 岁时占主导地位,练习性游戏由"简单"及"重复"的动作所组成,亦是儿童发育过程中最早出现的形式。练习性游戏不仅让儿童对新学到的、还未巩固的动作进行练习,还让儿童获得对于环境的控制感,从而发现自己所做的动作和物体变化之间的因果关系。

2. 建构游戏　特征是儿童按照一定的计划或目的来组织物件或游戏材料,使它们呈现出一定的形式或结构。如拼图、搭积木等。

3. 象征性游戏　它是 2~7 岁儿童最典型的游戏形式,主要特征是"假装"。包括用一物代替另一物、用某个动作代表真实的动作、自己假装是别人或虚构的角色等。

4. 规则游戏　这种游戏适合 7~11 岁的儿童,特征是两个或以上的游戏者一起按照预先规定的规则进行,当中具有竞赛性质。如下棋等。游戏中冲动性行为减少,体现社会性和教育性的行为增加。

(二)社会性发展分类

美国心理学家 Parten 认为,儿童之间的社交性互动会随着年龄的增长而增加。他透过观察儿童的游戏,总结了儿童在游戏中不同水平的社交性参与,并归结为 6 种社交性游戏模式。

1. 空闲游戏(无所事事行为)　行为缺乏目标,若周围没有能够吸引其注意的事物,就闲坐、原地跳或到处闲逛等,但这种行为不属于游戏。

2. 旁观游戏　大部分时间在观看他人游戏,偶尔和他人交谈,有时候会提出问题或建议,但行为上并不介入他人的游戏。

3. 单独游戏　在交谈距离之内的伙伴旁边玩与伙伴不同的玩具,专注地玩着自己的游戏,但不和附近的儿童交谈。

4. 平行游戏　玩着和附近儿童相同或相近的游戏但不和他们谈话。例如:两个儿童都在玩拼图,但各自玩着,就算其中一个人离开了,另一个人还会继续玩下去。

5. 联合游戏　和其他儿童一起玩相似但不一定相同的游戏。往往因为材料的借用而互相沟通,也可能有动作的自发配合(如一个接一个搭火车),但相互间没有明确的分工与合作。

6. 合作游戏 几个儿童一起围绕一个共同的游戏主题,采取分工合作的方式游戏,并对于要用什么及如何使用材料、活动目标和结果有共同的计划和组织。活动有分工、角色也是互补。

（三）功能性分类

心理学家史密兰斯基曾根据游戏活动中占优势的心理成分的不同将儿童的游戏分为4类。

1. 机能性游戏 该类游戏着重于儿童身体功能的发育,主要包括手足运动和口耳运动,前者如跳舞、跳绳等,后者如唱儿歌、讲故事等。

2. 体验性游戏 儿童在游戏中通过想象和操作来虚拟和体验现实生活中不能实现的事情,如过家家、玩电脑游戏等。

3. 艺术性游戏 主要指使儿童的艺术能力得到发展的游戏,如看动画、演戏、演木偶剧等。

4. 创造性游戏 儿童通过自己动手进行创造的游戏类型,例如工艺品制作、剪纸、搭积木等。

第二节 游戏的评估

游戏作为一种社会文化现象,是在一定的社会影响下产生和发展起来的,受到诸多因素的影响,主要体现在游戏活动中外在的客观条件和游戏者自身条件影响等方面。

一、评估内容

（一）外在客观条件

1. 游戏机会 提供均等、适宜的游戏机会,对儿童游戏的发育极其重要。

2. 游戏时间 游戏时间是开展游戏活动的重要保证。研究表明:游戏时间的长短会影响儿童游戏的质量。在较长的时间段(约 30 分钟)儿童才有时间逐渐发展出社会和认知层次较高的游戏形式,其中包括完整的游戏活动、团体游戏、建构游戏、团体-戏剧游戏;而在较短的游戏时段(约 15 分钟)儿童没有足够的时间结伴游戏,不能相互协商、讨论或进一步的探索和建构材料,往往只从事一些社会和认知层次较低的游戏形式,包括平行游戏、旁观无所事事、转换行为等。

3. 游戏场地 游戏场地是儿童游戏活动的空间,是进行游戏不可缺少的条件。场地的大小、在室内还是户外、场地的结构、空间的密度等,都会影响到儿童游戏。Field 指出:在较小的分隔区域中,高层次的社会性及认知性游戏容易发生,而在较大的区域中游戏的层次较低。儿童在不同的游戏角落,会表现出不同层次的社会性。单独的游戏常常出现在桌面游戏角,而平行游戏多在图书角或美工区产生;团体的游戏往往在积木区域娃娃家出现。还有许多与娃娃家联系的角落;如医院、百货商店等,可以刺激儿童参与扮演更多的社会角色。

4. 游戏材料 它既是游戏的物质支柱,同时对游戏的性质、内容等产生影响。玩具的结构影响游戏(主题)的类型。有研究者指出,儿童所玩的材料类型,对其社会性和认知性游戏水平有影响。

（二）游戏者自身条件

1. 儿童自身的年龄、性别 儿童游戏的水平在一定程度上，取决于儿童自身的条件。每个儿童的性别、年龄、气质、性格、兴趣爱好、能力等对其游戏具有一定的影响。

2. 健康状况 儿童自身的健康状况，对其游戏也会产生影响。如果患有心脏病或哮喘的儿童，就不宜进行活动量大的游戏。对于先天或后天有残疾的病残儿童来说，情况更为明显。

3. 认知风格 个体的认知风格指个体不同的理解、记忆和思维方式，包括感知方式、个性、智力和社会性行为的因素，其中，场依存性和场独立性这两种认知风格对儿童的游戏行为有普遍的影响。有关研究发现，场依存性认识风格儿童的社会性兴趣更加明显，他们在自由游戏时间花更多的时间玩社会性游戏，对人更感兴趣，对他人的需要及成人的批评等都比较敏感，能更多地运用社会性线索去解决问题，一般更多地参与合作游戏或联合游戏；而场独立性认知风格的儿童更喜欢单独游戏，他们对人际交往比较冷淡、不合群，不迷信权威，遇事有自己的标准，分析问题能力较强，对非社会性刺激的记忆能力和解决问题的能力较强。

4. 家庭的影响 家庭生活的气氛、家长自身的素质、家长对儿童的抚养方式、家庭的结构以及家庭的居住环境等都会对儿童产生影响。

5. 同伴 同伴主要是通过直接参与、榜样和强化来影响儿童的游戏。同伴的性别对儿童游戏行为的发生有影响同时还影响着儿童对玩具的偏爱及其游戏的风格。儿童是通过游戏与同伴交往的。有研究表明，儿童与比自己年长儿童的社交经验有助于促进其社交技能水平的提高，年长儿童还能促进年幼儿童游戏质量的提高。

（三）注意事项

1. 儿童参加活动的兴趣、动机的强弱。

2. 亲子分离状况（逐渐完成、一次完成或不能完成）。

3. 游戏治疗的构造（自由分散活动、有主题的活动或两者兼有）。

4. 儿童在活动中表现出的能力高低的变化。

5. 游戏治疗师对儿童活动是否限制及儿童是否理解这些限制。

6. 儿童与游戏治疗师的关系（拒绝、接受、过度服从、冷淡等）。

7. 儿童的自我控制力和注意力（适当或过度）。

8. 儿童的语言表现（多、少或适中以及话语有无意义）。

9. 儿童的情感和情绪表现（压抑、过激、悲伤或喜悦）。

10. 攻击性（儿童破坏玩具的倾向性程度的高低）。

二、评估方法

（一）游戏兴趣评估

游戏兴趣量表：Lieberman 是第一个设计游戏评估量表的调查研究者。他的"爱做游戏的量表"包括 7 个主要项目：①儿童在游戏中自发进行身体运动和活动的次数有多少？他或她的运动协调能力怎样？②在他或她的游戏中，显示出来的高兴的次数有多少？他或她以什么样的自由表达来表现高兴？③在游戏中，儿童表现出幽默感的次数有多少？幽默所表现出来的持续程度怎么样？④儿童游戏时，在与周围的群体结构相互作用中表现出来的灵活性的次数有多少？儿童活动的自如程度如何？⑤在做表演和戏剧性的游戏时，儿童表现自发动作的次数有多少？在做上述游戏时，儿童表现出来的想象程度如何？⑥儿童的聪明程度如何？⑦儿童具有多大的吸引力？每一个项目都按照五分制记分。在这最早的游戏评

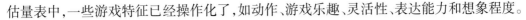

估量表中,一些游戏特征已经操作化了,如动作、游戏乐趣、灵活性、表达能力和想象程度。

（二）游戏发育评估

1. 游戏发展进度量表　这是 Golden 和 Kutner 1980 年的研究成果。它提供了玩物游戏、表征游戏、社会游戏、及体能游戏四大游戏领域的发展顺序,可以帮助我们了解儿童在某一特定年龄的发展概况及下一步游戏将朝什么方向发展,掌握游戏行为的结构随着年龄的增长而变化的规律。

2. 帕顿/皮亚杰量表　这个量表以其特有的广角特点容纳了认知水平和社会性水平的12 项游戏评估条款,并加入了非游戏行为的项目(表 12-1)。

表 12-1　帕顿/皮亚杰量表

游戏的社会—认知内容:12 项			
	孤独的	平行的	集体的
基础游戏	孤独-基础游戏	平行-基础游戏	集体-基础游戏
结构游戏	孤独-结构游戏	平行-结构游戏	集体-结构游戏
角色游戏	孤独-角色游戏	平行-角色游戏	集体-角色游戏
规则游戏	孤独-规则游戏	平行-规则游戏	集体-规则游戏
两项非游戏行为:无所事事,旁观			

该量表的操作定义

（1）认知水平定义:①基础游戏,重复肌肉运动,用玩具或不用玩具;②结构游戏,使用玩具或材料构造一样东西;③角色游戏,角色扮演与假扮转换;④规则游戏,承认、接受并遵循确立的规则。

（2）社会性水平定义:①孤独游戏,孤单地玩,与周围的儿童使用不同的材料。虽然同伴处于可说话距离,但无谈话;②平行游戏,参加周围其他儿童类似的活动,或玩与他人差不多的玩具;但没有与其他儿童一起玩的倾向;③集体游戏,跟其他儿童一起玩;角色被分配或未被分配。

（3）非游戏行为定义:无所事事行为,旁观行为,不断变换游戏活动的行为。

（4）非游戏活动定义:事先由老师或自己选定的任务或学习活动,如涂色、计算机及教育性玩具使用等。

3. 豪威斯同伴游戏量表　该量表发表于 1980 年,用于考察儿童社会性游戏行为。这个量表比较细致具体地将儿童游戏的社会性水平分为 5 个层次:

（1）简单平行游戏:儿童在相互交往范围内参加了相近的游戏活动,但没有出现目光交接或任何社会性行为。

（2）具有成熟意识的平行游戏:儿童参与相近的游戏,并有目光接触。这儿童虽未出现社会性交往,但已有别人在场和别人的活动的意识。这一阶段儿童经常相互模仿,比如一个儿童可能仿照另一个儿童的积木样子搭一个建筑物。

（3）简单社会性游戏:儿童相互间出现直接社会性行为。典型的社会性行为包括:发出声音、给人玩具、微笑、触碰、拿玩具、攻击行动。但这一阶段儿童的游戏活动未能合作进行。

（4）具成熟意识的互补、互惠游戏:儿童在游戏活动中有与同伴合作倾向的行为,能意识到各自的角色。如,一个玩积木的儿童将一块积木给一个伙伴,那儿童接受并回赠他一块。或者两个儿童搭一个建筑物,轮流堆上去。但在这一水平阶段,儿童之间游戏时无对话或其他社会性交流。

（5）互补互惠的社会性游戏:儿童在游戏中有第 4 阶段的互补/互惠活动,也有第 3 阶段的社会性交流,如,一起搭积木的儿童互相讨论,"别把那块积木放在这儿,那块太小了",或一些儿童共同计划并玩一个表演游戏。

豪威斯量表主要以两个尺度考察儿童游戏水平,一是观察儿童在游戏中社会交往的复杂性,二是观察他们活动组织和综合的程度。在水平（1）（2）阶段,儿童社会性行为和活动是未分化并无互补倾向的。中期水平阶段的儿童出现无互补倾向的社会性交流［水平（3）］,或无社会性交流的互补活动［水平（4）］。只有水平（5）阶段的儿童游戏中具有社会性交往和互补活动。使用这份量表,我们可以从儿童同伴交流的角度考察儿童游戏水平。

4. 斯米兰斯基角色游戏评估量表　这个量表作为游戏训练组成部分,侧重评估形成高质量角色游戏的 5 个特点。

（1）角色扮演:儿童扮演角色（家庭成员或救火队员等）,通过口头交流确定角色（"我是妈妈"）,并出现角色相应的行为（照顾一个假装的婴儿）。

（2）假扮转换:用象征物代表物体、行动和环境。①用某物体代表另一物体（用积木当杯子）,或用语言来创设一想象物体（盯住空手说:"我的杯子是空的!"）;②用某一象征动作来代表真的行动（用手的动作假装敲锤子）,或用语言来创设一个想象的行动（我在敲锤子）;③用语言创设一个想象的情境（"让我们假装坐在飞机上"）。

（3）社会性交往:至少有两个儿童在有联系的活动期间有直接交往。

（4）口头交流:儿童有与游戏相关的口语交流。这种交流方式包括两种:①蜕变交流用语,用于结构和组织游戏。包括设想物体的假扮转换（"让我们假装这绳子是蛇"）;分配游戏（"我当爸爸,你是小孩"）;计划故事线索（"我们先到菜场,然后去玩具店"）;称职的角色扮演者（"妈妈不像这样讲话"）;②角色交流用语,切合于儿童接受扮演的角色身份。如,扮演教师角色的儿童对其他游戏参与者说:"你们是调皮儿童,你们得去见校长"。

（5）坚持性（儿童沉浸于持续的游戏中）:对不同年龄的儿童,坚持性长度有所不同。有研究者认为,4 岁前儿童最低限度坚持性为 5 分钟。4~6 岁儿童至少要坚持游戏 10 分钟。此外,游戏时间也是坚持性考察的另一因素,如游戏时间非常短（10~15 分钟）,上述的坚持性要求应该降低。

5. 弗若斯特-沃史曼游戏发展检核表　弗若斯特-沃史曼（Frost-Worthman）游戏发展检核表有助于对 3~5 岁儿童游戏行为的观察与了解,是对认识了解游戏及个别儿童的一种很有用的引导指南。当研究者观察及与儿童互动时,可将对每位儿童的游戏行为记录在每一栏的末尾。正常的观察记录能对儿童在戏剧游戏、社会游戏及肢体发展上的进步,进行一个连续性的记载。

6. 发展性游戏评估　发展性游戏评估（developmental play assessment,DPA）用于评估残障儿童和发育迟缓儿童的个体游戏行为。它创造性地测定了儿童当前的认知能力和未来发育的倾向。也可用来测定干预儿童发育中可能发挥的促进作用。它为儿童的游戏行为提供了量化的标准,确定儿童知道了什么,他所处的学习过程,当前发育面临的局限。DPA 的项目可以分为 8 个水平,每个水平都包含了不同类别游戏行为的操作性定义,还附有编制者提供的分类示例。DPA 的水平从对物体不加选择的行为（水平 1）到包含了与角色匹配的、富于想象等特点的更复杂的游戏行为（水平 8）。尽管 DPA 是有效的针对发育性障碍儿童的评估工具,但在标准化的样本主要由孤独症儿童构成,而且标准化的样本量小,还需要对其信度、效度进行检验。

7. 马斯查克相互作用方法　马斯查克相互作用方法(Marschak interaction method,MIM)是一种结构化的了解和评估两个个体之间的关系的技术。它试图评估儿童和成人之间关系的强项和弱项,可用于有血缘关系的父母和儿童,或养父母和儿童,或家政人员和儿童之间的关系评估。MIM用于确定儿童参与程度,独立或依赖程度,回避反应和退缩程度,也可用于测量儿童对适当的挑战的反应情况,如:无助、依附、竞争、高自我需求。通常MIM包含4个维度:情感付出、对环境的警觉、有目的的计划行为,战胜困难所需的协助。依据儿童能否一起做到,或自己独立完成,和/或他们是否表现退缩或努力的行为,把测验中的任务分为不同部分。这套评估工具中使用最广泛的是学前/学龄的MIM,有专门的学前/学龄儿童和管理者的评估指导手册。MIM除了用于诊断和评估,还能作为增强家庭关系的干预工具,设计相应的干预措施满足发展关系的需要。

8. 跨领域游戏本位评估　跨领域游戏本位评估(transdisciplinary play-base assessment,TP-BA)是由美国丹佛大学教育学院教授Toni Linder提出并制订的。TPBA可用于0~6岁的儿童,评估的内容分为4个领域:认知发育、社会情感发育、交往能力和语言发育、感觉运动发育。它反映了儿童早期干预领域的多学科结合发展趋势。TPBA强调家庭和父母的参与,训练人员的主动性和创造性,自己制订方案,不拘泥于某一种训练形式。进行评估之前,需要有一个设备齐全且空间够大的教室。游戏治疗过程中使用的游戏器材,必须多样化、色彩鲜艳,并且是儿童所熟悉的。TPBA完整的评估模式一般分为5个阶段进行:自由开放游戏、结构式游戏、同伴互动游戏阶段、亲子互动游戏、游戏动作。评估具有可变化性,即所进行的时间及程序,可依照儿童的年龄、个别需求做出调整。如果能进行完整的5个阶段,大概需要1个小时。

(三)游戏环境评估

1. 室内游戏环境评估　室内游戏环境创设的合理与否,可从以下7个方面进行评估:①占用面积;②活动区内容的丰富性;③活动区内容的合理性;④活动区数量的适宜性;⑤活动区的外部结构;⑥活动区的内部结构;⑦活动区的安全、卫生。

2. 户外游戏环境评估　美国学者J. L. 弗洛斯特关于游戏场地的安全性和适宜性的评估项目表,可为我们在选择游戏场地上的设备、设施,提供一个较实用的参考标准。该项目表包括3部分:①游戏场地上有些什么;②游戏场地保养得好而且相对安全吗;③游戏场地应当做些什么。每部分都采用0~5的等级标准来评估。

第三节　游戏的应用

游戏治疗是指游戏治疗师通过创设一个自然、自由和宽松的游戏环境,与需要接受治疗的儿童建立信任关系,使得这些儿童能在自然、和谐的游戏环境中真实地表现自己,既宣泄内心的负面情绪,又可增强感觉运动能力、言语能力、认知能力、情绪调控能力、社会交往技能等。

一、游戏治疗中的游戏特点

(一)游戏具有针对性的训练意义

治疗师要针对儿童自身的特点和存在的问题,设计游戏计划,通过游戏中角色、动作、语言、玩具材料等直观具体的活动,促进儿童认知、情感和社会交往能力的发育,制订长期、渐进的目标,帮助他们逐步克服障碍。

（二）游戏是自主的

治疗师要让儿童作主导自由地选择游戏活动的形式、玩具材料,按照自己的意愿进行游戏、自由操纵游戏过程等,以最大限度地发挥其自主性和主动性。治疗师要特别注意在儿童游戏的整个过程中,避免或减少来自外界的批评、指责、建议和干涉。在这种安全的环境氛围中,儿童常常能获得良好、愉快的心境和情绪上的放松,充分地发现自我、认识自我价值,增强自尊和自信,促进健全人格的发育。

二、游戏治疗的空间和时间

（一）游戏治疗的空间

一般情况下,需要专门准备一个装饰好的房间作为游戏治疗的场所。房间内装饰色彩应力求柔和,不宜太刺激。游戏室布置应该尽量突出自由、轻松、愉快、安全的气氛。还可以依据游戏治疗的需要,在治疗室内设沙盘区、娃娃屋、角色扮演区、布偶剧场、手工操作区、图画区以及愤怒发泄区等。

（二）游戏治疗的时间

一般来说,每次的游戏治疗要有一个较为严格的时间表,一周安排 1~2 次,每次 1~1.5 小时,剩余 10 分钟用于记录游戏内容和整理治疗室,以此保证儿童在充足的时间里充分表现自己。

三、游戏治疗的常见媒介

玩具和游戏材料是儿童游戏的支柱。采用不同的治疗技术,游戏开展所凭借的具体媒介即玩具和游戏材料也有所不同:象征性游戏治疗,主要应用洋娃娃、布偶、面具、电话和积木等玩具;自然媒介的游戏治疗,主要应用沙、泥土、水、食物等物品;艺术性游戏治疗,主要应用乱画游戏、指画游戏等;必须借助言语完成的游戏治疗,主要应用包括说故事、角色扮演、放松想象等游戏;规则游戏治疗主要应用各种棋类游戏等。玩具的种类通常有以下几种主要的分类形式。

（一）按玩具的材料分类

把玩具分为:金属玩具和非金属玩具。金属玩具主要有铁制玩具、锌合金玩具、铜制玩具等。非金属玩具包括塑料玩具、毛绒、布绒玩具、泥玩具、陶瓷玩具等（图12-1）。

（二）按玩具的内部结构分类

玩具可分为:静态玩具、机动玩具、电子玩具。

1. 静态玩具 包括填充玩具、充气玩具、模型玩具(模拟外部特征的玩具)。

2. 机动玩具 包括电动玩具、惯性玩具、发条玩具等。

3. 电子玩具 包括电控类玩具、电声类玩具、电脑玩具、通讯玩具等。

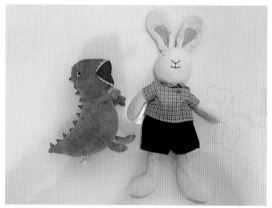

图 12-1 布绒玩具

（三）按玩具的功能分类

以玩具的使用性或其目的性分类，可以把玩具分为智能玩具、声响玩具、形象玩具、装饰玩具、健身玩具、科教玩具等。

（四）按玩具的形式分类

以玩具的外部形状及其用途，可以将玩具分为成型玩具和未成型玩具。

1. 成型玩具　包括主题游戏玩具、表演游戏玩具、结构游戏玩具、智力游戏玩具、体育游戏玩具、音乐游戏玩具、民间娱乐玩具、技术玩具等（图 12-2、图 12-3）。

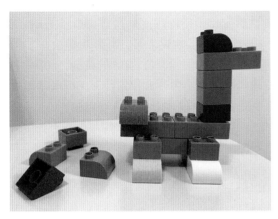
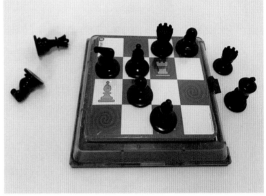

图 12-2　结构游戏玩具　　　　　图 12-3　智力游戏玩具

2. 未成型玩具　即一些废旧物品被儿童当作玩具来使用，如各种废旧的包装盒、小瓶子等。这类玩具有较大的灵活性、多功能性、经久耐用性，为发展儿童的想象力、活跃其思维、形成思维的概括性提供了条件。

四、游戏治疗技巧

（一）象征性游戏技巧

1. 房子游戏　在房-树-人的投射测验中通过观察和倾听作画者对房子的描绘，能了解到作画者对自我和家庭的感受。儿童在游戏中所玩或所创造的房子，通常可以表示对其身体的看法和感觉。

2. 角色扮演　目前的研究表明，角色扮演在心理治疗过程中发挥了重要作用。有的研究认为角色扮演有助于治疗师与儿童相处，通过社会性学习，儿童可以在角色扮演中学习社交技巧或新的处理问题的方式。角色扮演是治疗师和儿童联合创作的过程。角色扮演和假装游戏可以用在诊断和评估阶段，来了解儿童呈现和解决问题的能力、对挫折的容忍度、语言水平、表达能力和对经验的感受。

（二）使用自然材质的游戏技巧

1. 沙盘游戏　是比较放松和不具威胁性的游戏方式，可以减少儿童对治疗的抗拒。沙盘游戏融入了语言和非语言的方法，没有僵化的游戏规则，可以充分地进行个人的诠释（图 12-4）。

沙盘游戏是以荣格心理学原理为基础，由 D. Kaoff 发展创立的心理治疗方法，目前在国内外较为流行。研究表明沙盘游戏对人格的发展产生创造性的影响，对释放个体的内在能量有特殊效果。其形式是接受治疗的儿童在沙箱中自由摆放各种与现实生活极其相近的玩具模

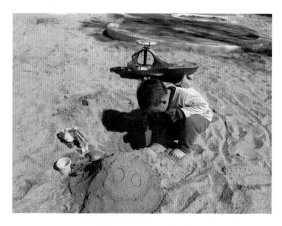

图 12-4　沙盘游戏

型,进行自我表现进而达到自我宣泄的目的。沙盘治疗室必备的材料是沙子(干沙或湿沙)、沙具(象征物)、沙箱、沙箱桌、沙具架等。标准沙箱的尺寸为 57cm×72cm×7cm,沙箱的内侧被漆成海蓝色或天蓝色。沙子用量一般以装到半沙箱或沙箱的 1/3 处为好。

2. 水游戏　水可以满足不同年龄阶段儿童的口腔和触觉上的需要,以及表达攻击性的需要。在游戏室里通常会准备奶瓶、奶嘴、小杯子、海绵、布等。水游戏能给儿童带来感官的愉快和学习、探索的机会,让儿童的思考能力更有弹性和探索性。它可以刺激受抑制的儿童,也能缓和有攻击冲动的儿童,帮助那些没有组织、很散漫的儿童变得较为专注,给没有自信的儿童得到成就的经验,使紧张、害怕、害羞、退缩、受抑制的儿童变得放松和更开放。

（三）艺术性游戏技巧

1. 绘画活动　在游戏治疗中,绘画是创造表达内心世界的一种方式。绘画被广泛应用于个体治疗、小组治疗和家庭治疗的过程中(图 12-5)。

（1）"彩绘你的生活":这一技术是由 Kevin O'Conner 发展而来,旨在鼓励感情的言语化。主要用来教儿童表达情感,有助于收集儿童与感受有关的其他资料,能引发儿童自己强烈的感情。

（2）手指画:手指画作为心理治疗的一种技巧,是由 Shaw 发现并提出来的。他认为儿童在手指画活动中能够克服个人的限制,把幻想的状态表达出来,特别是能表达出他们敌对的幻想,对缓解冲突有很好的效果。手指画要求用到的技巧很少,但又运用到大多数肌肉群,因此具有更好地自我表达的效果。

（3）涂鸦接龙:适用于小组游戏治疗。做法是:儿童围坐成一圈,每个人有一张纸,他们可以选择自己最喜欢的彩色蜡笔,在纸上涂鸦,然后传给右手边那位,拿到涂鸦的儿童仔细看,从中找出想象的图案。然后描述他们所想象的图画。这个活动可以了解儿童是否持续焦虑,也提供了团体互动的机会。

2. 黏土　黏土在激发儿童言语和非言语表达方面具有特别的功效(图 12-6)。

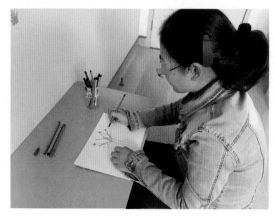

图 12-5　绘画活动

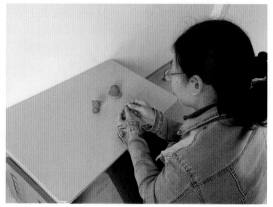

图 12-6　黏土活动

（四）其他游戏治疗技巧

1. 积木游戏　学前儿童的积木游戏对构建模拟的现实环境、发展空间感有很大帮助。

2. 棋类游戏　适用于学龄儿童。儿童进入学龄中期后，越来越具有现实取向，此时较有组织性的游戏取代幻想性的游戏。

五、团体游戏治疗

团体游戏治疗是团体治疗和游戏治疗的结合，它提供儿童能够自己成长和社会学习的机会。

（一）团体成员选择与团体的大小

游戏治疗团体的成效和团体成员、团体大小的选择有很大关系。

1. 选择成员　一般来说，对团体的潜在成员，可以通过父母的报告、老师的报告、行为评估和个别游戏治疗的方法来甄别他是否适合加入团体。

2. 团体的大小　团体人数应该考虑儿童年龄的大小，同时还要考虑游戏室的设备是否允许在大团体中使用，治疗师自己能否照顾太多的儿童。一般来说，较小的儿童适合较小的团体，因为他们正在开始学习如何与他们目前家庭成员以外的人相处。有时候，两个儿童也能组成团体，这样的组成也一样对儿童有益。

3. 维持团体平衡

（1）性别的平衡：一个团体最好不要有多数单一性别的人数。

（2）问题类型或个性的平衡：例如团体中有两个不合群的儿童，也有两个好交际或较自信的儿童对团体的平衡是有帮助的。

（3）考虑儿童的年龄差距：一般来说儿童的年龄差距不超过 12 个月，只有两种情况例外，一种是在同胞的游戏治疗团体中，另一种是有发展迟缓的儿童团体。

（4）儿童的体形：团体中体形过小或过胖的儿童不要只有单独一个，因为他们有可能成为团体中不受欢迎的人。

（二）团体的环境和器材

1. 游戏室的大小会影响到成员间的互动　太大的房子不利于专心从事游戏活动，可能造成无法控制行为的可能性，而且会使不合群的儿童逃避和他人的交往，较小的房间会导致成员间的挫败或侵犯。

2. 游戏器材是多变的　只要游戏器材能促进儿童创造性表现，促进广泛的情感表现，吸引儿童的兴趣，允许不用言语表示的探险和表达就可以选择应用。

六、注意事项

（一）安全第一

1. 确保环境安全　在游戏时要避免场地内出现危险的障碍物，或有其他会给儿童带来危险的物品。同时要挑选安全的玩具。

2. 给予儿童安全感　游戏时，成人应充当支持者、观察者、催化者、参与者、协助者和保护者的角色。确保儿童在安全和被支援的情况下进行游戏，让他们享受成功感和游戏的乐趣。

（二）让儿童作主导

尊重儿童的兴趣，这不仅帮助儿童建立自尊自信，还可以让儿童的真实能力和个性得到发挥。仔细观察儿童的反应和感受,并随时按照儿童的情况更改游戏计划。

（三）配合儿童的发育阶段

不同年龄儿童对玩具的需求是不同的。1~2 岁的儿童,可为他们提供能促进其平衡移动、运动的玩具,还可以准备些练习动手能力、可供装拆的简单玩具。

3 岁以后的儿童,以发育动作为重点,可购买简单的拼图玩具、各种儿童熟悉的社会生活玩具,玩具大小要便于儿童拿放。4 岁以后的儿童,对玩具的需求重在满足智力与体育活动的需要,可为他们购买各类型的玩具,但要注意应以培养儿童的思维能力和精细动作能力,以及反映物体的细节特征为重点。

（四）耐心等待

游戏时应该给予儿童"参与"和"尝试"的机会,不要为了节省时间而给予过多的协助。

（五）平等参与

游戏时改变你的位置,跟儿童在同一视线水平,让你们能在平等的情况下,拥有平等的参与机会,共同享受游戏的乐趣。

（六）享受游戏

当你和儿童游戏时,一定要乐在其中,和儿童一同享受游戏,不能把情绪带到工作上,更不能摆出爱理不理或厌烦的态度。儿童都是敏感的,他们会从你的表情和态度而怀疑自己不受欢迎,怀疑玩游戏是不对的。

（七）相信自己

不要因为在游戏时出现困难而变得手忙脚乱和心灰意冷,要对自己的表现有信心。尝试按着儿童需要和环境改变而调节游戏内容和节奏。

（顾小元）

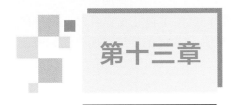

第十三章

社会参与干预

第一节 概 述

"参与"是《国际功能、残疾和健康分类》(ICF)中的一个术语,其定义为"人在一种生活情境中的投入"。社会参与是个人在社会中所处某种角色或地位,被期待且特有一套组织行为模式,即与他人互动的活动,包括在社区、家庭中及同伴朋友的互动活动。儿童社会参与是指儿童在发展过程中参与社会的经验,其动机与社会化行为受到所处的环境或情境影响。社会参与使儿童在不同的生命阶段,通过社会互动获得相应阶段的发育里程碑或相应的社交技能,帮助儿童学习到如何表现出社会所接受的行为与态度。

社会参与主要框架是人-环境-作业模式(person-environment-occupation model,PEO),强调个体与不同环境间的动态互动过程及这些互动过程对作业表现的影响。人的因素包含性别、年龄、身体功能、喜好、教养、社会背景等。环境因素涵盖所处的社会、文化、经济、政治以及物理环境。作业指的是个体每天执行与参与的日常活动,范围从基本的自我照顾活动到复杂的人际互动与学习。个人与环境因素相互作用直接影响儿童的作业表现。

在《国际功能、残疾和健康分类(儿童和青少年版)》ICF-CY 中,儿童的活动与参与包括以下9个领域:学习与应用知识、一般工作与需求、沟通、移动、自我照顾、居家生活、人际互动与关系、主要生活领域、社区、社交和公民生活,所以社会参与活动的内容贯穿儿童日常生活中。对于学龄前和学龄儿童,最重要的参与是日常生活自理、学校参与及游戏。

社会参与是儿童在作业活动中获得自我满足与成就感的基础,治疗师应根据行为、社会学习及认知理论来设计可以促进儿童社会参与的治疗计划,并应用这些理论来促进儿童的社交参与的改变。

第二节 社会参与功能的评估

儿童社会参与功能评估的目的包括分析儿童社会参与受限的原因;判断什么样的环境

可支持或者限制儿童的表现;分析儿童的表现和参与活动之间的矛盾所在;决定儿童是否需要作业治疗;再次评估经过治疗的儿童,决定是否需要更多的治疗方法或者对方法进行改进。

评估提倡由上而下的方式,即透过家庭成员、照顾者和同伴,了解儿童在日常活动中的参与程度,然后进行评估,主要评估儿童的特定表现,分析确定儿童在参与表现中受到限制的原因,包含运动能力、生活自理能力、主动交往行为、社交需要、兴趣爱好、情绪、家长的教养方式和态度、周边社区资源的情况等。

一、评估内容

(一)社会参与表现

分析儿童社会参与受限的原因,身体功能的评估,如感觉、运动、高级脑功能、心理社会活动技能;日常生活活动能力评估,如基础性日常生活活动或个人生活活动(BADL)、工具性日常生活活动(IADL)、功能独立性评定(functional independence mensuration,FIM)。

(二)环境因素评估

评估儿童的真实生活环境,了解环境如何影响儿童的表现。环境评估包括家庭环境和社会环境,家庭环境因素评估包括父母及家人对儿童的态度、儿童与父母的交往状态、父母的教养方式、父母与儿童游戏类型和亲子关系程度等影响因素。社会环境因素评估包含邻居、同伴和/或朋友、学校和社区的资源、环境文化、环境安全等对儿童参与的影响。

(三)个人因素评估

个人因素影响儿童参与活动的类型及参与程度,包括儿童的年龄及性别、动作能力、气质、情绪、关注度、相互沟通的方式、习惯、同伴间的互动及在小组或集体中的表现等。

二、评估过程

(一)建立完整的病史档案资料

包括儿童的年龄、性别、主诉、出生史、生长发育史、既往史、家族史、疾病诊断等。

(二)收集相关资料

建立儿童作业档案,了解儿童的需求、问题及儿童在家中、学校、社区等环境中的表现,建立以家庭为中心的治疗模式。

(三)采取自上而下的评估方法

通过与父母、照顾者的面谈、对儿童的观察及量表评定等,收集儿童存在的问题,考虑环境因素对儿童造成的影响,家长最迫切需要解决的问题,获取儿童相关的资料。

作业治疗师通过收集到的儿童相关资料,系统分析整理,从中发现儿童在社会参与方面的优势及劣势,以及制约儿童社会参与的关键缺陷所在,然后针对儿童关键问题领域进行干预,儿童就有可能在日常社交活动中得到更多的成功经验。

三、评估方法

作业治疗师在评估时,要根据儿童此次评估目的,选择合适的评估方法。

(一)观察法

1. 观察儿童的注意力、情绪问题、身体结构,在小组或团队中的活动表现、处理问题的技巧等。

2. 观察家庭成员与儿童之间的互动,父母、照顾者及儿童的口语及非口语表达,包括喜爱、挫折或生气,儿童在活动过程中与父母的应答,儿童对父母设定活动的反应等。

（二）访谈

访谈的对象为儿童本人、主要照顾者、老师、同伴和/或朋友,了解儿童出生史、发育史、日常生活能力、自我照顾、参与活动等相关资料。

（三）量表评估法

作业治疗师要以儿童为中心对其进行评估及治疗,测试儿童的认知、语言、社交技能、应对及执行等诸多能力。

1. 筛查量表　常用的筛查量表有 Miller 学龄前评估(Miller assessment for preschoolers, MAP),适用年龄范围 2 岁 7 个月~5 岁 8 个月,主要评估基础能力、协调、语言、非语言能力、复杂活动;丹佛发育筛查测验(修订版)(Denver developmental screen test,Denver-Ⅱ),适用年龄范围 1 个月~6 岁,主要评估个人社交、精细运动、语言、粗大运动;学前儿童评估筛查测验(screening test for evaluating preschoolers,STEP),适用年龄范围 2 岁 9 个月~6 岁 2 个月,主要评估认知、沟通、动作、社交情绪,适应能力;学习评估的发展指标,适用年龄范围 2.5~6 岁,主要评估动作能力、语言、概念能力。

2. 常用有关社会参与测试量表　详见表 13-1。

表 13-1　常用测试量表

量表名称	评估目的	适用年龄	测试方式
年龄与发育进程问卷-第 3 版(ages & stages questionnaires,third edition)	测试儿童的发展及社交情绪功能,包括沟通、粗大、精细动作、解决问题及社交能力	1 个月~5.5 岁	家长或主要照顾者填写问卷
贝利婴儿发展量表(Bayley scales of infant development)	常模参照评估工具,评估婴幼儿认知、语言、动作、社交情绪、适应行为方面的发展。也可用于筛查	1~42 个月	直接评估、照顾者问卷
加拿大作业表现测量表第四版(Canadian occupational performance measure-fourth edition,COPM)	个别化、以个案为中心的评估,帮助治疗师发现个案对职能表现自我察觉的进步情况。本评估工具为疗效评估,适用于各种障碍及各种发展阶段的个案	8 岁以上	半结构式会谈
儿童作业自我评估量表(child occupational self-assessment,COSA)	以个案为中心的评估工具,也可用作疗效评估工具,用以了解个案对于每天作业活动所认为的重要性及价值,及对于自我作业的胜任感。COSA 包括两个版本:卡片版本与问卷版本	8~12 岁	儿童自我填答
儿童参与及兴趣量表(children's assessment of participation amd enjoyment,CAPE)	评估儿童或青少年在学校以外每天参与的活动,CAPE 评估参与的 5 个方面:变化性(参与活动的数量)、强度(参与的频率)、参与活动的愉快程度、参与活动的人、参与活动的地点	6~21 岁	儿童自我填答问卷

续表

量表名称	评估目的	适用年龄	测试方式
早期适应量表(early coping inventory)	评估与儿童早期反应相关的行为,包括3大类:感觉动作组织、反应行为、自我启动行为	4~36个月	观察
夏威夷早期学习框架(Hawaii early learning profile,HELP)	以家庭为中心(family-centered)、课程为基础(curriculum-based)的评估,评估6个方面:认知、语言、粗大运动、精细运动、社交情绪及自我照顾	0~3岁	观察
家庭环境观察评定量表(home observation for measurement of the environment,HOME)	评估儿童家庭环境的情况及程度,包括社交互动环境及生理环境	婴幼儿版本0~3岁,早期儿童时期3~6岁,中期儿童时期6~10岁	观察、访谈
米勒功能与参与量表(Miller function and participation scales)	评估儿童的视觉、精细运动及粗大运动技巧,用以确认儿童是否发展迟缓、是否符合接受服务的资格、是否需要接受治疗及教室改造、是否需要进一步的神经动作评估。测验中表现的部分为常模参照测验,参与的部分为效标参照测验	2岁6个月~7岁11个月	直接施测、观察
儿童生活功能量表(pediatric evaluation of disability inventory,PEDI)	评估儿童的生活能力,完成生活活动所需的协助及使用的环境改造或器材设备,作为了解儿童生活能力及作业治疗师训练成效评估时的参考。本量表包括3个次量表:生活技巧表、照顾者协助量表及环境改造量表。主要评估三大领域:自我照顾、行动及社会功能	6个月~7岁6个月的儿童,或年长但有生活功能受损的儿童	个别施测
儿童偏好活动量表(preference for activities of children,PAC)	评估个案对活动的偏好。可单独使用,或与CAPE一起使用,若一起使用时,必须先使用CAPE	6~21岁	观察
学校功能评估表(school fuction assessment,SFA)	评估儿童在学校生活作息的能力。评估包括3部分:评估6项学校主要活动场合的参与度;评估学生从事各项学校日常作息与学习活动所需的辅助;评估主要学校生活作息与学习活动的相关能力以及行为技巧的表现	英文版为幼儿园至小学6年级。中文版为小学1~6年级	老师或学校专业人员填写评估记录表
学校动作处理技巧评估表(school assessment of motor and process skills,school AMPS)	评估学生在学校环境中与学校活动相关的表现品质	3~12岁	观察
适应行为评定量表第2版(adaptive behavior assessment system,ABAS-Ⅱ)	从概念技能、社会技能和应评估个体的适应技能,包含沟通、社区应用、学习功能、居家与学校生活、健康与安全、休闲、自我照顾、自我管理、社交以及动作技巧等领域	家长问卷0~6岁,教师问卷2~6岁幼儿版0~6岁儿童版6~18岁	家长、老师问卷

3. 其他评估　目标达成量表(goal attainment scaling,GAS)是用来评估儿童在接受治疗后功能目标达成度的一种评估量表,可有效鉴定和测试每个个性化目标的进展。GAS 常用于评估学习障碍、脑损伤和感觉统合异常儿童。GAS 根据每个儿童的不同情况设定目标,由本人和照顾者根据每项目标细分出可预期达成的具体行为目标,再通过加权和计分,来量化干预的结果。优点是能够按照个案发展情况选择评估内容,制订治疗目标,能充分展现微小的进步,对儿童和家庭的具体目标足够敏感。目标等级被分为−2 到+2,"0"是被期望的结果,"+2"是该治疗策略下远高于预期水平。"−2"代表严重低于预期水平,"−1"稍低于预期,"+1"稍高于预期。这 5 个可能的结果可帮助治疗师明确干预结果是部分高于预期还是远高于预期。虽然理论上个体的测量结果很难获得且目标具有个体差异,但该量表分数可以标准化。GAS 在进行测评的过程中可增进干预组成员、家庭和儿童间的凝聚力。由于该量表关注的是干预结果,所以测评过程中不将儿童的行为与正常发育过程进行比较(表 13-2)。

表 13-2　目标达成分级举例

目标:轮流进行交谈		
基线:佳佳可以用简明扼要的语言回答问题、不做解释,不问问题且不去与同伴做进一步探讨		
远低于预期结果	−2	佳佳可以在与同伴交流后用较长的语言回答一个问题
稍低于预期结果	−1	佳佳可以在与同伴交流后用较长的语言回答两个或更多问题
预期结果	0	佳佳可以在被同伴问一个问题后继续交流并提出一个问题
稍高于预期结果	+1	佳佳可以在被同伴问一个问题后继续交流并提出两个或更多问题
远高于预期结果	+2	佳佳会主动提出一个问题与同伴交流
目标:压力调节		
基线:圆圆经常(每天多次)对在学校中所发生的一些事情感到不知所措,从而导致她的行为崩溃,这很影响她与同龄人的交往		
远低于预期结果	−2	圆圆能很准确地感受到自己的压抑程度,当她已经镇静下来时,在治疗期间建议继续使用调节工具使她镇静
稍低于预期结果	−1	圆圆能很准确地感受到自己的压抑程度,当她刚刚感受到压力时,在治疗期间建议使用调节工具使她镇静
预期结果	0	圆圆能很准确地感受到自己的压抑程度,当她开始感受到压力时,在治疗期间没有建议的情况下,使用调节工具使自己镇静
稍高于预期结果	+1	圆圆能很准确地感受到自己的压抑程度,当她开始感受到压力时,在治疗期外没有被告知的情况下,可使用调节工具使自己镇静
远高于预期结果	+2	圆圆能很准确地感受到自己的压抑程度,当她开始感受到压力时,在治疗期外被告知的情况下,可一天两次使用调节工具使自己镇静

第三节　社会参与的应用

一、社交技能干预方法

社交技能干预(interventions for social skills)的终极目标是让儿童能恰当地参与到集体和社会环境中。多数发育障碍儿童缺乏兴趣爱好,极少能成功地与他人进行互动,在这种情况下,社交技能被引入到个人和治疗师的协同治疗中。被干预的儿童拥有更高的功能,对社会互动拥有更多的兴趣。根据儿童的发展程度,可以进行 2 人小组训练、进行社交技能集体训练。

(一)同伴调节干预

同伴调节干预(peer-mediated intervention)是一种教育性干预模式,是让正常儿童与发育障碍儿童做朋友,通过正向的方式与同伴接近,开始游戏互动,尝试回应同伴。发育障碍儿童在游戏过程中表现出的兴趣、参与技巧、合作程度等,能从同伴表现出来的身体姿势、情绪状态和言语、非言语表达中得到回应,如果得到需要改变的信号,儿童会改变自己的方式来改变技巧,调整自己的节奏及参与活动的程度。支持对方参与,促进同伴间的合作关系,也促进发育障碍儿童情绪稳定和日常生活能力的提高。在大多数环境下,大量的同伴及同伴方法的自然变化为儿童创造了学习的自然机会。当同伴支持增多时,发育障碍儿童可以在社会互动中变得更积极,更愿意参与同伴交往。

为了充分利用同伴调节的效应,方案中最少包括一个正常儿童,与其他参与者同龄或年龄稍长,也可以是某个参与者的兄弟、姐妹与其关系亲密者,同伴能提醒社交障碍儿童在特定环境下应该做什么。

(二)感觉统合干预

感觉统合干预(sensory integration intervention)是社交技能小组训练的一个重要方式。作业治疗师 Ayres 将感觉统合定义为"组织有人体及环境而来的感觉信息,让身体能够在环境中有效地运用之神经过程"。发育障碍儿童出现感觉输入模式较少,处理障碍,很难将持续性感觉输入进行整合并进行有效的反应,通常在自尊、自我实现、社会化、游戏等方面存在困难。治疗师在感觉统合干预时重点在儿童感觉输入,强调前庭感觉、本体感觉及触觉输入,促进儿童的适应性反应,使他们学习更多有效的行为习惯,以便在社交过程中用安全的、可接受的方式调节感觉处理。

有资料显示,感觉统合干预能使感觉统合失调的儿童在目标达成、注意力以及认知-社交技能方面有巨大的收获,使 ASD 儿童过度反应、反应过低或过度寻求或逃避等非典型反应大幅度的减少,感觉输入的应答和交流能力的提高,父母反馈儿童的刻板行为减少、专注力增加、冲动减少,儿童变得更加快乐,游戏中的安全感、游戏技能等能力的提高使儿童在学校生活中不再需要辅助。

治疗师是实施感觉统合干预的核心要素,治疗师在使用感觉统合作为作业治疗的一部分时,要把关注点集中在促进独立生活技巧上,通过提供参与富有触觉、前庭感觉及本体感觉的感觉动作活动机会,提升儿童的内在动力与主动参与。包括设计倒挂在吊杆上来回摆动、跳入海洋球池,或用滑板车将其拉上斜坡等。在治疗师的指导下,儿童可以主动参与自己的课程,通过活动促进自我调节,提高自我唤醒水平,而干预动作控制。详见感觉统合干预。

(三)自我决定

自我决定理论(self-determination theory)来源于心理学,表述的是自主需求、胜任、促进健康的人际关系等。自主需求是指对个人活动的选择、决定和认可的感觉。胜任是指一个人在环境中活动能力的优势。人际关系是指与重要个体的亲密程度和关联性。自我决定是儿童主动参与计划与决策制订的重要方式,自我决定必须是改变生活的正向方面。

治疗师从开始就要参与社交技能目标的选择,并确定每个阶段的目标任务,通过鼓励儿童在社交技能中根据自己的爱好、解决问题的方法做出自己的正向选择,并且主动地参与其中。治疗师通过提供"恰当的挑战"来确定有障碍儿童在社会情境中的能力,在温馨的、同伴陪伴下发展新的社交技能,并逐步减少治疗师给予的支持,给儿童提供自我决定技巧。例如儿童需要做一个生日派对,需要家庭成员和小朋友的支持配合来完成,参与人员治疗师和家长不能进行干涉,由儿童自己决定在什么场合、用什么方式、需要什么人员参加等做出计划并实施,儿童完成目标后给予奖励。

（四）社会认知

社会认知(social cognitive)理论由 Bandura 提出,是社交技能小组训练的典型模式,该理论支持儿童通过观察学习其他人的行为。小组训练基于社会认知理论中的"获得"和"执行"两部分。强调在治疗中协助儿童寻找、发展并使用认知策略,有效地执行日常职能。

在认知治疗中,治疗师设计治疗方案来增加儿童的认知策略技能,干预开始之前儿童被告知社交技能小组训练期间工作由小组全员一起完成,治疗师描述和展示适当的社交技能,由小组成员配合执行展示该技能。在这个过程中治疗师不给儿童提示,用询问方式协助儿童找到在完成任务时问题出现在哪里,激发儿童的思考,并用可替代的方式解决问题。

近几年的资料显示,日常作业表现认知取向治疗(cognitive orientation to daily occupational performance,CO-OP)作为一种新的干预方法,可以有效地促进日常技巧的获得并且可泛化到其他情境中,对发展性协调障碍性疾病、脑性瘫痪或后天获得性脑损伤及孤独症谱系障碍儿童有效。

（五）行为干预

行为干预(behavioral interventions)是心理学家 B. F. Skinner 发现的,行为是基于对环境刺激的应答反应和随后的环境对其强化的结果。行为干预是通过环境调整来预防行为问题的发生,通过积极的正强化来教导儿童的正确行为,鼓励儿童在适当的环境中使用新学到的行为,使该行为巩固和强化,取代原有的问题行为。行为干预的终极目标是减少或消除问题行为的发生,侧重于适当行为的建立和巩固,强化是关键。行为干预是一种用于促进障碍儿童发展技能的干预模式。

治疗师需要为儿童确定一个需要强化的目标问题行为,收集相关数据及信息,包含目标问题行为在干预前发生的频率,容易发生的环境、原因,目前处理的行为方式,建立和强化将要干预的新目标行为,通过强化物和辅助方法有计划地让新的目标行为发生,然后在不同的自然环境中展开,进行泛化训练,直到儿童真正掌握新行为后,逐渐撤销辅助及强化物出现频率。治疗师也可以用目标达成评级量表制订一个图表用作提醒,记录目标达成的过程中每天的努力情况,每个阶段性目标的完成情况,奖励儿童选择一个需要的、感兴趣的小礼物(通常是小玩具或小物件)。

二、社会干预的方法

社会干预(social interventions)大多数干预为 ASD 儿童开发,也能有效地用于精神发育异常和行为异常儿童,促进其社交参与。社会干预的目的是提高社交技能,这些干预是个人干预或小组干预的一部分。治疗师为小组或个人提供社交技能训练计划与内容。

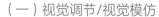

（一）视觉调节/视觉模仿

模仿同伴的行为模式开始是通过观察、学习和模仿所得的。视觉模仿指个体通过观看一个具体的行为，然后模仿该行为的过程。发育障碍儿童在治疗过程中通过观看个人或同伴在不同情境中社交、行为、交流等方面的适当表现进行观察、学习和模仿，能有效提高社交技巧、行为功能、社会交流方面的能力，同时还能促进社交技能的获得，并随着时间的推移所掌握的社交技能更加自然、适用。

发育障碍儿童在执行社交技巧方面有一定的困难（例如：打招呼、自我介绍、提供帮助、寻求帮助、玩耍的技巧），治疗师在儿童执行特定的社交互动前准备适合的视频案例以供儿童模仿，如儿童在扮演案例中的角色时，治疗师用视频记录儿童的表现，治疗结束后和儿童一起观看录制的视频，分析儿童在视频角色扮演如何，其行为对其他角色有无影响，让儿童明白什么样的社交和行为是正确的。

视觉模仿用于抑郁、口吃、选择性缄默症、注意力障碍和攻击行为儿童的治疗。对于ASD儿童改善交流技巧、行为转化和游戏技能的学习也是非常有效的方法。

（二）社交案例

是一种故事形式的干预，社交案例（social scripts）一般用在社交情景发生之前，教给儿童怎么说，如何开始对话、对一般问题如何回答，如何恰当改变话题。社交案例可以减少儿童对社交情景的焦虑，交给儿童适合年龄与场合的语言和行为，帮助儿童了解他人的视角和情感。成熟的社交案例中社交活动都有相互的顺序和规则，但是发育障碍儿童因缺乏社会意识，他们的行为常与这些潜在的社会规则相悖，治疗师需要根据这些社交活动中的顺序和规则对儿童给予恰当的行为干预。治疗师和儿童一起参与设置有适当难度和有挑战性的社会情境，如自我介绍、给予他人帮助、寻求他人帮助及表扬或接受表扬等，设置完成后，儿童与治疗师、家长和同龄人之间配对练习该案例，模拟案例中的场景。在干预期间，尽可能将更多的案例呈现给儿童，鼓励他在每一个情境发展一个新的、恰当的应对方案。

对社交案例有效性的研究表明社交案例能减少ASD儿童刻板性语言、提高ASD和唐氏综合征儿童交流的欲望、增加ASD儿童交流时间长度。该方法的主要局限是被干预者可能变得过于依赖社交案例而不能自发地应对环境中发生的事情，而社交案例的撤销是解决该问题的方法之一。

（三）能量卡片

能量卡片（power cards）是在日常生活中使用记录儿童兴趣爱好的卡片来提示儿童在不同的场景下实施恰当行为。在进行干预前，治疗师必须先评估儿童需要掌握的社交情境和行为以及儿童的兴趣爱好，然后根据评估所得的信息制作儿童所喜爱的动画人物在不同情境下正确行为的卡片（如天线宝宝谈论在教室里要静静地走，坐下时不能碰到同学，认真听讲，老师讲话时要安静，见到同学要问好等），治疗师让发育障碍的儿童模仿卡片中所写到的场景，做出正确的行为反应。卡片要贴在最恰当的位置，如洗手的卡片贴在水池附近。

许多发育障碍儿童视觉信息比听觉信息更敏感，通过卡片提示，帮助儿童养成好的习惯、正确的行为，减少问题行为。既适用于个训，又能用于小组训练（如班级、学校），如在大厅里要静静地走、上厕所后要洗手等。

（四）社交故事

包含社交技能和特定场景的社交故事（social stories），常被用于改善ASD儿童的社交技能。通过社交故事帮助儿童理解概念、克服恐惧和偏见,建立正确的行为习惯及开发新的社交技能。故事由 5 种类型的句子组成,具体如下。

1. 用陈述句客观描写事实和/或众所周知的信息。例如:"一年当中有很多假期"。

2. 观点句描写他人的想法及感觉。例如:"我真的喜欢游泳"。

3. 指导句为儿童回应提供建议、为团队回应提供建议以及自我指导。以"我会试着"或"我会努力"开头的句子。例如:"我会试着把颜料涂在纸上"。

4. 肯定句是用来加强句子前后意思,提示他/她在特定情境下适当的行为。例如:"为了保证安全,学生要轮流滑下滑梯。这一点很重要"。

5. 部分句是用来鼓励儿童参与并检验儿童理解程度,一句话中有空白部分待填的句子。例如:"很多人都认为花很"。社交故事以第一人称书写,故事简洁、有意义而且有趣,用正面平和的语调,准确的词汇,并使用准确的插图解释说明,不能用自我贬低的句子,也不能用对儿童有负面影响的句子。故事不用假设,只有一个标题,还要有主题鲜明的开头、注入细节的正文以及强调并总结信息的结尾。社交故事被证明在减少问题行为和增加适当行为方面是有效的。ASD 儿童和青少年常用的社交故事包括改善吃饭的技能、减少破坏性行为、增加社会行为、性教育、增加游戏技能等。

6. 应用行为分析　应用行为分析(applied behavior analysis,ABA)是行为训练方法之一,通过一种强化技术来开展社交行为训练。ABA 行为分析师通常是职业临床心理学家,且经过 ABA 的专业训练及资格考核。

ABA 有许多不同的形式,回合式教学法(discrete trial teaching,DTT)是 ABA 的核心。DTT 是把每个儿童的训练任务分解为最小,把最简单的元素呈现给儿童,一步一步地教,每步都通过一定辅助,在小步骤中教授技能,每一次的试验和教学都是回合式的,每个回合都有精确的开始环节和结束环节。回合式教学法包括 4 个基本元素:指令、个体反应、结果(强化或辅助)、停顿。指令发出后,儿童如果出现正确反应后马上强化,然后停顿,提示回合结束。如果在指令发出后儿童出现错误反应,停顿,进入下一个回合,重新发出指令、辅助、强化、停顿。儿童如果在发出指令后 1~3 秒无反应,马上重复指令,儿童仍无反应,再次发出指令后需立即辅助。强调对儿童发出的指令要简明扼要,突出重点,治疗师要声音大而且自信并确保儿童听到,做出适当的反应,并且指令要适合儿童的接受能力;辅助包含身体、视觉和语言辅助,辅助要及时;指令发出后要给儿童一定思考时间,当儿童做出正确反应后要及时给与强化;停顿要给儿童一个记忆过程,对下一回合指令有清晰判断。在 DTT 中使用的先行提示和结果是经过精细计划和实施的,表扬和奖励的实施用于强化想要的技能和行为。

ABA 长期以来被认为是 ASD 儿童教育训练治疗的最佳选择,但是训练的关键是在不同的环境中进行巩固和泛化,才能帮助儿童扩展功能性语言,建立自理行为和自发性社交行为。

7. 亲密圆　亲密圆是用来帮助儿童确定哪个主题或活动是适合讨论或可以在不同人群和各种场景下完成的。亲密圆针对儿童缺乏社会意识、精神疾患、对隐私问题缺乏了解等。治疗师给儿童 8~10 个同心圆(像标靶),儿童列举可能与他/她规律接触的人,如妈妈、爸爸、兄弟、姐妹、老师、朋友、街边小商店顾客等,儿童或治疗师将儿童的名字写在最中心的圆上,与儿童接触人员的名字按照亲密程度不同写在相应的圆上,最亲密的靠近中心,不亲密的远离中心。治疗师给儿童就亲密程度举一些谈话内容或活动的例子,例如对身体隐私部位的关心、走路时闪闪发亮的新鞋子等,然后让儿童确定谈话对象、谈话内容和活动在同心圆中对应的位置。允许儿童进行必要的修改，可以讨论。当出现新情况、新话题和活动时都可以加在亲密圆中，以帮助儿童理解恰当的环境和人际关系。

社会干预方法较多，除上述 7 种干预方法外，还有思维解读、情感游戏、自我管理、人际关系发展干预、时间表、父母参与、社交团体主题和活动等方法，都可以从不同方面改善、促进发育障碍儿童的社会参与能力及技巧，帮助他们更好地融入社会。

（李红霞）

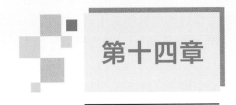

第十四章

辅助技术与环境改造

辅助技术是作业治疗的重要内容之一,是用来维持、强化和弥补残疾人功能的技术以及服务。对于发育性障碍的儿童来说,辅助技术可以改善儿童的身体功能,发展生活自理与社会融合的能力,提高生活自主性和生活质量、获得适龄教育和公平的就业机会,促进其参与社会和重返社会。

第一节 概 述

一、辅助技术相关概念

(一)辅助技术

辅助技术(assistive technology,AT)是指用来帮助残疾人、老年人进行功能代偿,以促进其独立生活,并充分发挥他们潜力的多种技术服务和系统的总称。辅助技术由辅助器具(辅助技术装置)和辅助技术服务两个下属概念组成。

(二)辅助器具

2007 年国际标准化组织发布的 ISO 9999-2007《残疾人辅助产品-分类和术语》中将辅具器具定义为:"能预防、代偿、监护、减轻或降低损伤、活动参与和参与限制的任何产品,包括器具、设备、工具、技术和软件,可以是特别生产的或通用产品,例如假肢、个体化矫形支具是特别生产的,而轮椅、拐杖等就是通用产品,我国的国家标准与 ISO 9999-2007 所定义辅助器具定义相同。2001 年世界卫生组织颁布的《国际功能、残疾和健康分类》(ICF)将"辅助产品和技术"定义为改善残疾人功能的任何适应性或专门设计的产品、工具、设备或技术。

(三)辅助技术服务

辅助技术服务(assistive technology service,ATS)是指任何协助个体在选择、取得及使用辅助技术过程中的服务。内容包括需求评估、经费取得、设计、定做、修改、维护、维修、训练及技术支持等。只有设备是不够的,包含服务部分尤为重要。

二、辅助技术的模式

作业治疗师使用多种理论架构和实践模式来指导作业治疗过程,理论架构可以帮助作业治疗师进行辅助技术的决策以及适用整合,这种辅助技术模式均包含了对于评估的需要、决策和实施的框架,并且符合人-环境-作业(person-environment-occupation,PEO)模型。如人类活动辅助技术(human activity assistive technology,HAAT)模式、学生环境任务工具(student environment task tool,SETT)模式、人与技术适配模式(matching person and technology,MPT)等。

三、辅助技术分类

辅助技术具有多种特征,它的分类方法也不尽相同,目前辅助技术尚无统一分类标准,下面对一些目前常用的辅助技术分类进行介绍。

（一）辅助器具分类

1. 按使用人群分类　根据 2008 年《中华人民共和国残疾人保障法》列出的残疾类型,其所对应的辅助器具包括视力残疾、听力残疾、言语残疾、肢体残疾、智力残疾、精神残疾、多重残疾辅助器具。

2. 按使用用途分类　2007 年国际标准化组织(International Organization for Standardization,ISO)发布的 ISO 9999-2007《残疾人辅助产品-分类和术语》中,将 725 种辅助产品分为 11 个主类、29 个次类和 707 个支类。并且用 6 位数字代码对每一类辅助产品进行编码,有利于统计需求及适配管理。

3. 按使用环境分类　世界卫生组织于 2001 年发布 ICF,该分类是国际通用的、在个体和人群水平上描述和测量健康的理论性框架结构,是有关健康成分的分类,包括身体功能、身体结构、活动与参与和环境因素 4 个成分,在环境因素第 1 章“产品和技术”中,将“产品和技术”分为普通产品和辅助产品(表 14-1)。

表 14-1　ICF 环境因素“产品和技术”类目

类目编码	分　　类	使用领域
e1151	个人日常生活中用辅助产品和技术	生活用
e1201	个人室内和室外移动和运输用辅助产品和技术	移动用
e1251	交流用辅助产品和技术	交流用
e1301	教育用辅助产品和技术	教育用
e1351	就业用辅助产品和技术	就业用
e1401	文化、娱乐和体育用辅助产品和技术	文体用
e1451	宗教和精神活动实践用辅助产品和技术	宗教用
e150	私人建筑的设计、构造及建造的产品和技术	居家用
e155	公共建筑的设计、构造及建造的产品和技术	公共用

4. 按科技含量分类　根据结构设计复杂性、专业技术、成本等方面将辅助器具分为高科技、低科技辅助技术(介于两者之间的有时被称为中等科技)。这种区别有点不言自明。

低技术容易获得,使用方便,成本相对较低。相比之下,高技术更难获得,需要更大的使用技巧,而且往往更昂贵。例如语音识别软件、动态屏幕语音输出装置、电动轮椅等称为高科技辅助技术;简易语音输出装置、磁带录音机等称为中等科技辅助技术;握笔器、可调高度的桌椅等被称为无科技或低科技辅助技术。

（二）辅助技术服务分类

依据美国 1998 年的辅助技术法案(Assistive Technology Art,ATA)的相关内容,辅助技术服务包括对功能障碍者的辅助技术服务需求评估、辅助器具的获得(采购、租用或其他途径)、有关的服务(包括选择、设计、安装、定制、调整、申请、维护、修理、更新)、整合医疗介入或服务的辅助器具资源、为使用者提供辅助器具使用的训练或技术协助、为相关专业人员提供辅助器具使用的训练或技术协助。

第二节　辅助器具的需求评估及适配流程

作业治疗师在辅助技术应用中扮演重要角色,为团队提供的有意义活动的独特视角,有助于确定需求、解决问题的潜在解决方案和评估结果,是实现辅助技术对于儿童及家庭有效实施的关键因素之一。作业治疗师需要密切检查儿童的能力和困难、环境和任务的要求和儿童(家庭)的目标。如果选配了不适当的辅助器具,对于儿童的发展具有负面的影响,不仅造成了资金的浪费,还可能导致发育障碍加重,按照应用程序进行适配可以最大程度发挥辅助技术的作用,具体如下:信息收集、辅助技术及服务评估、确定辅助技术方案(介入方式等)、选配前训练、辅助技术的获得(定制、改造或者购买)、辅助技术适应性训练、辅助技术适配后评估、辅助技术方案适配后调整(包括调整改进、环境改造、家庭服务延伸等)、辅助技术的交付使用、随访应用情况及反馈。

一、信息收集

（一）获取儿童的基本信息

获取儿童年龄、诊断、并发症、存在的功能障碍及程度、家庭背景(包括经济、支持态度等)、生活及学习情况、政府及社会支持、经费来源、社区环境和现有辅助技术应用情况等方面。

（二）后续康复治疗及教育情况变化

如计划手术(一次或多次手术调整)、药物调整、计划入学(包括正常及特殊幼儿园和学校)、家庭搬迁等方面。

（三）确定儿童和/或家庭的目标

首先,确定儿童或家庭需要或希望他或她做的关键活动,例如加拿大作业表现测量表(Canadian occupational performance measure,COPM)可以帮助确定以使用者为中心的目标和目标的重要性。当为儿童建立目标时,作业治疗师应考虑以下内容:

1. 这个目标是治疗性的还是功能性的?
2. 这个目标是由儿童、家庭和团队其他成员共同认可的吗?
3. 这个目标是否有道理,合乎逻辑吗?

此外,应与所有与儿童生活和教育等方面相关的人员共同确定该目标,因为辅助技术和设备经常需要护理人员和其他团队成员的支持,辅助技术及辅助设备的使用才能有更好的效果。例如,作业和物理治疗师可能希望"儿童可以独自驱动电动轮椅以达到移动"的目标,然而儿童的家庭更加关注于助行器的使用而不想考虑电动轮椅。由此可见,当儿童及家庭不同意"独自驱动电动轮椅进行移动"这个目标时,这个目标也无法实现。

二、辅助技术及服务评估

在康复治疗中,评估过程经常是通过标准化测试和标准参照措施来进行的,试图找出"不能做什么",但是辅助技术的目标是功能而非功能障碍。因此,了解一个儿童"不能做什么"对于辅助技术评估来说意义不大。考虑辅助技术时应重视"儿童或者家庭想要做什么",辅助技术评估过程应从用户的目标开始。此外,辅助技术评估是一个持续的过程,在最初几次的接触过程根本不可能知道所有信息,当儿童因干预而提高他们的技能时,需要重新评估辅助技术的需求。

（一）儿童的功能评估

对于儿童目前的功能评估是十分重要的,包括粗大运动功能、精细运动功能、感知认知功能、心理及情绪行为、学习能力、生活自理能力、人际交往和人际关系、社会适应能力等方面。像康复的许多方面一样,辅助技术评估也是团队协作模式,虽然作业治疗师不进行所有方面的评估,关键是要了解评估的过程和结果以便与其他治疗师分享临床信息,这对于调整儿童辅助技术目标和治疗程序是有价值的。

（二）辅助技术的环境评估

辅助技术评估的环境应在自然的环境中进行,包括家庭、学校(如教室、操场、食堂、浴室、课外领域)和社区以及对这些环境进行评估,有助于确定辅助技术方案。

（三）辅助器具评估

结合儿童和家庭的活动、参与等目标,考虑儿童身体结构与功能的限制,对与之功能匹配的辅助器具进行评估,如能预先试用,可以更进一步了解辅助器具是否能够满足儿童及家庭的目标需要。如果我们希望在儿童所处的所有环境中均可以使用,必须要考虑这个辅助器具在各种环境下的移动性和可移植性。

（四）辅助技术服务的评估

除此以外,辅助技术的评估也包括后续的维修、系统更新和服务的实现,避免购买到不适用的产品或设备,以免造成后续的闲置和经济上的浪费,作业治疗师必须考虑以下几个问题:

1. 家庭的经济背景如何?

2. 辅助技术产品和设备是否可以获得保养、维修和更新服务?

3. 适配的辅助技术产品和设备能否明显提升儿童的功能上的独立性?

4. 适配的辅助技术产品和设备能否随着儿童的生长和发育进行适当的调整而适合更高级的功能?

5. 能否利用更简便的辅助技术产品和设备达到同样的目的?

同样,我们必须与儿童与家庭共同决定辅助技术适配投入和儿童在功能上独立的性价比,完整的描述投入和产出结果及替代方案,最终确定辅助技术方案,并加入到儿童的训练计划及生活中。

三、获得辅助技术方案及服务

辅助技术团队的合作对确定辅助技术方案是非常重要的,团队协作可以根据儿童健康状况、身体功能、家庭需求进行辅助技术适配。例如,物理治疗师提供重要的运动强度和功能的信息、以及功能和移动性的考虑;作业治疗师提供关于精细运动功能和日常生活活动的帮助;言语-语言治疗师关心的是整体沟通能力以及与语言理解和语言表达有关的优势和能力;儿童及其父母、监护人或照顾者始终是团队的中心成员,并参与技术决策和实施的所有方面。其他的团队成员包括康复工程师负责设计或制造辅助器具、供应商提供商品化辅助器具,教师提供有关技术来帮助学生实现其教育潜力的发展和教育目标的实现。确定辅助技术方案是辅助技术团队的责任,需要共同决定是否需要应用辅助技术、应用哪些辅助器具、如何使用辅助器具、如何进行设备维护以及确定环境对辅助技术的影响。辅助技术方案包括以下几点:

（一）确定获取辅助技术方案的形式

如试用、租赁、购买或残疾人政策支持等,决定对现有辅助技术产品或设备进行改造,还是直接购买其他商品化辅助器具(包括进行调整和改造)。

（二）确定辅助技术方案

1. 选择辅助技术　因儿童功能障碍的性质和程度不同,需要不同辅助程度的辅助器具,首先要考虑辅助器具的类型、尺寸、体积和应用环境,还要考虑儿童的使用意愿、操控能力、安全性、外观和资金投入等问题。首先应当确立如继续的一些备选方案,找出其中最为匹配的选项。

2. 选择辅助技术介入方式　使用者与辅助器具进行介入,称为访问。例如,我们通过键盘或鼠标"访问"计算机,而在这方面有障碍的儿童需要我们识别一个特定的"控制点"来进行访问,部位,包括手和手指、手臂、头部、眼球运动、腿或脚,选择的部位和运动方式应是最快、最可靠的。在确定了控制部位之后,辅助技术团队开始为儿童确定最合适的访问形式。访问分为直接选择和间接选择两种,直接选择是一种直接的选择或选择方法,键盘和鼠标被认为是直接选择的访问方式,例如,当我们想要输入"A"时,我们直接用手指去选择按下"A"键,或者我们用操纵杆、头戴式或经口操控按键都认为是直接选择的访问方式;对于一些不能完成直接选择的儿童,必须用间接选择访问选项,需要中间步骤进行选择,例如在不能使用自己双手操作轮椅的情况下,可以使用吹气和吸气的信号来控制椅子的前进方向,用不同的信号组合编码指令来完成一些复杂的动作。

（三）选配前训练

根据评估的结果和欲实现的目标来确定训练内容,如欲使用普通轮椅实现移动的目的,必须有足够的肌力、握力、认知能力、转移能力和关节活动度,还需要有足够驱动轮椅的动机和意向。

（四）辅助技术的获得

要考虑障碍的类型和程度、应用的体位、儿童的耐受程度,应用的复杂性和安全性、应用效率、是否有助于生长发育、是否符合生物力学原理等方面,最好能够让儿童进行选择和试用,最终确定符合其功能的方案,以免产生今后闲置的现象和资金的浪费。辅助器具供给单位也极需要与残疾儿童及家长就辅助器具进行更多沟通,以减少资源浪费,增加资源合理利用,为残疾儿童提供更多福利。

（五）辅助技术适应性训练

在辅助技术适配后，儿童利用其完成所预定的目标时，应进行一段时间的适应性训练，应在各种环境下完成装配组装、平稳驱动、安全完成转移、完成目标、整理和收纳。

四、辅助技术适配后评估

儿童适配辅助技术后的一段时间后需要再次评估，要了解是否可以正常使用、是否达到了预期的目标、是否需要调整和改造、有无安全性的风险和使用者及家庭的意见等，根据以上的方面来调整辅助技术方案，包括调整改进、环境改造、家庭应用指导等。

五、随访应用情况及反馈

辅助技术使用后需定期进行随访，可以通过入户访问、电话、邮件、视频等方式了解使用中存在的问题，了解使用效果、重新评估的必要性，是否需要制造商或制造者提供维护、升级、更换服务，最重要的是避免辅助器具的弃用。大约有 1/3 的人弃用了他们的辅助技术，放弃不一定意味着不再需要辅助技术，更多的意味着使用者和设备之间的不匹配，及时的随访和反馈信息可以调整与用户的匹配程度。

第三节　辅助技术对发育障碍儿童发展的影响

辅助技术自作业治疗专业起源以来一直是一个重要的工具，并贯穿其整个发展历史，以改善功能、活动和参与。传统上治疗师使用了不同类型的适应性设备，如纽扣钩、笔夹，提高使用者的自理能力。然而在过去的 10~15 年，随着社会科技的飞速进步，特别是随着微处理器芯片的技术发展，作业治疗师越来越多地使用各种电子设备，从简单的开关到复杂的机器人来支持有意义的作业活动参与。技术革命影响我们的生活，我们现在每天都依赖各种技术，包括计算机、手机和个人数字助理（PDA）。每一种技术都有可能使我们的生活变得更简单、更舒适，帮助我们更加舒适和更有效率。对残疾人来说技术尤为重要，因为它可能意味着能够单独完成一项任务和被迫依赖别人的区别，它提供了最大化的独立性功能。

儿童有一种"发现和学习的先天动力"促使他们了解周围的世界，争取独立，建立自我意识，并与他人交际。当残疾状况出现时，儿童可能难以进入玩耍、学习或自我护理活动。辅助技术可以帮助残疾儿童学习有价值的生活技能，如社会技能，包括分享和轮流、沟通、参与、精细和粗大运动技能、自信和独立。随着儿童的成长，他们可能使用的技术开发在许多日常生活活动能力的独立性和工具性日常生活活动，完成学校的作业、发展教育和作业技能、提高社会参与的机会、玩游戏或参与休闲活动。使用辅助技术可以为儿童们在环境中探索、互动和发挥作用创造令人兴奋的机会。对于残疾儿童，尽早引进适当的技术系统，可以使儿童参与到重要的学习情境中。每一个辅助技术团队成员都需要根据儿童和家庭的需要调整概念，将问题、资源的可用性和许多其他独特的因素结合起来。

残疾儿童变得被动和缺乏动力是因为缺乏学习的机会，或者缺乏对环境的独立控制，会降低与环境交互的兴趣或技能。当儿童意识到他们对自己环境中的结果几乎没有控制时，就会产生习得性无助的现象。习得性无助感是一种次要的障碍，是人们在与环境交互时不能通过个人控制达到预期目的的心理感受。此外,如果在幼儿期缺少整合基本认知和知觉技能的机会,这些儿童就不能为学习更高层次的概念奠定基础。应用适当的辅助技术可以使这些儿童尽可能早地获得尽可能多的独立性,减少他们知道自己无法控制环境的机会。习得性无助的反面是自我决策,关键特性组成包括自主性、自我意识、选择(即通常的残疾儿童没有做出有效的选择机会)、决策、问题解决、目标设定和实现、内部控制点和结果预期效果的积极的归因。随着对转型服务的重视和为儿童在学校以外的生活技能方面的培养,作业治疗师应促进所有年龄段儿童的自我决策能力的发展。

第四节　辅助技术在发育障碍儿童中的应用

对于发育障碍儿童来说获得适当的辅助技术可以更有效的参与日常生活料理、学习和教育活动,获得今后独立生活与社会融合的技能,对增强身体功能、心理健康、避免习得性无助极为重要。辅助技术发育障碍儿童康复治疗和教育过程中不可缺少的重要部分之一。

一、听觉障碍辅助技术

听力与语言是我们生活在社会上与人交流及学习的重要手段。听力障碍会严重影响患者的日常生活活动。我国第二次残疾人抽样调查结果显示,听力与语言障碍是除肢体障碍以外的各类残疾之首。其中,有不少听力障碍者可利用其剩余听力功能,并借助助听器或者人工耳蜗等具有增强和替代作用的听力辅助技术来帮助听力障碍儿童接受教育、融入社会。

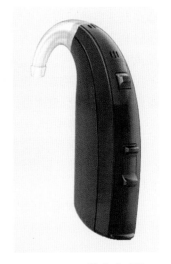

（一）助听器

助听器是一个小型扩音器,适用于轻度到重度的听力受损的儿童,通常有耳挂式、盒式、耳内式等多种类型,其中耳挂式助听器(图 14-1)是儿童最适合的类型。

（二）人工耳蜗

人工耳蜗是一种替代人耳功能的电子装置,手术植入人工耳蜗后可提供声音感觉,适用于重度、极重度听力丧失的儿童,一般建议在 4 岁以前(语言学习关键期)进行人工耳蜗植入。

（三）听觉替代辅助技术

图 14-1　耳挂式助听器

听觉信息可以利用视觉与触觉进行替代,如闪光门铃、视觉报警系统、震动闹钟和目前针对障碍人士开发的智能化家居系统,有助于听觉障碍儿童进行环境信息传递。

（四）FM 调频装置

FM 调频装置是利用无线电信号传递到儿童的调频系统、听力辅助技术设备或人工耳蜗,它有两种应用形式,一种是个体之间一对一的交流;另一种是集体调频装置,用于一对多的信息传递,避免了环境中噪音的干扰,常应用在学校教室、会场等大场地嘈杂的环境。

（五）其他装置

二、视觉障碍辅助技术

对于视觉不同程度的损伤者，尤其是儿童在日常生活、游戏、学习乃至今后的工作中会遇到较多的困难，视觉障碍对运动发育及操作能力具有重要的影响，应用适宜的视觉障碍辅助技术对儿童今后的发展具有重要的意义。

（一）放大式辅助技术

放大式辅助技术即为视觉增强辅助技术，适用于仍有一部分有效视觉识别能力，且不能通过各类眼镜的矫正达到可以正常进行日常生活和工作的低视力者。

1. 手持式放大镜　放大镜是儿童常用的光学助视器，可以根据视力水平和应用环境选择内置光源和放大倍数，也可折叠后变成桌面放大镜，其价格低廉、便于携带，但放大倍数有限。

2. 电子助视器　电子助视器（图14-2）体积小，便于随身携带，可用于阅读商品标签、地图、银行单据等，还有画面储存、显示模式等方面的选择，我国许多视觉障碍儿童喜欢借助此类产品用于阅读。

3. 电脑软件及硬件的调整　利用设置电脑放大镜系统或者改变字体大小，如为触摸式电脑屏幕，也可设置触摸手势进行对画面的放大和缩小。

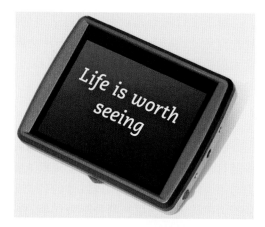

图14-2　电子助视器

4. 电脑助视器　电脑助视器可以设置字体和背景的颜色、放大范围广、储存量大、能够阅读书籍、浏览照片、写字和视力训练等。

5. 其他　如低视力助写板、镇纸式放大助视器等。

（二）视觉替代辅助技术

对于严重视觉损害的儿童可利用听觉、触觉替代视觉，并适用于听觉和触觉无损害或损害较轻的儿童。

1. 语音合成输出软件　目前一些台式电脑、掌上电脑或手机上自带的语音软件或软件开发制造商特别研制的语音软件可将屏幕上的文字转换成语音输出。

2. 有声读物　如音频书籍、语音文件等，可把记录内容朗读出来，并可调节朗读速度和进度，可以选择暂停和继续朗读。

3. 盲文及盲文相关设备　盲文或称点字、凸字，是专为盲人设计、靠触觉感知的文字。透过点字板、点字机、点字打印机等在纸张上制作出不同组合的凸点而组成。与盲文相关的设备，如盲文打字机、盲文复印机、盲文翻译机等，对儿童的教育、生活及工作技能具有重要的意义。

4. 其他　如自动报时闹钟、防溢水报警水杯、盲用手机、语音类生活用具、求助器、导盲杖等。

三、肢体障碍辅助技术

肢体障碍是致残障碍类型中比例最大的一种,致病及致残的常见疾病有脑瘫、脊髓灰质炎和先天性畸形等,其中脑瘫引起的肢体障碍最为常见。

（一）矫形器与假肢

1. 矫形器　矫形器是装配于人体四肢、躯干等部位的体外器具的总称,其目的是为了预防或矫正四肢躯干的畸形。矫形器具有支持与稳定、固定和保护、预防或矫正畸形、助动、抑制痉挛、减轻轴向承重的作用,并且矫形器的种类品种较多,一般按应用部位及作用分类。

2. 假肢　假肢是为弥补截肢者肢体缺损,代偿其失去的肢体功能而专门制造装配的人工肢体,又称"义肢",并可按结构、应用时间、驱动方式、截肢部位、用途及制作技术水平分类。

（二）日常生活活动自助具

日常生活活动覆盖了儿童在成长时绝大部分的作业能力,如洗浴、如厕、个人卫生、进食、穿衣以及功能性移动。有一部分日常生活活动肢体障碍儿童可以在不需要外界帮助的情况下利用日常活动自助具完成,减少了习得性无助感,提高自我决定的能力,增强自信自立与生活独立的信心,日常自助具种类繁多,可分为以下几类。

1. 进食自助具　进食自助具包括弹簧筷子、特殊筷子、加粗手柄餐具、C形夹及万能袖套、C形杯架、双耳（吸管）杯、吸盘碗、防洒碗、腕支具等（图14-3）。

2. 穿衣自助具　如穿衣钩（图14-4）、系扣钩、穿袜器、鞋拔、魔术贴等。

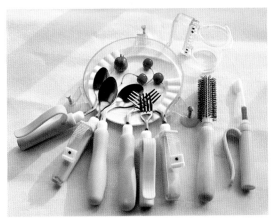

图 14-3　进食自助具

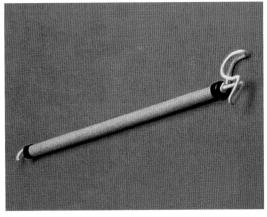

图 14-4　穿衣钩

3. 如厕自助具　如儿童坐便器（图14-5）、儿童坐式便器马桶圈等。

4. 个人卫生自助具　如长柄刷、长柄梳、C形夹或万能袖套（梳子、牙刷、剃须刀等）、洗浴椅、桌面指甲钳、淋浴椅、浴缸淋浴两用椅（图14-6）、浴缸转移板、带升降功能的浴缸、感应式水龙头和花洒等。

5. 防护自助具　如防护头盔、带面罩头盔、儿童安全座椅等。

（三）移动辅助技术

1. 拐杖　根据拐杖的结构和使用方法分为多足手杖、单足手杖、肘仗、前臂支撑仗、腋仗。

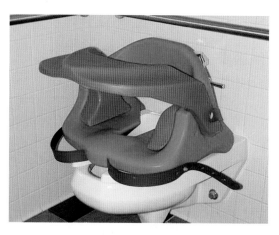

图 14-5   儿童坐式便器

2. 助行器   助行器可以辅助儿童支撑体重、保持平衡和行走的康复辅助器具,按结构分为框式、轮式和平台式等;按支撑方式分为手撑式、手扶式和前臂支撑式,可以用于上肢功能较好的儿童(图 14-7)。

3. 轮椅   轮椅是儿童康复的重要工具,不仅是肢体障碍儿童代步工具,更重要的是使他们借助于轮椅进行身体锻炼和参与社会活动。轮椅一般分为普通轮椅(图 14-8)、电动轮椅(图 14-9)、定制轮椅、特殊用轮椅和代步车等。普通轮椅一般由轮椅架、车轮、刹车装置及座靠 4 部分组成。手摇轮椅在普通轮椅基础上,增加手摇装置。电动轮椅在普通轮椅基础上,增加电子助力系

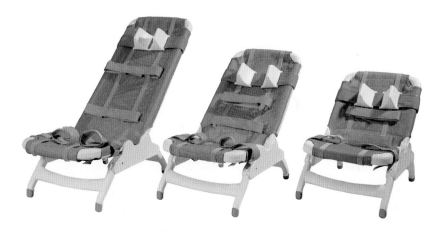

图 14-6   浴缸淋浴两用椅

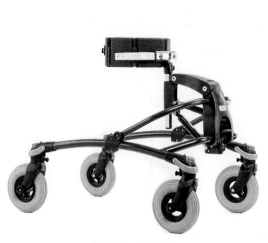

图 14-7   助行器

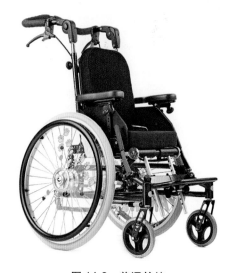

图 14-8   普通轮椅

统,减轻了使用者的体力消耗。智能轮椅在电动轮椅的基础上,增加了定位移动、站立移动、遥控移动以及相关互联网服务用于辅助生活。

4. 其他　如三轮车、手推车等。

（四）摆位辅助技术

在发育障碍儿童的日常姿势管理中,摆位辅助技术可以让儿童处于良好的姿势,有利于其功能的恢复并参与到日常生活、游戏和教育的活动中。随着科技发展和产品开发,一些摆位辅助技术产品具有多种摆位功能（包括卧位、坐位和立位之间的转换和移动功能）,满足了儿童在多种环境下的摆位需求。目前常用的摆位处技术包括卧位、坐位和立位姿势。

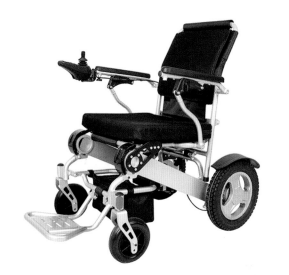

图 14-9　电动轮椅

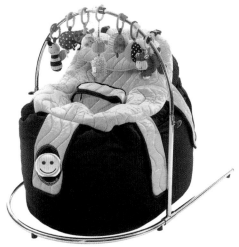

图 14-10　仰卧摆位器

1. 卧位姿势摆位辅助技术　根据卧姿可分为仰卧摆位器（图 14-10）、俯卧摆位器和侧卧摆位器,常用的卧姿摆位器有滚筒、楔形垫及组合、特制摆位器、侧卧板等,可根据实际需

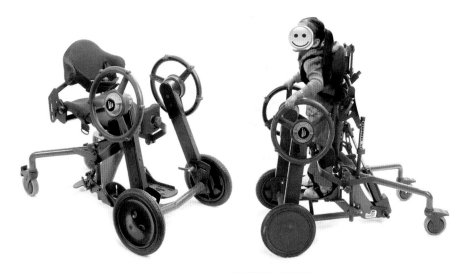

图 14-11　多功能摆位移动器

求及环境进行设计和组合。

2. 坐位姿势摆位辅助技术　根据坐位姿势需要设置头、躯干、下肢和足部的控制单元，也可以特殊定制。常见的坐位姿势摆位器有（定制）坐垫、滚筒、角椅、多功能摆位移动器（图14-11）、可调式倾斜桌等。

3. 立位姿势摆位辅助技术　包括垂直站立架、多功能摆位移动器、可移动式站立架和（电动）直立架等（图14-12）。

（五）学习辅助技术

为了满足学龄前期及学龄期肢体发育障碍儿童的学习和教育需求，以下学习辅助技术可在家庭及学校中使用到，有需求的其他障碍儿童也可以应用。如书夹、口棒、自动翻书机、（自制）执笔辅助器、执笔支具和可调节课桌椅等。

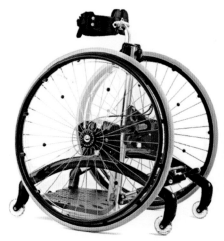

图14-12　可移动式站立架

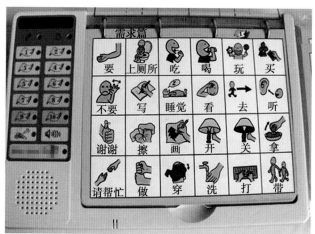

图14-13　沟通板

四、沟通障碍辅助技术

沟通障碍辅助技术可以提升障碍儿童独立自主表达外，可以减少日常生活、教育、就业和社会融合所遇到的沟通阻碍，能够提高儿童的生活品质，有助于儿童的学习和人际互动，但是使用的前提是儿童有能力使用符号系统。沟通障碍辅助系统经常以电子式或非电子式进行区分，非电子式技术是低科技的包括沟通板、纸笔或者图片系统；电子式技术属于高科技辅助技术，如沟通器、手机、计算机（包括微电子、触摸屏幕平板计算机、笔记本电脑、台式电脑）和沟通软件，其中的技术与计算机辅助技术相通。

1. 沟通板　沟通板是将文字、图片等信息符号放在一个板子上，根据儿童选择的符号进行沟通（图14-13）。

2. 沟通器　通常具有录音功能，可以通过播放事前储存的录音表达自己的需要和想法。

3. 计算机辅助沟通系统　包括计算机（包括微电子、触摸屏幕平板计算机、笔记本电脑、台式电脑）和沟通软件，常用的控制方式有直接选取和应用扫描技术（目光扫描、开关扫描）等。

第五节 环境改造

环境是指围绕着人类的生存空间,是人类赖以生存和发展的外部条件的综合体,是可以直接、间接影响人类生存和发展的各种自然因素和社会因素的总体。

ICF将"环境因素"定义为"构成个体生活背景的外部或外在世界的所有方面,并对个体的功能发生影响"。ICF中将环境分为物理、社会、文化、制度和经济环境等方面。发育障碍儿童常常会遇到日常生活、接受教育和社会参与等各种障碍,治疗师应发现障碍的原因,通过治疗方法、替代动作或者其他调整模式使儿童获得功能性的发展,调整策略包括活动改良、应用辅助技术和环境改造等。无障碍环境或通用设计并不仅是"走廊加装扶手"或者"台阶加装坡道",应该是一个完整化的环境系统,无论是否存在发育障碍的儿童在这样的环境系统下都能健康快乐的成长。环境改造是通过对环境的适当调整,使环境能够适应残疾人的生活、学习或工作的需要,通过环境改造可以提升发育障碍儿童在活动中的表现。

一、家居环境改造

家居环境改造是指改变家居环境中的非人类特性,用以满足发育障碍儿童的日常生活、学习等方面的需求,如调整灯光照明、地面、家具和物体的摆放,甚至需要完全改变房间的构造和布局及近距离的社区环境(如门的宽度、走廊的墙面扶手、设置斜坡等)来便于轮椅、手推车和助行器的通行。

(一)听觉障碍儿童家居环境改造

听觉障碍儿童的家居环境一般无需特殊改造,在生活中需要利用有视觉效果突出、儿童愿意选择使用的辅助技术设备即可,如闪光门铃、视觉报警系统、震动闹钟和智能化家居系统等。

(二)视觉障碍儿童家居环境改造

视觉障碍儿童的家居环境需要根据儿童的障碍特点进行设计和改造,为他们进入(特殊)学校或社会进行环境适应性训练。具有部分视力的儿童的家居中的行进路线导向清晰并且有效,生活功能分区明确,房间布置的颜色切忌纷乱,可利用色彩对比、辅助技术等方式进行视觉补偿;视力严重障碍和完全障碍的儿童家居应保持家具及常用物品固定的位置,陈设需要摆放整齐有序并靠墙和角落、活动空间大、跌倒及触碰安全防护等方面的考虑。

(三)肢体障碍儿童家居改造

肢体障碍儿童的家居布局要考虑儿童的障碍程度、移动方式、康复治疗和教育目标、儿童使用意愿等方面,如果日常移动需要使用轮椅等移动设备,要对门厅、卧室、厨房、卫生间、浴室和其他需要的位置进行改造,如拆除门槛、设置坡道、加宽通道、加装扶手、设置入户台阶升降系统(图14-14)和越层升降电梯、预留轮椅空间

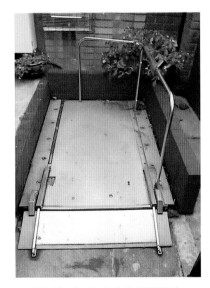

图14-14 入户台阶升降系统

（厨房操作台面、洗手池、餐桌、学习桌等）、床面高度改造等，严重肢体障碍儿童可以安装环境控制系统。

二、社区及校园环境改造

2017年5月1日起我国正式施行《中华人民共和国残疾人教育条例》，在法律上进一步保障我国残疾人平等受教育的权利，促进残疾人教育事业的发展。特殊儿童的教育应优先采取普通教育方式，可根据儿童的障碍类别和接受能力采取普通或特殊教育方式。

发育障碍儿童应具有特殊的环境支持用以教育及日常活动，2012年国务院颁布《无障碍环境建设条例》，要求完善无障碍环境（barrier free design）（图14-15）建设政策和标准，加强无障碍通用产品和技术的研发应用，确保新（改、扩）建道路、建筑物和居住区配套建设无障碍设施，加快推进政府机关、公共服务、公共交通、社区等场所设施的无障碍改造。无障碍环境是指能够进去、可以接近、可以获得、易达到的环境，这个概念是1974年由联合国提出的，设计理念为实现残疾人平等参与生存和社会活动，营造充满关怀和爱的现代生活环境。社区和校园作为为公共服务的一部分，应参照《无障碍环境建设条例》建造及改造以解决特殊环境需求，但目前我国的公共环境基础设施目前仍较发达国家薄弱，对于各种发育障碍儿童的社区和校园环境改造仍处于初始阶段。

2006年12月13日由联合国大会通过的《残疾人权利公约》中指出：通用性设计（universal design）是指尽最大可能让所有人可以使用，无需做出调整和特别设计的产品、环境、方案

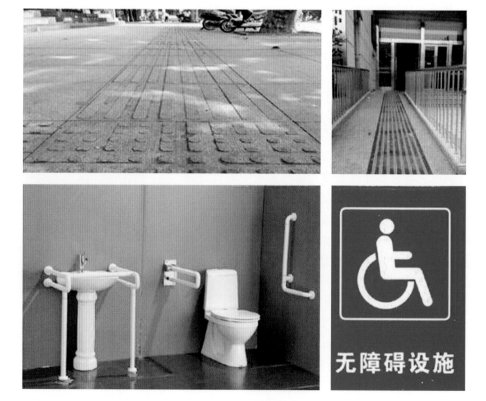

图14-15　无障碍环境

和服务设计。通用设计对产品和环境的考虑是尽最大可能面向所有的使用者,将所有人都看成是程度不同的能力障碍者,即人的能力是有限的,人们具有的能力不同,不同的环境中的能力也不同。通用设计消除了"区别对待"的心理暗示,在现实生活中无论是残疾人或发育障碍儿童都应获得"平等对待"。

（刘　鹏）

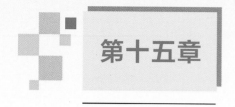

第十五章

脑 性 瘫 痪

第一节 概 述

一、定义

脑性瘫痪(cerebral palsy, CP)简称脑瘫,是一组持续存在的中枢性运动和姿势发育障碍、活动受限综合征,这种综合征是由于发育中的胎儿或婴幼儿脑部非进行性脑损伤所致。脑性瘫痪的运动障碍常伴有感觉、知觉、认知、交流和行为障碍,以及癫痫和继发性肌肉骨骼问题。

按运动障碍类型及瘫痪部位分型:①痉挛型四肢瘫;②痉挛型双瘫;③痉挛型偏瘫;④不随意运动型;⑤共济失调型;⑥混合型。粗大运动功能分级按小于2岁、2~4岁、4~6岁、6~12岁4个年龄段的标准分为5级。

二、作业功能障碍

(一)作业技能障碍

1. 上肢功能障碍　除下肢功能障碍外,脑瘫儿童上肢功能障碍也很常见。上肢功能受损会不同程度地影响儿童的精细运动、日常生活活动、游戏及学习能力。很多家长只注重儿童的粗大运动,如站立、行走等,认为会走最为关键,而忽视儿童的上肢功能,常常贻误最佳时机。

2. 缺乏感觉、知觉运动体验　由于运动障碍的影响,脑瘫儿童大多活动较少,难以像正常儿童那样到处走走、看看、摸摸,对周围事物和外界体验少、了解少,常伴有视觉、听觉、触觉,方位(特别是以儿童自身为准辨认左右、上下等空间位置)、距离、形状、颜色、注意力、记忆力等感知觉、认知功能障碍及感觉统合障碍。

3. 缺乏社会生活体验　由于运动障碍,脑瘫儿童活动范围受限,与同龄儿童接触、游戏的机会少;或由于过度被照顾,参加社会活动时也十分被动,对社会的理解不够,缺少必要的社会生活体验。脑瘫儿童多以自我为中心,常不适应社会环境。

(二)作业活动能力障碍

脑瘫儿童的日常生活活动能力受到影响,包括进食、更衣、洗漱、如厕、洗澡、移动、使用工具等;此外,儿童的书写能力、学习能力以及游戏等也会受到影响,出现不同程度的功能障碍。

第二节 脑瘫的作业评估

一、评估内容

脑瘫儿童的作业评估内容主要包括一般情况评估、作业技能评估、作业活动表现评估。

1. **一般情况评估** 主要包括生长发育史、个人史、既往史、辅助检查及结果等;家庭、学校及社区基本情况;主要看护人、父母的养育态度等评估。

2. **作业技能评估** 主要包括粗大与精细运动功能,感知觉与认知功能,社会交往,心理及适应性行为等评估。

3. **作业活动表现评估** 主要包括日常生活活动能力、游戏能力以及学习能力等评估。

进行作业评估应注意明确儿童及家长的主要需求,不仅要评估脑瘫儿童功能障碍情况,也要注重对其现有能力和潜能进行评估。

二、评估方法的选择

选择正确的评估方法是准确了解儿童作业表现情况、正确制订作业治疗计划并实施作业治疗的关键。可用于脑瘫儿童的作业评估方法较多,应用时要根据儿童的实际情况进行选择。

（一）选择原则

1. 脑瘫儿童是发育中的个体,要选择适当的发育评估方法对其各功能领域的发育水平进行评估,可以选择正常发育里程碑,也可选择标准化的儿童发育评估工具。

2. 可以选择标准化的运动功能评估工具对脑瘫儿童进行粗大运动功能、精细运动功能评估,选择标准化的智力测验量表、适应行为评估量表等对认知、社交、心理等作业技能进行评估。

3. 可以选择日常生活活动能力评估工具对脑瘫儿童在日常生活、学习和娱乐方面的独立能力与活动表现进行评估。

4. 采用适当的方法对脑瘫儿童所在的家庭环境、学校和社区等社会环境进行评估。

（二）评估方法应具备的条件

1. **可信性** 要求结果可靠,同一评估者对同一对象、同一水平在1周或1个月内连续评估多次的结果相差不能过大,应有90%以上的重复性,应能与其他评估者或单位的项目进行结果比较。结果可靠,能为治疗人员、儿童和社会提供有参考价值的信息。

2. **有效性** 应能有效评估出儿童功能情况,评估记分应能区分有无功能障碍以及功能障碍的程度。

3. **灵敏性** 应能反映治疗前后儿童功能的变化情况。

4. **合理性** 应能真实反映儿童功能障碍的重点,可以指导正确的治疗方向。

三、评估方法的应用

可用于脑瘫儿童作业评估的方法比较多,常用评估方法如下。

（一）作业技能评估

1. 上肢运动功能评估

（1）Peabody 运动发育量表（Peabody developmental motor scale-Ⅱ，PDMS-2）：是目前国内外广泛应用的一个全面的运动功能评估量表，适用于 0~72 个月的所有儿童。包括反射、姿势、移动、实物操作、抓握和视觉-运动整合 6 个分测验，抓握和视觉-运动整合测验用于精细运动功能评估，主要评估儿童运用手指、手以及在一定程度运用上臂来抓握物体、搭积木、画图和操作物体的能力（图 15-1，图 15-2）。量表中每个项目都采用 3 级评分，即 0、1、2 分。可在 20~30 分钟内完成。

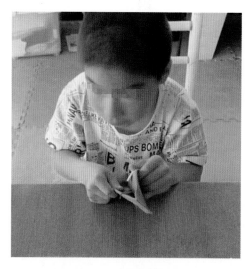

图 15-1　抓握分测试

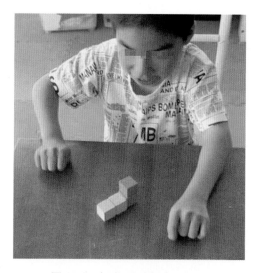

图 15-2　视觉-运动整合分测试

（2）精细运动能力测试量表（fine motor function measure scale，FMFM）：适用于 0~3 岁脑瘫儿童。测试采用 5 个能区：A 区（视觉追踪）、B 区（上肢关节活动能力）、C 区（抓握能力）、D 区（操作能力）、E 区（手眼协调能力）。完成所有测试大约需要 30 分钟。每个项目采用 4 级评分法，即 0、1、2、3 分（图 15-3）。

（3）Melbourne 单侧上肢评估量表（Melbourne unilateral upper limb assessment，MA）：适用于 2.5~18 岁患有先天性或获得性神经系统疾病儿童的上肢运动功能，脑瘫儿童是其最主要的应用人群。中文版墨尔本评估量表包括 14 个测试项，分别为向前伸手、侧方伸手-举高、抓起蜡笔、握住蜡笔画画、放下蜡笔、抓起小球、放下小球、手指动作的控制、用手指、将手从前额伸至颈后、触摸臀部、前臂旋前/旋后、触及对侧肩膀、抬手到口再放下。由两名经过严格培训的作业治疗师通过录像对评估结果进行评分（图 15-4，图 15-5）。完成一个完整的评估约需 8~20 分钟。

（4）脑瘫患儿手功能的分级系统（manual ability classification system，MACS）：适用于 4~18 岁，是针对脑瘫儿童在日常生活中操作物品的能力进行分级的系统，分 5 级。与其他的脑瘫手功能评定和分类方法相比，MACS 在康复医师、治疗师和家长的评定结果之间有良好一致性，而且可以比较清晰地区别不同级别间的能力，有利于专业人员、家长之间的信息沟通，有助于为手功能康复计划的制订提供依据。

2. 认知功能评估　常用的有韦氏智力测验、中文版儿童作业治疗认知功能动态评估量

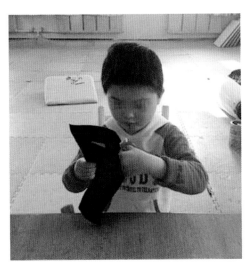

图 15-3 脑瘫儿童精细运动能力测试

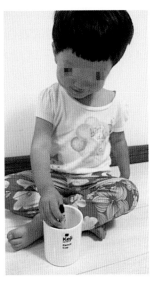

图 15-4 Melbourne 量表评估 1

表等。

（1）韦氏智力测验：是世界上应用最广泛的智力测验诊断量表，对于 3 岁以上的儿童要根据其年龄选用适当的韦氏量表。

1）韦氏儿童智力量表第 4 版（Wechsler intelligence scale for children-fourth edition，WISC-Ⅳ）适用于 6~16 岁，由 14 个分测验组成，包括言语理解、知觉推理、工作记忆、加工速度 4 个指数。前两项说明一般能力，后两项说明认知效率。

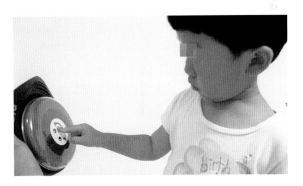

图 15-5 Melbourne 量表评估 2

2）韦氏幼儿智力量表第 4 版（Wechsler preschool and primary scale of intelligence-fourth edition，WPPSI-Ⅳ）：适用于 2 岁 6 个月~6 岁 11 个月。共 13 个分测验，包括言语理解、视觉空间、流体推理、工作记忆、加工速度 5 个方面，可得出总智商。

（2）中文版儿童作业治疗认知功能动态评估量表（dynamic occupational therapy cognitive assessment for children，DOTCA-Ch）：适用于 6~12 岁，具有良好的信度和效度，可作为一种有效测量工具评估儿童认知功能。包括 5 个领域、22 个项目、56 道题目，总分 142 分。

3. 感知觉评估

（1）感觉统合发展能力评估方法：可应用标准化工具如儿童感觉统合能力发展评定量表、婴幼儿感觉功能测试表等；也可以采用对日常生活中的异常行为表现进行观察，如动作笨拙、用餐问题、身体感觉异常等。

1）儿童感觉统合能力发展评定量表：我国台湾的郑信雄根据 Ayres 的研究成果编制而成，北京医科大学精神卫生研究所于 1994 年进行了修订，用于评定儿童感觉统合能力的发展水平。适用于 6~11 岁学龄儿童，由儿童的父母或知情人根据儿童近 1 个月的情况如实填

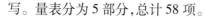
写。量表分为 5 部分,总计 58 项。

2) 婴儿感觉功能测试表(test of sensory function in infants,TSFI):于 1989 年出版,设计者为 De Gangi,适用于 4~18 个月婴幼儿,有较好的信度和效度,但个别项目与评定者经验关系较大。

(2) 视觉功能评估:儿童视知觉发育过程:新生儿对强光有瞬目动作,其视觉在 15~20cm 处最清晰,安静清醒状态下可短暂注视物体。新生儿期后视感知发育迅速,随着年龄的增长和大脑皮层功能的发育,儿童的视觉功能不断完善,到 6 岁时视深度已充分发育,视力可达 1.0;10 岁时能正确判断距离与速度,能接住从远处掷来的球。可根据视知觉发育水平进行评定。

4. 心理行为评估　适应能力评估可采用文兰德适应能力量表(Vineland adaptive behavior scales,VABS)、儿童适应行为评估,前者适用于 0~18 岁,包括交流、日常生活技能、社会交往、动作技能和问题行为 5 个分测验;后者适用于 3~12 岁低智力儿童或正常儿童。评估时间约 20~30 分钟,评估结果采用适应行为离差商表示。

5. 发育评估　6 岁以下儿童可选用格塞尔发展诊断量表(Gesell development diagnosis scale,GDDS)、贝利婴儿发展量表以及发育里程碑等发育评估方法。

(二)作业活动能力评估

1. 儿童功能独立性评定量表(Wee function independent measurement,Wee-FIM)　适用于 6 个月~7 岁正常儿童以及 6 个月~21 岁的功能障碍或发育落后儿童,包括 18 个项目,自理区(自理、括约肌控制)、移动区(移动、行动)、认知区(交流、社会认知),其中自理区和移动区又组成运动部分(共 13 项);其余为认知部分(共 5 项)。详见第四章第二节相关内容。

2. 儿童生活功能量表(pediatric evaluation of disability inventory,PEDI)　适用于 6 个月~7.5 岁的儿童及能力低于 7.5 岁水平的儿童,由功能性技巧、照顾者援助及调整项目 3 部分组成,每个部分评估又分为自理能力、移动能力和社会功能 3 方面活动受限的程度及功能变化与年龄间的关系,能有效评定功能障碍儿童每个领域或能区的损伤情况、判断康复疗效、制订康复计划和指导康复训练。熟练的治疗师可在 20~30 分钟内完成,而家长或护理者也可在 45~60 分钟内完成。

3. 香港学前儿童精细动作发育评定(Hong Kong preschool fine motor development assessment,HK-PFMDA)　适用于 0~6 岁,包含 3 个分测验,分别是基本手部操作技巧、手眼协调和操作、书写前技巧。儿童在评定者的指导下完成动作,评定方式与 PDMS-2 类似。首先要选择合适的底部水平,然后连续评定到顶部水平。评分者可以根据动作完成质量给每个动作打分,从而获得项目分数、各分测验得分和总分。此量表成为首套以中文编写及适用于华人小区的标准化发育评定工具,得到业界的认同及广泛采用,是一份信度高及效度高的标准化发育评定工具。

四、评估的注意事项

1. 突出评估重点　作业评估的重点应放在与生活自理、学习和游戏活动有关的综合性功能评估上,如日常生活活动能力评估、上肢活动能力评估(手功能评估)和游戏能力评估等。

2. 熟悉评估方法　作业治疗师必须熟练掌握所选择的评估方法,尽量选择方法可靠、精确度高、重复性好的无创伤性的方法。

3. 客观评估结果　尽量避免只依据儿童或家长口头描述进行评估；要结合病史、临床检查及其他资料对评估结果进行全面分析，排除操作或主观判断等各方面的误差因素，做出客观、准确的评估。

4. 注重儿童配合和环境影响　求得儿童的合作，保证儿童处于评估所要求的生理状态，如因疾病或其他因素影响不能完成所选择的评估，可以换用同类评估方法。

评估环境应相对安静、整洁，空气新鲜和温度适中，以尽可能避免环境对评估结果的影响。

第三节　脑瘫的作业治疗

脑瘫儿童作业治疗是在一定的环境下，以感觉、运动、认知和心理技巧为基础，针对脑瘫儿童在游戏、自理、上学 3 个方面的功能表现进行训练，以解决生活、学习及社交中所遇到的困难，取得一定程度的独立性和适应性。因此，脑瘫的作业治疗领域相当广泛，包括姿势控制的发育、手功能的发育、移动、感觉统合、感知与认知、心理和情感、进食和口运动功能、自理和独立性、游戏、书写技巧、家长指导等方面。

一、治疗目标

治疗目标的正确与否直接关系到治疗效果的优劣，对脑瘫儿童的进步与发展具有至关重要的作用。

1. 治疗目标应与家长商定　作业治疗师必须了解父母的需求，与家长商讨确定治疗目标。

2. 治疗目标要具体、细化　应将治疗目标具体、细化，如治疗目标为提高脑瘫儿童的手眼协调性，则太过泛泛，可以设定治疗目标为 60 秒穿 3 个珠子、2 分钟搭 5 层积木等。

3. 治疗目标要切实可行　制订切实可行的治疗目标，既不能过高也不能过低，更不能操之过急，要循序渐进。如对于一个发育相当于正常 4 个月婴儿水平的脑瘫儿童，治疗目标是使其达到 2 岁正常儿童水平，这样的治疗目标就不可行。

4. 治疗目标要有现实生活意义　应紧密围绕儿童的日常生活、学习和游戏活动制订治疗目标，所制订的治疗目标应具有现实生活意义。

5. 治疗目标可以有多个　有的治疗师只制订 1 个治疗目标，但很多脑瘫儿童同时有几个问题需要改善，治疗目标可以有多个，如治疗目标可设立为独自用筷子吃饭、独自穿衣等。

二、治疗原则

要在游戏中进行，游戏是儿童的天性，是儿童认识世界、学习知识、增长本领的主要内容和形式。如何将游戏贯穿于脑瘫儿童的作业治疗中，是作业治疗师面对的重要课题。游戏是儿童的主导活动，能培养儿童的兴趣，引导儿童认识客观世界，促进儿童身心的发展，是对儿童进行康复训练的有力手段。在游戏中，儿童的运动器官能得到很好的发展。由于儿童担任游戏中某一角色的任务，必须努力去完成，他的动作就更富有目的性和积极性，而身体的运动器官就会得到很好的发展。

三、治疗方法

（一）正确姿势保持训练

按照儿童的发育规律,通过包括游戏在内的各种作业活动训练,保持儿童的正常姿势。

1. 当儿童坐位时,一定要保证髋关节、膝关节、踝关节保持90°,儿童躯干伸展。

2. 最容易忽略的是坐位时踝关节的姿势(图15-6),如果儿童的足不接触地面,就如同一个人坐于高墙上,此时做动作一定没有平时流利,因为此时儿童的注意力都放在了保持平衡上。因此,对脑瘫儿童进行坐位手功能训练时,一定要使其双足平放着地,如果儿童的双足不着地,可以在他的脚下放一适当高度的木板或泡沫垫(图15-7)。

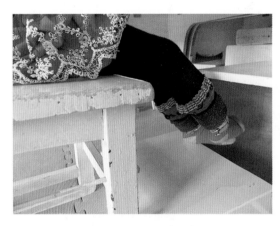
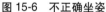

图 15-6　不正确坐姿

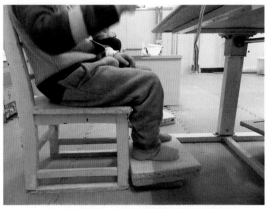

图 15-7　正确坐姿

（二）精细运动训练

很多脑瘫儿童存在精细运动障碍,完成技能性动作笨拙,在精细动作过程中表现为动作缓慢、动作幅度大、效率低、手-眼协调能力差。动作笨拙可能会涉及一些特殊肌群如手肌、前臂肌、肩胛带肌等,并常伴有视觉空间-运动功能的障碍,如某种程度的立体视觉、认知作业操作困难。

不能很好地搭积木、不能用拇示指指腹捏起小物体、不能把硬币放入投币盒中、搭建筑模型、玩球、描画和认识图形能力也很差等。精细运动障碍可能会影响到脑瘫儿童的社会适应能力,尤其会影响学习,出现书写困难等。

精细运动训练分为手功能训练、视觉功能训练、手眼协调能力训练等。

1. 手功能训练　如三指捏训练:训练儿童用拇、食、中指抓握训练(图15-8);拇、示指指腹捏训练:日常生活中很多动作都是拇、示指指腹捏,因此该动作十分重要(图15-9)。

2. 视觉功能训练　可以用各种色彩鲜

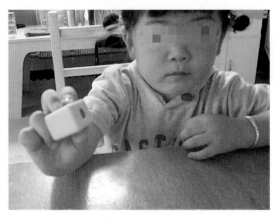

图 15-8　三指捏训练

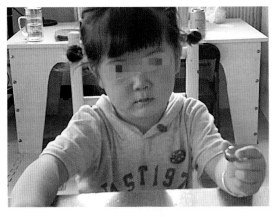

图 15-9　拇、示指指腹捏训练

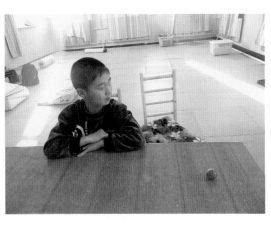

图 15-10　水平追踪球

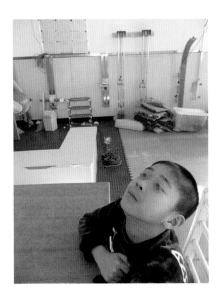

图 15-11　垂直追踪球

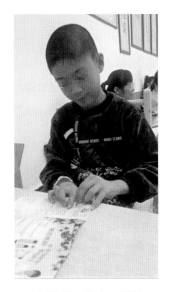

图 15-12　撕人物训练

明、背景对比清晰及反光良好的玩具,儿童取坐位,球在桌面上,从儿童左侧滚到右侧,让儿童用眼睛追踪球,再把球从右侧滚到左侧,让儿童追踪球(图 15-10);可以把球放于儿童头部上方 10cm 处,嘱儿童看球,让网球自由落下,训练儿童追随目标的能力(图 15-11)。

3. 手眼协调能力训练　如撕人物训练:让儿童撕杂志上的人物,越贴近人物的线条越好(图 15-12)。

4. 砸蛋训练　儿童取坐位,桌面放一砸蛋玩具,治疗师让儿童砸蛋,如儿童能很好完成,可增加难度,嘱其砸治疗师所说颜色的球(图 15-13)。

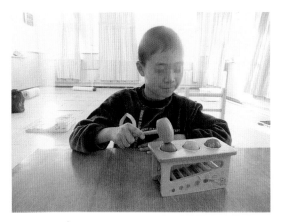

图 15-13　砸蛋训练

（三）日常生活活动能力训练

选择儿童日常生活中必须完成的动作
进行训练,训练难度以儿童稍加努力即能完成最好。训练内容包括进食(图 15-14)、更衣、如
厕(图 15-15)、洗漱、个人卫生等多个方面。可供选择的方法如下:

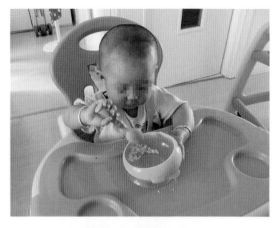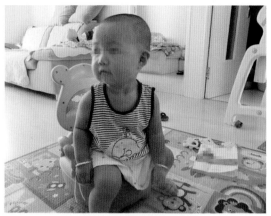

图 15-14　独自进食训练　　　　　　图 15-15　独自排便训练

1. 正向连锁法　依照日常生活活动动作所需要的步骤,从第一步开始进行训练,完成
第一步时再训练第二步,直到最后一步。

2. 反向连锁法　根据作业活动分析所列的步骤,从最后一步开始进行训练,完成最后
一步后再倒后训练前一步,直到第一步。

3. 塑形法　用奖励的方式增强脑瘫儿童进行日常生活能力训练的兴趣。当脑瘫儿童
完成他所需要的动作时,要给予脑瘫儿童即时的奖励(强化物)。

（四）感觉统合训练

脑瘫儿童一部分存在视觉、听觉异常,触觉、前庭感觉异常敏感或迟钝,本体感觉不足,
既可独立存在,也可几项感觉异常同时存在。感觉统合训练包括针对其触觉、本体感觉、前
庭感觉;同时增加基本视觉、听觉感知能力的训练。

1. 让儿童仰卧或俯卧在垫子上,用大触觉球在其身上滚过去。若他喜欢,可尝试加重
一点压力,主要提供触觉刺激,有抑制神经兴奋程度的作用(图 15-16)。

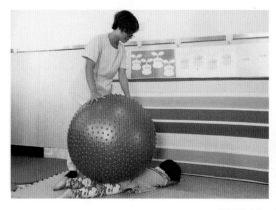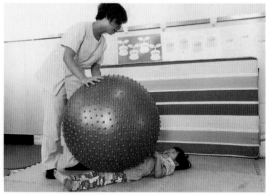

图 15-16　压马路游戏

2. 本体感觉输入训练 将被单中间拉起，形成一个可以钻入的"洞口"，让儿童俯卧着身体，从"隧道"中爬行通过（图15-17）。

（五）辅助器具使用训练

是康复治疗的重要内容之一，在脑瘫儿童全面康复中发挥着越来越重要的作用。特别是对于一些严重儿童，应用辅助技术可提高他们的行动能力，促进回归家庭、参与社会和重返社会。

1. 如果脑瘫儿童吃饭时，总是把饭舀撒，可以用一个带碗挡的饭碗，避免弄撒饭菜（图15-18）。

2. 脑瘫儿童吃饭时，餐具常无法固定，用有吸附盘的餐具（图15-19），可以帮儿童固定。

（六）指导家长

1. 指导家长克服心理障碍，接受和适应客观事实 指导家长及家庭其他成员正视客观现实，克服心理障碍，处理好与儿童的关系，每个成员都要尽最大努力帮助儿童，勇敢地承担家长的责任和义务。

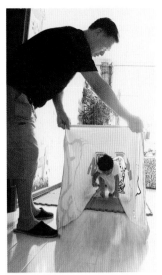

图 15-17 阳光隧道训练

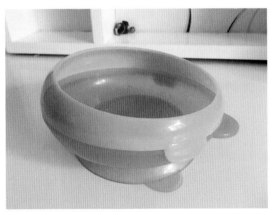

图 15-18 带碗挡的饭碗

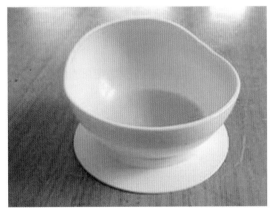

图 15-19 带吸附盘的碗

2. 指导家长采取正确的方式与儿童相处

（1）争取儿童合作，尽量吸引儿童注意力，避免强迫。

（2）每次训练时间尽可能不要太长，对儿童进行训练的形式要多样。

（3）遵循示范-等待-鼓励-等待-示范的原则，让儿童有足够时间去反应。当儿童完成一件事情，做好一个动作，要立即给予鼓励。

（4）让儿童有成就感，进行作业治疗活动训练时，让儿童自己完成最后的动作，增强儿童的成就感。

（5）遇到儿童反抗或消极情绪时，可采用忽视疗法，须有耐心并保证时间。

四、注意事项

1. 治疗师的视线和儿童相平或低于儿童，否则治疗师和儿童看见的范围不同，容易造成影响作业治疗效果。

2. 治疗中要保证儿童的安全,安全是重中之重,没有安全的前提,一切治疗都不可能很好地开展。

3. 儿童要双脚平放着地,否则会引起儿童下肢伸肌痉挛,所以儿童要双脚平放在支撑面上。

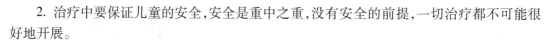

第四节　案例分析

一、案例描述

刘××,男,5岁,脑性瘫痪(痉挛型双瘫),存在问题:拿物经常一下拿不到,用勺吃饭经常撒,不能拿到移动的物体,手没轻没重,经常把纸质玩具弄坏。袜子不分反正,不能独自穿衣。

二、案例评估

1. 标准化评估　经 Peabody 精细运动评估,该儿童处于中等水平。
2. 标准化评估　触觉不敏感,穿衣不分反正。

三、治疗目标

刘××,在4~6周内每次用勺子进餐洒食物小于3次,穿袜子时分清反正。

刘××,在10~12周内能用辅助筷子进食,在辅助下穿衣。

四、治疗方案

1. 方块充当火车车厢,玩盖印章游戏,让儿童在车厢内盖图章,嘱儿童不要盖在车厢外,锻炼手眼协调性(图15-20)。

2. 可以让儿童揉不同质地的纸张,感受纸张对手掌的刺激,增加手掌的感觉输入(图15-21)。

3. 如儿童能很好地完成上一动作,让儿童把纸团用勺子转运到盒子中,此动作可提高儿童的手眼协调性而且促进上肢的伸展模式(图15-22)。

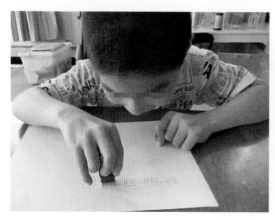

图15-20　盖图章游戏

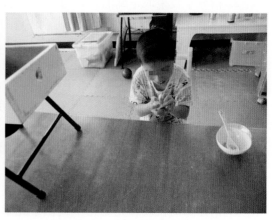

图15-21　纸张对手掌的刺激

4. 把球放在盛有水的盆中,儿童向下压球,让其感受水的浮力(图 15-23)。

5. 让儿童双手各握一根筷子,嘱其用两根筷子夹起球,放在指定位置(图 15-24,图 15-25)。

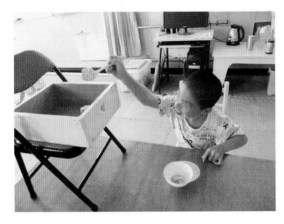

图 15-22　用勺转移纸

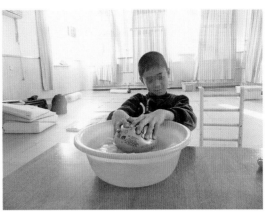

图 15-23　感受浮力

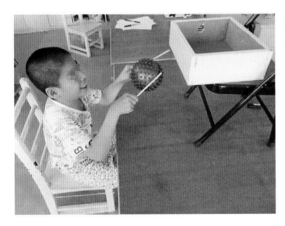

图 15-24　筷子夹球 1

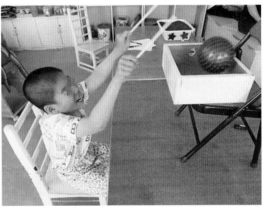

图 15-25　筷子夹球 2

6. 球上贴有标签,把标签放在儿童一手掌,让其活动手指把标签转到上方(图 15-26,图 15-27)。

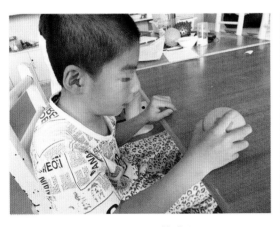

图 15-26　手转球 1

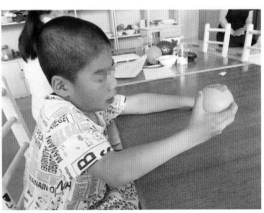

图 15-27　手转球 2

7. 儿童前方放一保龄球,让儿童一手持球,砸保龄球(图15-28)。

8. 让儿童一手持胶水,另一手持纸质树叶,把胶水涂抹于树叶上,再贴到大树上(图15-29,图15-30)。

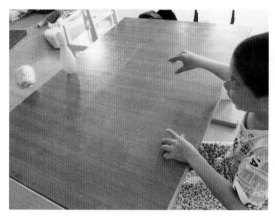

图15-28　砸保龄球

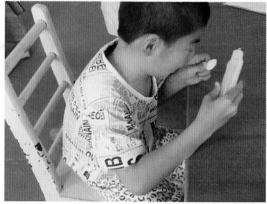

图15-29　胶水涂抹树叶

9. 儿童单手持套杯,治疗师在对面扔球滚向儿童,嘱儿童用套杯盖上滚动的球(图15-31)。

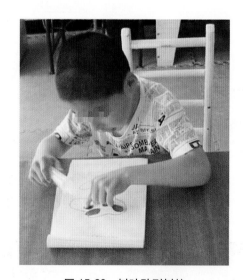

图15-30　树叶贴到树枝

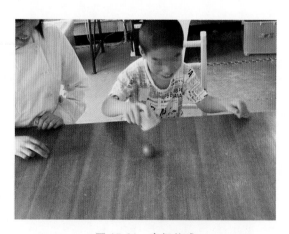

图15-31　套杯盖球

（徐　磊）

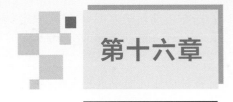

第十六章

孤独症谱系障碍

第一节 概 述

一、定义

孤独症谱系障碍(autism spectrum disorder,ASD)是一类发生于发育早期的神经发育障碍性疾病,世界各国报道其发病率有不明原因的递增趋势。《精神障碍诊断与统计手册》(第5版)(DSM-5)中提出ASD以社会交往和社会交流缺陷以及限制性重复性行为、兴趣和活动两大核心表现为特征,包含孤独样障碍(孤独症)、阿斯伯格障碍、儿童瓦解性障碍及广泛性发育障碍未分类。先前独立的四种障碍实际是一种障碍在两大核心特征方面不同程度的表现,还涉及感知、认知、情感、思维、运动功能、生活自理能力和社会适应等多方面的功能障碍,严重阻碍发育期儿童综合能力的发展。迄今为止,在临床上缺乏特异性生物学标记物可供甄别,亦无特异性医学治疗方法,终生致残率非常高,已成为影响这类儿童健康与发展的公共卫生问题。

二、ASD儿童存在的主要功能障碍

(一)日常生活能力障碍

由于认知功能的影响,ASD儿童日常生活自理能力较差,表现在日常生活的各个方面,如交流、就餐、穿衣、洗漱、如厕等基本的生活技能学习困难。

(二)精细功能障碍

ASD儿童的精细功能障碍表现为手眼协调能力差,手部小肌群肌力低,小肌肉运用不协调,拇示指对捏的灵活性差,手指分离动作差,手部功能操作笨拙等。

(三)认知功能障碍

绝大多数ASD儿童认知水平落后于同龄的正常儿童,表现在基本技能学习能力差,对事物推理能力及问题解决能力均偏离正常,注意力不集中,观察能力、分析能力、知觉辨别能力、空间感知能力、创造力、想象力和动手操作能力均受到不同程度的影响。

(四)感觉统合障碍

1. **整合感觉信息障碍** 无法同时运用触觉、听觉、视觉、味觉、嗅觉等多种感觉刺激,无

法正确解释、分辨和整合各种感觉信息。

2. 感觉调节障碍　触觉过防御、听觉防御、重力不安全感、寻求特定感觉刺激等感觉统合障碍的比例非常高，以触觉过防御、听觉过防御的发生率最高。

3. 肢体运用障碍（动作计划能力差）　不会玩玩具、游戏，学习新玩法有困难，倾向固定玩法及走固定路线等；动作笨拙、模仿能力发展不佳、不会模仿动作及面部表情、互动参与能力低；语言障碍，口腔动作（面部表情）发展缺失；缺乏探索新事物的能力。

4. 游戏功能障碍　一般停留在练习性游戏阶段，即对各种动作的简单重复再现；缺乏象征性游戏；缺乏角色扮演性游戏，不会构建和模仿社会性或生活性的游戏内容；缺乏规则性游戏，不会遵守公认的游戏规则；缺乏合作性游戏能力，难于理解游戏的意义，常常拒绝参加集体游戏。

第二节　孤独症谱系障碍的作业评估

一、评估内容

作业评估是进行作业治疗的依据。ASD 儿童作业评估内容主要包括一般情况评估、作业技能评估、作业活动表现评估。

（一）一般情况评估

主要包括生长发育史、个人史、既往史、辅助检查及结果等；家庭、学校及社区基本情况；主要看护人、父母的养育态度等评估。

（二）作业技能评估

主要包括社会交往、感知觉与认知功能、粗大与精细运动功能、心理及适应性行为等评估。

（三）作业活动表现评估

主要包括日常生活活动能力、游戏能力以及学习能力等评估。

由于 ASD 儿童的社会交往障碍、认知功能障碍、行为及情绪等问题，往往在评估时对评估者的指导语理解和依从性较差，会影响实际的评估结果。一次评估反映的只是 ASD 儿童当时、当地的表现，不能根据一次评估结果预测儿童将来甚至终生的作业能力发展情况。

二、评估方法的选择

ASD 儿童作业评估方法较多，应用时要根据儿童的实际情况进行选择。选择时应遵循以下原则。

1. 儿童是发育中的个体，要对其各功能领域的发育水平进行评估。

2. 要将儿童作为一个整体进行全面评估，特别是儿童在日常生活、学习和娱乐方面的独立能力与活动表现。

3. 不仅要评估其功能障碍情况，也要注重儿童现有的能力和潜能评估。

4. 不仅要评估儿童所在的家庭环境，也要评估学校和社区等社会环境。

三、评估方法的应用

（一）发育评估

6 岁以下儿童可选用格塞尔发展诊断量表（GDDS）、贝利婴儿发展量表以及发育里程碑等发育评估方法。

（二）作业技能评估

1. 精细运动评估可选用 Peabody 运动发育量表（Peabody developmental motor scale-Ⅱ，PDMS-Ⅱ），该方法适用于 0~6 岁，具有定量和定性功能，由 6 个亚测验组成，包括反射、姿势、移动、实物操作、抓握和视觉-运动整合，用于精细运动评估时主要评估后 3 项。

2. 感觉统合能力评估可选用儿童感觉统合能力发展评定量表，该量表适用于 3~11 岁，由儿童的父母或知情人根据儿童最近 1 个月的情况填写。

3. 认知功能评估主要采用韦氏智力量表，包括韦氏幼儿智力量表（Wechsler preschool and primary scale of intelligence-fourth edition，WPPSI-Ⅳ）和韦氏儿童智力量表（Wechsler intelligence scale for children，WISC）。在应用韦氏智力量表对 ASD 儿童进行评估时有一些特殊问题应予以注意：①取得儿童在韦氏量表中的具体部分的分数往往比取得其一般智商分数更有意义；②在使用标准量表对 ASD 儿童进行评估时，有时须对测试程序作适当调整以获得符合实际的结果，如可用实物奖励的方法取得被评估儿童的配合等。

4. 适应能力评估不仅是孤独症儿童诊断的依据，而且可为教育训练及训练效果提供基础。适应能力评估可采用文兰德适应能力量表（VABS）和婴儿-初中生社会生活能力量表，前者适用于 0~18 岁，包括交流、日常生活技能、社会交往、动作技能和问题行为 5 个分测验；后者适用于 6 个月至 14 岁，可对独立生活、运动能力、作业能力、交往能力、参加集体活动、自我管理能力 6 个部分进行评估。

（三）作业活动能力评估

儿童日常生活活动能力评估可选用功能独立性评估量表（function independent measure for children，FIM），该量表适用于 6 个月~7 岁正常儿童以及 6 个月~21 岁功能障碍或发育落后人群，包括自理能力、括约肌控制、转移、行走、交流和社会认知。从实用角度对儿童在独立生活中反复进行的、最必要的基本活动进行评估。

（四）环境评估

根据儿童的功能水平，对其家庭、幼儿园、学校以及社区的环境进行实地考察、评估，并进行相应的辅助技术的应用指导、提出环境改造的建议等，为儿童提供可以利用的社会资源，帮助其融入主流社会。

第三节　孤独症谱系障碍的作业治疗

一、作业治疗目标

ASD 儿童作业治疗目标是在一定的环境中，以社会交往与交流、认知、感觉统合、精细运动能力提高为基础，针对儿童在社会适应、生活自理、游戏、学习方面的能力进行干预，以解决其在生活、学习中所遇到的困难，促进功能独立性和适应社会能力的提高，提高生活质量，帮助其参与社会、融入社会。

二、作业治疗原则

应根据 ASD 儿童的年龄、发育水平、活动与参与以及环境情况等特点完成作业评估、预期目标设定、作业治疗方案制订、作业治疗的实施、再评估等作业治疗过程。ASD 儿童作业治疗实施时需遵循以下原则。

1. 作业治疗计划的制订与实施必须以作业评估为依据,所选择的作业活动需与儿童的发育水平相适应,需要家长共同参与。

2. 作业治疗最好在真实的、有家居设施的环境中进行,以实物操作为基础,增加生活经验。

3. 作业治疗师要对家长及其成员进行有针对性的指导。

三、作业治疗方法

(一)日常生活能力训练

根据 ASD 儿童临床特征的特殊性,在训练中,可将每个作业活动分解成最小任务单元,将最简单的元素呈现给儿童,一个步骤一个步骤地教,每个步骤都通过一定的辅助,反复几个回合,循序渐进,逐步完成。可应用视觉策略,将 ASD 儿童日常生活活动的每一个步骤以实物、图片或字卡的方式按顺序进行展示,帮助 ASD 儿童更好地理解活动内容及程序。

1. 日常生活活动能力训练

(1)使用勺子进食:在碗中留 3~5 勺食物,辅助儿童拿起勺子插入食物中,盛起,喂入口中;让儿童独立拿起勺子插入食物中,辅助盛起,喂入口中;递减辅助步骤,让儿童独立用勺将食物放入口中;将勺子从口中拿出,连续进食直至全部完成;在碗中留 1/3 食物,完成上述步骤;基本完成用勺独立进食。

注意事项:儿童每完成一步,需及时给予强化;开始时尽量选择儿童喜爱的食物,逐渐泛化;将进食步骤制成图片布置在儿童用餐时可看到的地方。

(2)使用水壶倒水:水壶内装 3/4 水量,练习向小盆中倒水,倒入小盆容积 3/4 时,发出停止的指令,并辅助儿童停止;将杯子置于深口盘中,水壶内装 3/4 水量,练习向杯中倒水,倒入杯子容积 3/4 时,发出停止的指令,并辅助儿童停止;执行停止指令后,撤去盘子;增加水量及杯子数量。

注意事项:停止指令的下达要及时;辅助到位,强化适时。

(3)洗手:挽起袖口;打开水龙头;将双手放在水龙头下,将手弄湿;拿起香皂,将香皂涂抹在手上;放回香皂;双手搓出泡沫;清洗双手;关上水龙头;拿毛巾,擦干手;挂毛巾。

注意事项:应避免儿童在洗手时玩水或香皂;将洗手步骤制成图片布置在儿童洗手时可看到的地方;若选用洗手液,应先练习按压洗手液的动作。

(4)刷牙:漱口杯接满水;向牙刷上挤适量的牙膏;将牙刷放入口中,上上下下,左左右右刷牙;漱口(如果儿童不能完成此步骤,刷牙时可先不用牙膏,让儿童模仿治疗师漱口);将牙刷冲洗干净,冲洗漱口杯。

注意事项:可先练习漱口、刷牙的基本动作;将刷牙步骤制成图片布置在儿童刷牙时可看到的地方。

（5）如厕：进入厕所；脱下裤子；排泄；用手纸清洁；穿上裤子；冲厕所；洗手。

注意事项：应先训练儿童脱穿裤子及用纸清洁；训练过程中应辅助到位，适时撤销辅助；将如厕步骤制成图片布置在儿童如厕时可看到的地方。

2. 社会交往能力训练

（1）在餐厅用餐：带儿童到餐厅就餐时，向服务员索要物品，并向儿童讲解每个细节，帮助儿童理解"有需要时，需向服务员请求帮助"；创设一个需要向服务员索要物品的具体情境，如餐具不够，辅助儿童完成向服务员索要物品的过程或其中一个环节；任务完成后，反复强调交往的意义，让儿童有成就感；每次在餐厅就餐时均给儿童创造机会，使其反复体验。

注意事项：应在多次就餐中完成；示范要到位，让儿童可以充分理解；多鼓励赞美儿童，以减少胆怯、焦虑的情绪。

（2）去超市购物：经常带儿童购物，在购物的过程中讲解每个细节；让儿童完成购物中的一个环节，如将需要的物品放入购物车内；让儿童感受购物的快乐，感受成功；一个环节巩固以后，完成更多购物环节训练；让儿童独立购物。

注意事项：每个购物环节均可作为一个独立的项目来训练，开始时应找到最易突破的环节让儿童体味成就感；还可运用购物游戏。

（3）打电话：从接听电话开始，只要求儿童听完电话中的信息，不需做答；提问电话中的信息，包括打电话的人是谁，要求你做什么等；执行电话中听到的信息；检验执行情况，让儿童理解电话的使用方法；可以熟练接听电话后，让儿童学习主动通过电话传递信息。

注意事项：开始时，电话传递内容仅为实用性、可执行的信息，无情感交流；电话传递指令要简练、明确，易于记忆、复述。

（二）精细运动功能训练

1. 沿直线撕纸　辅助儿童用双手拇指与示指捏住一小块纸，双手配合将纸撕开。重复操作多次；当儿童能够独立完成时，换成卡纸，将卡纸分成 2~3cm 左右宽的小条，练习用双手拇指与示指撕开纸条；当儿童可独立撕开纸条后，练习用双手拇指与示指撕开纸张；根据儿童的能力，在卡纸上画一定数量的线条，并在每条线条上剪一个小豁口，辅助儿童沿着豁口，把纸条撕开；当儿童能够独立完成时，可以增加操作数量，并增加纸条的长度。

2. 拧下塑料螺丝帽　将玩具塑料螺丝帽置于螺丝杆末端，儿童可轻易将其拧落；将塑料螺丝帽置于螺丝杆中末端，辅助儿童将其拧落；将塑料螺丝帽置于螺丝杆末端，提示儿童自行将其拧落；将塑料螺丝帽置于螺丝杆起始端，辅助儿童完成 2/3 的过程，剩余部分由儿童自行将其拧落；将塑料螺丝帽置于螺丝杆起始端，鼓励儿童自行将其拧落。

注意事项：在进行此活动前，儿童应具备可将螺纹较少的广口塑料瓶拧开的能力。应根据儿童的实际情况适当调整每一步骤的训练时间，辅助到位。

3. 捡拾豆子入瓶　训练儿童将直径 1~2cm 的饭豆或黄豆 5~10 粒连续投入 5~6cm 口径的宽口瓶中；将直径 1~2cm 的饭豆 20~30 粒连续投入 5~6cm 口径的宽口瓶中；将直径 1~2cm 的饭豆 20~30 粒连续投入 2~2.5cm 口径的矿泉水瓶中；将直径 0.5~1cm 的黄豆 5~10 粒连续投入 2~2.5cm 口径的矿泉水瓶中；将直径 0.5~1cm 的黄豆 20~30 粒连续投入 2~2.5cm 口径的矿泉水瓶中。

扩展(泛化):捡拾牙签(曲别针、大头钉等)入瓶;不同颜色的豆子分类捡拾入瓶;捡豆比赛等。

注意事项:应根据儿童的实际情况适当调整每一步骤的难易程度,更新步骤时应遵循只改变单一变量的原则,循序渐进。

4. 使用剪刀　开合安全剪刀;随意剪;连续剪;沿线剪纸:直线由短到长、由粗到细;剪弧线:由短到长、由粗到细;剪直角,手拿剩余部分;剪半圆:由大到小、由粗到细;剪几何图形;剪贴几何图形;剪贴实物图形。

扩展(泛化):剪绳子;折纸与剪纸结合剪出连续的图案等。

注意事项:先从辅助儿童正确握剪刀开始,可以随意剪纸。然后同撕纸一样,准备好2~3cm宽的小条,并画上粗线,辅助儿童把纸条沿线剪开,直到儿童独立完成。

(三) ASD 儿童的认知功能训练

以下各项均以一个训练项目为例,可根据儿童具体情况设计不同的作业治疗活动。

1. 记忆力训练

训练项目:数算盘珠。

训练方法:儿童用 1 个示指拨算盘珠的珠子,边拨边默数,最后治疗师问有多少珠子;儿童用 1 个示指拨算盘珠的珠子,边拨边默数,数的过程中,治疗师和儿童进行简单对话,最后治疗师问有多少珠子。

数珠子时 1 次只能拨 1 个珠子;可采用组块的方法,扩大短时记忆的容量,如将单个的汉字变成双字的词来记;将熟识的内容和生疏的内容混在一起,并且要重复,直到转入长时记忆。生活记忆训练的顺序:先训练近几天的事,接着训练前几个星期的事,再训练前几个月的事,最后训练再往前的事。

2. 生活常识训练　理解一些生活用品、生活常识,提高认知理解能力,为培养其他方面能力奠定知识基础。

训练项目:颜色匹配。

训练方法:治疗师在插板上插上不同颜色的点豆;儿童拿相同颜色的点豆,插在对应颜色的下面。

注意事项:要随时调整样板点豆之间的距离。

3. 比较能力训练　目的是提高儿童的观察能力、分析能力。

训练项目:大象运木头。

训练方法:选用大、中、小 3 张大象贴画;大、中、小木质贴画 3 个,白纸 1 张。治疗师和儿童共同将大象贴画粘在白纸的上方,大小顺序随意;儿童每次随意拿起 1 张木质贴画,撕开贴纸,找到对应的大象,贴在大象的下面。

注意事项:撕贴纸的时候,辅助要及时,避免打消儿童的积极性、减少信心。

4. 推理能力训练　通过分析不同事物之间的特点和关系,训练推理能力,提高思维水平和问题解决能力;提高手眼协调能力;提高注意力。

训练项目:找规律。

训练方法:选择 1 张画有若干个苹果的纸,红、绿蜡笔各 1 根。前 5 个苹果由治疗师涂色,颜色顺序为红、绿、红、绿、红;让儿童观察,找出相应的蜡笔颜色,将第 6 个苹果涂上颜色。

注意事项:苹果的大小根据儿童的能力水平调整;参考物由多到少。

5. 空间知觉训练　观察形状,提高儿童辨别能力和空间感知能力,提高手眼协调能力。

训练项目:形状知觉训练。

训练方法:治疗师将几何图形镶嵌板的所有子板取下来,然后儿童随意拿一个子板,通过观察将其放回母板中;儿童逐个把子板放回母板中;儿童听治疗师指令,按要求找出子板并把它放回母板中。

注意事项:形状知觉先训练认识圆形、方形、三角形,然后训练认识椭圆形、菱形、五角形、六角形认识。

(四) ASD 儿童的游戏治疗

合适的游戏可以较好促进 ASD 儿童的语言技能、认知功能、社会交往技能等方面的发展,从而提高自 ASD 儿童的参与能力、注意力、感觉统合能力、感知觉、模仿能力、认知能力、理解能力、增进自闭的情感,改善情绪和行为问题。以下几类游戏较适用于 ASD 儿童。

1. 发展感知觉能力的游戏

(1) 听觉游戏

1) 分辨音质的游戏,是以分辨声音特征为主要内容的活动,从而达到提高 ASD 儿童区别声音性质以及从物体的音响特征来识别物体的目的。

组织辨音游戏的方法有两种:通过物理器材练习辨音的活动;治疗师、家长或辅助治疗师现场配合,发出如说话、拍手、洗手等声响的现场辨识活动。活动声响尽可能在儿童前面发出,辅助治疗师或家长可以在幕后做出各种声响活动。

2) 判定声源方位的游戏,是以判定声音源来自何方为内容的活动,以提高 ASD 儿童辨识声音来源为目的。

通过这种游戏,提高 ASD 儿童从物体的声响特征来识别物体的能力。判定声源方位游戏的种类有两种,一种是声音发生源是固定的,一种是声音发生源是移动的,组织方法同辨音游戏,但该游戏的声源要全方位的。

(2) 视觉游戏

1) 分辨图形的游戏:主要有以下几种:①数图形游戏,要求游戏者从给出的图形中,数出某一特定数字或图形(如动物图形)的数量;②找图形游戏,要求儿童在把握图形典型特征的基础上,找出隐藏在大图中的指定图形;③找相同游戏,寻找图形中相同特征的物体,如找出图中相同的小白兔等;④找不同游戏,要求儿童找出图形中两个物体的差别。

2) 分辨空间的游戏:游戏可以就大小、远近、粗细、前后、左右等单项概念进行识别,也可以综合起来进行分辨。

(3) 嗅觉游戏:通过组织"闻一闻"为主题的游戏,使 ASD 儿童通过闻气味辨别物体的游戏,提高其嗅觉辨识能力。游戏所取的分辨材料,可以是食物(包括水果),也可以是非食物;可以是液体物质,也可以是固体物质。

(4) 味觉游戏:通过组织"尝一尝"为主题的游戏,使 ASD 儿童通过味觉辨识物体的游戏,提高其味觉的辨识能力。游戏所取的分辨材料,可以是食物(包括水果),也可以是非食物;可以是液体物质,也可以是固体物质,也可以把两种感觉综合起来进行游戏。

（5）触觉游戏:让 ASD 儿童通过触摸来辨识物体,游戏种类主要有触摸辨物游戏、触摸分类游戏、触摸造型游戏等。

触摸辨物游戏以"摸一摸"为主要构思,通过游戏丰富和提高 ASD 儿童的触觉经验,加深其对物体大小、长短、光滑与粗糙、软硬、冷热的触觉认识,提高 ASD 儿童根据上述性质识别物体的能力。

触摸分类游戏是建立在触摸辨物游戏基础之上的,要求 ASD 儿童先对物体的差异与近似之处进行触摸辨别,然后再区分物体差异。

触摸造型游戏是通过触摸分辨各种造型特征,发展 ASD 儿童图形认知能力的游戏。

2. 结构游戏　多用手进行操作,在游戏中不停地做各种动作(摆、放、插、拼、整理等)。手部的小肌肉充分活动,手指、手腕、手臂的肌肉力量和灵活性得到锻炼,手的控制力得到加强,手、眼协调能力和配合得到充分发展。这种手眼协调、手脑并用练习,可有效地促进感知觉的发展。鼓励 ASD 儿童完成带有创造性的结构游戏,应从简单到复杂,拼装游戏可以从有图到无图,循序渐进地引导和展开。

3. 体育游戏　又称运动性游戏或活动性游戏,是由身体动作、情节、角色和规则组成的一种活动,分传统游戏和现代游戏两种。

体育游戏不同于角色游戏、表演游戏和结构游戏,它由各种基本动作组成,有严格的规则,明确的结果,是以发展儿童身心为目的、以运动为载体的活动,如"翻山越岭""蚂蚁搬豆"的游戏等。

体育游戏内容丰富、形式多样,易激发儿童"玩"的兴趣和愿望,对儿童有很强的吸引力。ASD 儿童参与体育游戏的最好形式是与正常儿童一起活动,这样可以通过欢快、轻松的氛围感染他们,激起他们主动参与的欲望。

4. 表演游戏　又称戏剧游戏,是指儿童根据故事或童话等文学作品的内容和情节,通过扮演角色,运用语言、动作和表情进行表演的一种活动形式。

应尽量安排语言少、动作幅度小、行动路线短、面部表情不需要很丰富的角色给 ASD 儿童。ASD 儿童参加表演游戏,需要治疗师和家长的积极帮助。游戏前要反复对其讲解角色,关键是要让其明白自己所表演角色的特点,加强对他们语言和动作的反复指导。

（五）ASD 儿童的感觉统合治疗

1. 小组模式感觉统合治疗

（1）互动类小组治疗:可以提高儿童之间的互动与模仿,从而提高人际交往能力。

每名儿童均坐于篮球上,治疗师抛皮球给一名儿童,并引导其将球传给下一名儿童(图16-1);两名儿童俯卧位,间距约两米,面对面完成互相推球活动。

（2）竞技类小组治疗:激发儿童的竞争意识,提高儿童的自信心。

儿童滑滑板,从起点开始至终点,完成运送海洋球的活动,比谁运送得多,比谁运得快;将多个小皮球扔在地上,儿童把它们一个一个踢回"球门"里,比谁踢进多,比谁踢得准;儿童蹲或坐于治疗师面前,治疗师滚动海洋球给儿童,令他们接住并放入盆中,单位时间内比谁接得多(图 16-2)。

（3）秩序类小组治疗:培养儿童"等待"的概念,让儿童在排队等待中完成游戏活动。

儿童需要排队进行万向组合障碍翻越活动;每位儿童均坐于独脚椅,点到谁的名字或谁

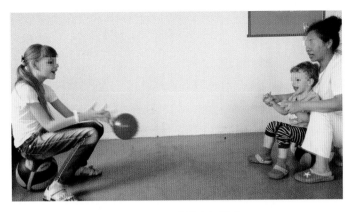

图 16-1　互动类小组治疗

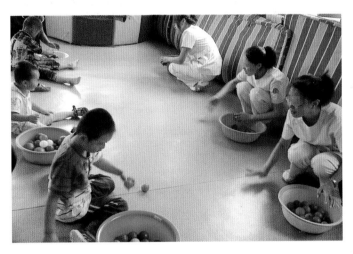

图 16-2　竞技类小组治疗

举手才能接到治疗师抛的沙袋；儿童排成排坐好，一起完成太极板的游戏（图 16-3）。

2. 视觉策略运用于感觉统合治疗　所采用的工具为沟通册即由视觉提示卡片组成（图 16-4）。该方法有助于稳定 ASD 儿童在感觉统合治疗期间的情绪。

（六）ASD 儿童入学前准备

1. 治疗师和照顾者与学校沟通融合　治疗师和家长把儿童的相关资料，提供给学校有关部门，协助学校营造适宜的教学环境，增加学生的适应状况。使学校尤其是班主任老师了解该儿童的行为方式、能力特点、潜能、需求、情绪波动等状况，其中特别需要注意儿童的沟通能力、已有的问题行为和处理方式，一定要遵循保密原则，避免他人的歧视。

2. 必备的学校生活自理能力训练

（1）如分辨男女厕所，让儿童适应不同场所尤其是学校中不同型式的马桶与水龙头，并处理自己如厕的清洁。

（2）学习戴帽子和练习穿带纽扣及拉链的校服，训练在家里做家事，使其入学后能适应在班级和同学一起打扫、擦黑板、收发作业等活动。

（3）训练排队等待，会辨认和书写自己的名字。

（4）训练上课遵守纪律，点名答到，遵守时间，举手问问题等课堂规则。

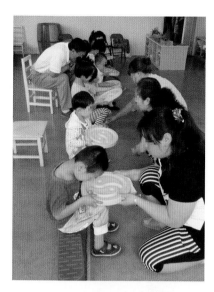

图 16-3　秩序类小组治疗

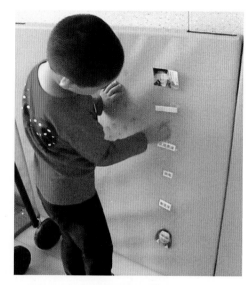

图 16-4　视觉策略运动与感觉统合训练

3. 让 ASD 儿童熟悉学校环境　带 ASD 儿童反复熟悉上学的路线,学校的环境,熟悉自己班级的位置和老师,学会运用公共场地和公共设施,遵守学校基本的规章制度,理解和接受班级有多名同学等。

4. 模拟真实课堂训练　治疗师和家长与程度相似的儿童一起做课堂游戏,要求儿童每天固定时间起床、上课,每节课时间要求其维持 20 分钟(逐渐延长至 45 分钟),教儿童画画、读书、做数学题(随课题时间延长增加教学内容和难度)等,这是一个长期的过程,时间逐渐增加,难度逐渐增大,儿童可以慢慢接受,逐渐学会适应小学的教学模式。

四、注意事项

1. 作业治疗环境必须安全。

2. 作业治疗师要态度和蔼、有耐心,为儿童提供一个温馨的人际环境。

3. 应选择在 ASD 儿童注意力集中、可听指令行事、情绪稳定、状态良好的时段进行。

第四节　案例分析

一、案例描述

王××,女,5 岁,2012 年因不会说话来院就诊。表现为呼名无反应,无目光对视,不合群,不会分享,不会求助,不会参与游戏,缺乏适当的情感反应;无有意义语言,自言自语听不懂的话语,无肢体语言表达意图和交流的企图,能理解某些较简单的指令,不听从指令;喜欢反复洗手,坐固定座位,其活动无法被干扰打断,喜欢旋转,经常爬上爬下,跑进跑出,不听劝阻;不怕危险,对疼痛反应迟钝。自己大把抓勺吃饭,拿杯喝水,可穿脱裤子,不会穿衣,可自己如厕(小便)。偏食,只吃鸡蛋做的菜。无法适应幼儿园生活。

二、案例评估

诊断为"孤独症谱系障碍";ABC 量表 86 分;感觉统合能力评估重度失调;Gesell 发育评估大动作在正常范围,精细功能中度迟缓,适应性轻度迟缓,语言功能及个人社交能力均为重度迟缓,儿童适应行为评估 ADQ 69 分;CARS 评估量表为 45 分;PEP-3 评估:沟通和行为为严重,体能为中度。

三、治疗目标

王××,在 4~6 周内目光有短暂对视,在少量辅助下进行折纸和完成简单的粘贴画。

王××,在 10~12 周内呼名可答"到",可使用辅助筷子吃饭,能穿套头衫。

四、治疗方案

行为矫正训练;日常生活活动能力训练;认知功能训练(图 16-5);精细运动功能训练(图 16-6);游戏训练(图 16-7,图 16-8);可视音乐疗法;感觉统合治疗(图 16-9);结构化教学;地板时光;社交故事。训练形式采用一对一及小组的形式,同时进行家长培训和家庭指导。

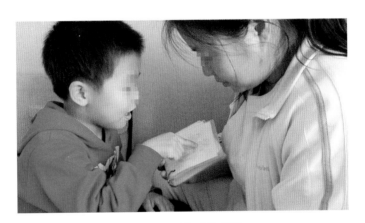

图 16-5 认知功能训练

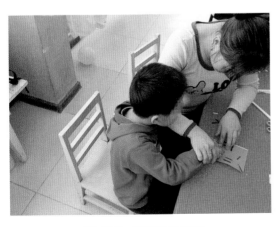

图 16-6 精细功能训练

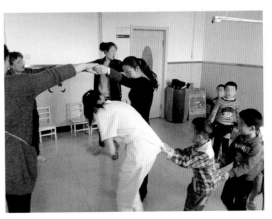

图 16-7 游戏(集体)

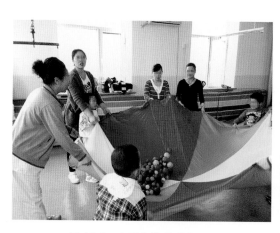

图 16-8 享受集体游戏的乐趣

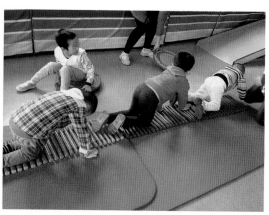

图 16-9 感觉统合治疗（小组）

（徐　磊）

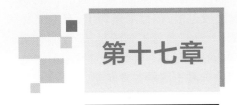

第十七章

智力发育障碍

随着人们对智力发育障碍认识的不断深入,对智力发育障碍的治疗也有一定的进展。早发现、早治疗对智力发育障碍儿童具有十分积极的作用。智力发育障碍儿童由于神经系统结构、功能障碍,使得活动和参与受到限制,需要环境提供不同程度的支持。作业治疗能促进儿童脑功能发育,提高社会适应能力,对智力发育障碍儿童的康复具有重要意义。

第一节 概　　述

一、智力发育障碍的定义

智力发育障碍(intellectual developmental disorder,IDD)即智力残疾,曾称为智力低下(mental retardation,MR)、精神发育迟缓、智力落后、智能障碍等。IDD 是指由于大脑受到器质性的损害或脑发育不完全而造成的认识活动的持续障碍,以及整个心理活动的障碍。其定义是"在个体发育时期智力明显低于同龄正常水平,同时有适应能力的显著缺陷"。本定义包括 3 个方面:①智商低于正常人群均值 2 个标准差;②适应性行为达不到社会所要求的标准;③智力不足和适应性缺陷在发育年龄(18 岁以前)已有所表现。

二、智力发育障碍的作业功能障碍

(一)运动功能发育障碍

智力障碍儿童的运动能力普遍偏低,特别是精细运动的发育明显落后于同龄正常儿童。越是重度智力障碍的儿童,其运动发育与正常儿童的差异越显著。运动发育方面最差的是视觉控制、平衡、上肢协调、速度与灵巧,体力与反应速度也多差于正常儿童。

(二)认知发育障碍

认知发育即为各种心理功能的发育,包括感知觉、注意、记忆、语言与思维能力的发育。与同龄正常儿童相比,智力障碍儿童的认知发育速度慢、发育水平低。智力障碍儿童的感知觉较迟钝,感受性慢,范围狭窄,辨别能力低;注意力很难集中,注意范围狭窄,可接收的信息量少,注意的分配能力差;思维多为直觉行动思维,缺乏概括能力,思维不灵活,缺乏独立性,易受外界影响,通常不理解事物的因果关系。

（三）情绪和行为发育障碍

智力障碍儿童的情绪和行为发育水平低,体验水平低,控制能力差,反应直接。他们具有感觉水平上的情绪体验,认知水平上的情绪体验出现比较迟缓,在行为发育上,有低龄化的倾向。情绪与行为往往受机体生理需要和激情所支配,一旦需要得不到满足,便可能有明显的情绪与行为表现,难以控制。同时他们的情绪反应时间短暂,从一种情绪向另一种情绪过渡的时间很短。智力障碍儿童发生情绪行为问题的风险远高于同龄正常儿童。

（四）社会适应能力发育障碍

智力障碍儿童社会适应能力水平低于同龄正常儿童,社会适应能力发育不均衡。研究发现:相比较而言,智力障碍儿童的社会/自制能力发育相对好一些,独立生活技能次之,发育最差的是认知技能。中度智力障碍儿童的发育不平衡表现得更为明显。由于个体的障碍程度不同,智力障碍儿童社会适应能力的个体间差异大。随着年龄的增长,智力障碍儿童的社会适应能力也会逐渐提高。

三、智力发育障碍的分级及分类

（一）按智力受损程度分级

1. 我国的分级　我国残疾人联合会第二次全国残疾人抽样调查使用的分级标准见表17-1。

2. 根据《国际功能、残疾和健康分类》（ICF）的分级　根据 ICF 各项指标对各级别智力障碍的分级见表17-2。

表 17-1　我国智力发育障碍的分级标准

级别	分级标准			
	发展商（DQ）0~6岁	智商（IQ）7岁以上	适应行为（AB）	WHO-DAS 分值
一级	≤25	<20	极重度	≥116
二级	26~39	20~34	重度	106~115
三级	40~54	35~49	中度	96~105
四级	55~75	50~69	轻度	52~95

注:表中 WHO-DAS 只用于残疾人活动与参与评定,不能作为智力残疾分级的依据

表 17-2　ICF 智力发育障碍的分级标准

	身体结构和功能	活动和参与	环境和支持
智力障碍一级	严重的神经系统损伤。几乎没有智力功能和计算与推理能力,注意力、记忆力和方向定位能力极度丧失	自理和家庭生活:不能自理,需要有人长期照料与监护 活动:在家里活动有困难,举起和移动物品极其困难 理解和交流:极度困难,不能与人交谈 人际交往和人际关系:无法进行,不能与关系亲密的人相处 教育、就业和社区活动:不能进行学校教育,无法就业,无社区活动和娱乐休闲	需要环境在自理、学习和社会参与等方面提供全面的支持,在各种环境中都需提供,而且可能为终身需要,这种支持服务通常比广泛的或有限的支持更有强制性,需要更多的人力来参与

续表

	身体结构和功能	活动和参与	环境和支持
智力障碍二级	重度的神经系统损伤。智力功能和计算与推理能力差,注意力、记忆力大部分丧失,方向定位很差	自理和家庭生活:很困难,大多数需他人照顾 活动:在家里活动有困难,举起和移动物品困难 理解和交流:困难 人际交往和人际关系:无法进行,与关系亲密的人相处有困难 教育、就业和社区活动:进行学校教育困难,无法就业,无社区活动和娱乐休闲	需要环境在自理、学习和社会参与等方面提供广泛的支持,至少在某种环境(如在家中)有持续性、经常性的需要,并且没有时间的限制,很少能独立完成某项活动
智力障碍三级	中度的神经系统损伤。智力功能和计算与推理能力差,注意力、记忆力中度丧失,方向定位差	自理和家庭生活:有困难,在适当监护下可自理生活 活动:外出活动比较困难,在家里举起和移动物品无明显困难 理解和交流:比较困难 人际交往和人际关系:有困难,与关系亲密的人相处无明显困难 教育、就业和社区活动:进行学校教育比较困难,就业有困难,有简单的社区活动和娱乐休闲	需要环境在自理、学习和社会参与等方面提供有限的支持,即所需要的支持服务是经常性的、短时间地需求,但不是间歇性的(如短期的就业训练或是从学校到成人就业阶段衔接的支持)
智力障碍四级	轻度的神经系统损伤。智力功能和计算与推理能力较差,注意力、记忆力和方向定位能力轻度丧失	自理和家庭生活:可以达到完全的独立 活动:能正常活动,使用交通工具无明显困难 理解和交流:无明显困难 人际交往和人际关系:无明显困难,与关系亲密的人相处正常 教育、就业和社区活动:进行学校教育有一定困难,能就业,社区活动和娱乐休闲无明显困难	需要环境在自理、学习和社会参与等方面提供间歇的支持,即以一种零星的、视需要而定的方式提供支持服务。如在自理、家庭生活及工作中,遇到特定困难时需要他人帮助,一般情况下都能独立完成

（二）按支持程度的分类

1992 年,美国智力障碍学会在对智力发育障碍定义修订的第 9 版,提出了按个体所需的支持程度加以分类见表 17-3。

表 17-3　美国智力障碍学会智力发育障碍的分类标准

类别	支持程度
间歇的	所需要的支持服务是零星的、视需要而定的(如失业或生病时)
有限的	所需要的支持服务是经常性的、短时间的(如短期的就业训练或学校到就业的衔接支持)
广泛的	至少在某种环境中有持续性、经常性的需要,并且没有时间上的限制(如需要在工作中或居家生活中得到长期的支持服务)
全面的	所需要的支持服务是持久的且需求度高,在各种环境中都需要提供,并且可能为终身所需

第二节 智力发育障碍的作业评估

智力障碍儿童的发育表现个体差异较大,因此作业评估需要多方面的观察和测试。

一、评估内容

(一)功能评估

1. 临床检查 记录主诉、病史及生长发育过程。

2. 运动功能评估 关节活动度评估(用关节量角器进行主动和被动活动度测量),肌力评估(可以用捏力计,握力计测量手指捏力和握力,也可以进行徒手肌力评估)。

3. 感觉功能评估 包括痛觉、触觉、温度觉、运动觉、两点辨别觉和振动觉等。

4. 量表评估 如 Carroll 手功能评估,Peabody 运动发育量表等。

5. 辅助检查 必要时可考虑神经电生理检查等。

(二)智力评估

1. Griffiths 发育评估量表 Griffiths 发育评估量表-中文版是一个发育评估工具,不是诊断测试。适用于 0~8 岁儿童,共有 276 个项目,包括 6 个领域:运动、个人-社会、语言、手眼协调、表现、实际推理。每个领域可单独使用和评分。通过此量表可获得儿童处于测试时间的发育水平和对他优势和劣势的认识。

2. 中国儿童发育量表 中国儿童发育量表(China developmental scale for children,CD-SC)具有较高的信度和效度,具有诊断量表的特征,适用于 0~6 岁儿童,共有 261 个项目。包括 5 个能区:大运动、精细动作、适应能力、语言及社会行为。项目测试采用两分法记分,通过的项目计 1 分,未通过则计 0 分。

还可选用 Gesell 发育诊断量表,贝利婴儿发展量表(Bayley scale of infant development,BSID),韦氏儿童智力量表(Wechsler intelligence scale for children,WISC)详见本书第四章儿童作业治疗评估。

(三)适应行为评估

1. 适应行为诊断量表 适应行为诊断量表(diagnostic adaptive behavior scale,DABS)适用于 4~21 岁,采用半结构化访谈与面对面的问答方式进行。DABS 共包含 260 个考察项目,包括 3 个领域:概念技能(94 项)、社交技能(86 项)、实用技能(80 项)。总量表的平均分为 100,标准差为 15。

2. 还可选用婴儿-初中生社会生活能力量表(infant-junior high school student's social living ability scale,S-M),儿童适应行为评定量表详见本书第四章儿童作业治疗评估。

(四)日常生活活动能力评估

评估内容主要包括自理(进食、修饰、穿脱衣服、如厕等),功能性活动(床上运动、转移、行走、使用交通工具),家务活动,交流(阅读、书写、表达、打电话等)四大方面。可通过直接观察法,间接评估法以及量表评估法进行评估。量表评估法可选用 Barthel 指数法,功能独立性评估等。

(五)环境评估

作业治疗的环境是指人类生存空间及其中可以直接或间接影响人类生活和发展的各种

要素的总称,一般包括家庭环境、社区环境、工作或生产环境、社会环境等。环境评估主要针对智力障碍儿童自身的功能水平,对其即将回归的环境进行实地考察、分析,可以了解到儿童在实际生活环境中的活动完成情况,舒适程度及安全,准确找出影响活动不能完成的因素,向儿童所在的家庭,社区及政府机构提供环境改造的适当建议和科学依据,最大限度地提高其功能水平和独立性。

二、评估方法的选择

常用的方法是观察与筛查测验。

（一）观察

观察是全面了解儿童身心发育情况的最基本的方法,是在自然状态下进行的,通过有目的地、有计划地考察儿童在日常生活、游戏和学习过程中的整体表现,分析儿童发育状况的方法。通常可从以下几个方面来观察:①面容和体态;②对外界的反应性;③情绪情感方面;④语言和动作的发育。观察对象处于正常的生活条件下,其活动及表现都比较自然,观察者可以比较真实地获得儿童的相关信息。

（二）筛查测验

其目的是运用尽可能简便的方法,以获得被查儿童在智力发育方面的信息,并据此确定所测儿童是否需要做进一步诊断性评估。它可快速地从大量儿童中初步筛选出可能有发育问题和障碍的儿童。

1. 丹佛发育筛查测验　丹佛发育筛查测验(Denver developmental screen test,DDST)是一种标准化了的儿童发育筛查工具。我国已有修订和标准化版本。适用于 0~6 岁。它由 104 个项目组成,分为 4 个能区:个人-社交能区、精细动作-适应性能区、语言能区、大运动能区。详见第四章儿童作业治疗评估。

2. 画人测验　画人测验(draw a person test,DAPT)是评估儿童智力的主要方法之一。DAPT 是一种能引起儿童兴趣,简便易行而且有效的测验方法,主要测定能力智商,适用于 6~12 岁儿童。新的 DAPT 评分系统包括 14 类,分别为:头、发、眼、耳、鼻、口、颈、躯干、上肢、手、下肢、脚、连接、服饰,除连接这一类外其他各类都按照有(无)、比例、细节以及奖励四个维度来设置评分项目,每类 4~8 项,共有 75 个评分项目。研究表明,该测验能够有效地测量儿童智力中非言语的成分。

3. 瑞文联合型测验　瑞文联合型测验(Combined Raven's test,CRT)目前已发展出标准型、彩色型、高级型和联合型,用于测量一个人的观察力及清晰思维的能力,适用于 5~75 岁。瑞文联合型测验由彩色型的 A、AB、B 三单元和标准型的 C、D、E 三单元合成六单元共 72 题组成。可用于言语障碍或交流不便者的智力测量,亦可作为不同民族不同语种间的跨文化研究工具。一般可团体施测(10~15 人),对于儿童,智力障碍者以及不能自行书写的老年人可个别施测。施测时间 30~40 分钟。CRT 适用于大规模智力筛查或对智力进行初步分级。

4. 团体儿童智力测验　由华东师范大学金瑜教授编制,适用于 9~17 岁中小学生团体的一般智力施测。它与韦氏儿童智力量表的结构与内容相似,由语言量表和非语言量表两部分各 5 个分测验组成,共有 283 项多项选择测试题。根据测验结果,可得出被试者在语言量表,非语言量表和全量表的 3 种智商分数和各个分测验的量表分数。测验时间大约 60 分钟。

三、评估方法的应用

智力障碍的评估涉及两个重要的因素:智力水平和适应能力水平。评估方法依儿童年龄段不同而有所不同。

（一）0~6 岁儿童智力障碍的评估

1. 筛查测验筛查　可选用丹佛发育筛查测验,如果属于阴性,则判断为正常儿童,如果属于阳性,则判断为疑似智力障碍儿童。

2. 疑似智力障碍儿童　使用诊断性智力评估确诊。可使用 Gesell 发育诊断量表进行确诊。依适应能区测查分数进行分类。

（1）适应能区测查结果正常,即大于 78 分,直接诊断为正常。

（2）适应能区测查结果在 72~78 分之间,应根据被诊断儿童年龄分两种情况加以处理:①对于年龄在 7 个月~6 岁(含 7 个月)被诊断者,还要使用"婴儿-初中生社会生活能力量表"进行适应行为评估,按适应行为评估结果进行智力障碍及其分级诊断;②被诊断者年龄等于或小于 64 个月者,还要考虑语言能区和个人-社交能区的测查结果,如果这两个能区测查结果在正常范围之内,则不诊断为智力障碍,如这两个能区测查结果均低于正常值,则可诊断为轻度智力障碍(四级)。

（3）适应能区测查结果小于 72 分,可直接诊断为智力障碍,并根据适应能区测查结果(相当于 DQ 值)进行智力障碍分级。

（二）7 岁及 7 岁以上儿童智力障碍的评估

1. 通过观察、问卷等方法筛查出一些对象。

2. 进行适应行为评估。

3. 进行智力测验。

4. 完成智力测验和适应行为评估后,被评者智商和适应行为水平都达到智力障碍标准即确定为智力障碍,如果被评者仅完成了适应行为的评估(因不合作等原因未完成智力测验),则按适应行为评估的结果确定智力障碍及其分级。

四、评估的注意事项

1. 个体的生理条件和健康状况　个体如果存在感觉、运动或沟通上的障碍,便会对智力及适应行为的评估造成影响。通过对个体的生理条件和健康状况加以评估,可以分辨出哪些因素影响了评估结果。

2. 个体的经验和机遇　对个体来说,某些能力的掌握是需要具备适当的机遇或条件的,条件不成熟必然影响个体能力的获得与表现。

3. 相关的背景、环境、社会文化等　在评估中需考虑背景、环境、社会文化等这些对个体的表现有直接或间接影响的因素。

4. 要结合智力、社会适应能力以及临床评估的信息来综合考虑。

5. 智力测验　应当将测验中得到的 IQ 分数视为一个范围。对于测验分数处在边缘状态的对象,更应当综合多方面的情况,最后做出诊断的结论。在解释智力测验分数时要谨慎,越是偏离均数的极端值,其出现误差的可能性也就越大。

6. 适应行为评估量表　如果儿童在适应行为测验中的得分低于平均分 1 个标准差,有必要补充使用另一套测验,以帮助诊断。

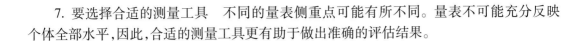

7. 要选择合适的测量工具　不同的量表侧重点可能有所不同。量表不可能充分反映个体全部水平,因此,合适的测量工具更有助于做出准确的评估结果。

第三节　智力发育障碍的作业治疗

智力障碍儿童在运动、认知、情绪和行为及社会适应能力方面均落后于正常儿童。作业治疗要根据评估结果确定个体化方案,采取针对性的治疗,以期取得较好的治疗效果。

一、治疗目标

（一）最终目标
促进认知,精细运动等作业技能发育,提高作业活动能力,促进脑功能发育,提高社会适应能力,最终生活自理,回归社会。

（二）不同程度智力发育障碍儿童的治疗目标
1. 一级和二级智力发育障碍儿童的治疗目标　注意交流训练和正常姿势下帮助完成日常生活活动。

2. 三级智力发育障碍儿童的治疗目标　提高简单的口语能力,促进社会交往能力的发育,获得生活常识,促进基本生活能力的发育,最终达到生活自理或半独立生活。

3. 四级智力发育障碍儿童的治疗目标　增强思维训练和知识技能的学习,激发创造力,增强自信心,最终能从事简单劳动,实现自食其力。

二、治疗原则

1. 邀请家长共同参与康复治疗计划的制订。
2. 根据评估结果和儿童的障碍特点制订适宜的短期和长期训练目标。
3. 从儿童感兴趣的项目开始训练。
4. 作业活动最好与现实生活紧密联系。
5. 多通道综合训练　手、眼、脚协调训练,言语和思维的共同训练。
6. 反复循环训练　反复巩固,稳中有变。
7. 可选择个别训练、小组训练及家庭康复训练相结合的方式进行。

三、治疗方法

（一）促进精细运动发育
训练手的精细动作主要包括 4 方面的技能:粗大抓握、捏、双手协调、精巧技能。

1. 粗大抓握　训练对象为没有抓握意识或抓握不灵活的儿童,年龄一般大于 4 个月。训练方法:用带柄的玩具,如拨浪鼓、摇铃等,先诱导儿童眼睛注意看到,初期若其没有抓握意识,可以帮助他握紧玩具柄,并摇晃玩具诱导儿童关注;待其初步具有抓握意识后,可把玩具放在他经过努力能拿到的地方,鼓励他来拿,训练其在不同方向和位置取物的能力。

2. 捏　如已掌握粗大抓握功能就可以开始训练捏,年龄一般大于 7~8 个月。训练方法:握住他的手,固定其中指、无名指和小指,促进其用拇指和示指对捏取物。当他有一点会了的时候,逐渐减少帮助,直至其能独立捏起小物品。拇、示指对捏完成比较好后可以练习拇指和中指及其他指的对捏,这不应作为训练重点,多鼓励表扬儿童,在日常生活中多创造条件予以练习。如图 17-1。

3. 双手协调   训练对象为已掌握了对指捏功能的儿童,年龄一般大于 18 个月。训练方法:穿珠子、双手抛接球、拧毛巾、挤牙膏等(图 17-2)。

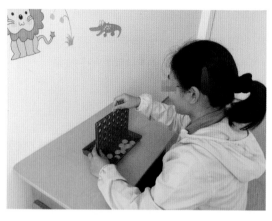

图 17-1   练习捏

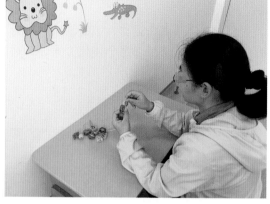

图 17-2   双手协调训练

4. 精巧技能   训练对象一般为年龄在 24 个月以上且能进行双手协调操作的轻、中度智力障碍儿童。精巧技能的训练包括折纸、画线、剪纸、写数学、写汉字等。

(1)折纸:折纸是很好的训练项目,可以用来锻炼手的灵巧性、动作的顺序性以及思维能力。

(2)画线:主要包括以下几种方法:描图案画线、平行线中间画直线、打点连线等。

(3)剪纸:能够描线画出一定形状且能握住剪刀的儿童可以开始进行此项训练。训练对象一般为 3 岁以上儿童。

(4)写汉字:训练对象为能进行画线描图的儿童,年龄在 5~6 岁以上。

(二)促进认知功能发育

一定要了解儿童的认知功能障碍特点,根据儿童的实际水平调整训练的难易程度,还可借助先进的科技产物进行训练,以激发儿童的兴趣(图 17-3)。

1. 感知觉训练   包括触觉训练、视觉训练、听觉训练等。

2. 记忆力训练   训练对象为 2 岁以上的儿童。它是指调动儿童的各种感觉输入通道,强化儿童的记忆力,要记的东西愈具体、愈接近儿童的生活愈好。无限制的重复,是训练智力障碍儿童记忆的最好办法。要注意训练后的反复强化,视、听、触觉几种通道同时并用或交替使用可以增加记忆内容的刺激强度,更有利于记忆的保持(图 17-4)。

3. 思维训练   训练对象为 5~6 岁

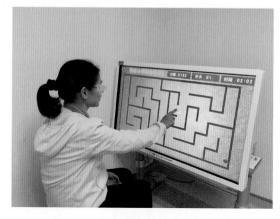

图 17-3   运用多媒体进行认知训练

以上的轻、中度智力障碍儿童。它是指借助思维技巧比如匹配、一一对应、顺序排列、选择等,训练儿童分析思考的能力(图 17-5)。

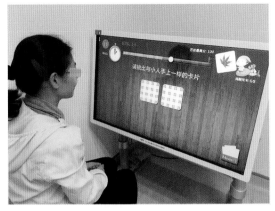 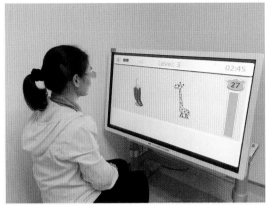

图 17-4　记忆力训练　　　　　　　图 17-5　思维训练

(1)匹配:开始训练同形匹配,然后再做同色匹配。

(2)一一对应:对应比匹配更难一些,训练对象为能够完成匹配的智力障碍儿童。一一对应的技能只有轻度智力障碍的儿童才能完成,治疗师不必勉强所有智力障碍儿童都学会。

(3)顺序排列:是指通过训练让儿童明白事物的逻辑顺序。需要注意的是,训练顺序排列,开始时卡片不要超过 4 张,顺序要明显。

(4)选择(分类):旨在让儿童了解分类的概念。

(5)概念的认识:主要是一些简单概念的认知包括认识颜色(需要注意短期内不要同时训练 2~3 种颜色,以免混淆);认识形状;认识数(顺口溜的数数、手-口对应数数、数序训练、一一对应等);简单的计算。儿童只要能把 10 个数(或 5 个数)的名称和真正代表多少学会了,就可以开始训练简单的计算。智力障碍儿童只要学会简单加减法就可以了,原则上是 10 以内的加减法。训练的时候先用实物,再用图片,最后再抽象地训练。

4.常识性概念的学习　训练对象为 18 个月以上的儿童。指生活中的一般知识。智力障碍儿童应该知道的知识包括:①生活环境中的一些事物的名称和用途;②常见东西、水果、蔬菜、动物名称;③街道上的警示标志和规则等。对智力障碍儿童进行常识性教育时应该遵循以下原则。

(1)结合智力障碍的程度:智力障碍程度轻的多教一点,智力障碍程度重的少教一点。

(2)结合年龄:年龄小一点的少教一点,年龄大一点的多教一点。

(3)结合生活:由近及远,先教最常用、最常见的(如碗、勺、汽车、玩具等),再教不常用、不常见的(如锅、蔬菜、邮递员等)。

(4)不求全或深:每一方面的知识不求全掌握,简单了解就可以。

(三)促进日常生活活动能力发育

训练对象为 18 个月以上的儿童。训练生活自理的进程是:让儿童观察→用动作帮助加口语指导→适当提醒→独立完成。需要注意:①治疗师和家长站的位置一定要和儿童方向一致,否则学习起来很困难;②一定要坚持训练,不能中断。

1.独立进食。

2. 独立大小便。

3. 独立穿脱衣服   儿童18个月大后可开始训练其独立脱衣服,2岁以后可逐步训练其穿衣服。训练时注意:①先训练脱,再训练穿;②先用大一两号的衣物训练,再用合适型号的衣物训练;③根据智力障碍水平,把脱与穿的全过程分为若干个步骤:若智力障碍是轻度,可分为5~6个步骤;若智力障碍是中度,可分为7~8个步骤,甚至12~14个步骤;④儿童会脱与穿时要表扬,哪怕一点进步也要表扬;不会脱或穿,不能批评,过一天再训练。

（四）入学前准备与学校智力障碍儿童作业治疗

在基本生活自理的情况下,智力障碍儿童就应该做入学前准备并且在学校也应开展相关的作业活动。其作业活动重点为:社会性认知训练、社会性交往能力训练和在具体事物的支持下进行推理和思维训练。此外,应注意情绪、意志和道德的发育。

1. 社会性认知训练

（1）环境的认知。

（2）生活自理能力的进一步提高:入学前的生活自理能力培养除上述的进食、如厕和穿脱衣以外,还需要学会整理书包、刷牙、洗脸、定时起床,识别路线以及辨别常用学习用品的名字和用途等。

（3）安全意识的培养:让儿童初步了解生活周围存在的危险,清楚告知儿童哪些地方不能去,反复指导、强调。要向儿童特别强调回家路上应该注意的安全问题,让儿童学会认识最基本的交通标志和交通设施,了解与生活有关的交通常识。告诉儿童在学校不能攀爬高处,注意水、电的安全使用等。

2. 社会性交往能力的培养   主要包括语言表达能力培养、克服胆小和羞怯、学会分享、学会欣赏别人等几个方面。

（1）学会表达与分享:对智力发育障碍儿童而言,最重要的交往规则是能表达和会分享,应鼓励儿童多进行语言的表达,表达内心的想法和愿望,在需要帮助时向同学求助,开心快乐时可以和同学一起分享,鼓励其多与同伴玩耍。

（2）遵从社会规则能力的培养:就是要儿童明白哪些事可做,哪些事不能做。对智力发育障碍儿童而言,刚开始时理解这些规则是比较困难的,集体的游戏活动能帮助儿童逐渐明白一些规则。

（3）良好的社会举止行为训练:要帮助儿童掌握必要的社会行为规范如良好的进食习惯;会使用礼貌用语如学会说"请""谢谢""再见"等。

3. 认知能力训练

（1）时间概念:训练时间概念的形成往往需要和儿童具体的生活活动相联系。

（2）注意力和学习兴趣的培养:动手操作的游戏最能使儿童集中注意力,如分颜色穿珠、玩套叠玩具、拼图、搭积木房子等。写字、数的概念的形成是此阶段儿童学习的重点,注意强调儿童一定要盯着讲话的人仔细听讲,课后鼓励儿童自己讲,多表扬,逐渐提高其学习的兴趣。

（3）记忆训练:入学后儿童的记忆力训练应逐步注意有意识记忆,即机械记忆,然后逐渐进入到理解记忆,在机械记忆中复述是一种非常好的训练方法。

四、注意事项

1. 治疗环境安全无障碍。

2. 作业活动与儿童的发育水平相适应,训练应循序渐进,逐渐增加训练难度。

3. 治疗师要态度和蔼、有耐心,为儿童提供一个温馨的人际环境。

第四节　案例分析

一、全面发育迟缓儿童的作业治疗

（一）案例描述

儿童,男,2 岁 4 个月。6 个月时因"不主动抓物"于我科门诊就诊,行综合康复治疗至今。儿童系第 2 胎第 1 产,胎龄 41^{+2} 周行"催产素"剖宫产出生,出生体重 2.6kg,生后否认有窒息缺氧病史,有皮肤黄染病史,予口服药物治疗后消退,母孕 4 个月大时有"先兆流产"病史。儿童现头围 46cm,体重 10kg,兔跳样爬,跪立位（5 秒以上）,能扶站扶走,不能独站独走。会主动抓物,对指捏较差,精细运动欠佳。言语发育落后,主动表达不可,叫名字有反应,追视物体尚灵活,对声音刺激有反应,能分辨熟人,可无意识发"baba、mama"音,逗其笑可出声,指令执行及言语理解较差,目光交流存在。

（二）案例评估

1. 功能评估

（1）运动功能评估:儿童四肢关节活动正常,四肢肌力不足。

（2）Peabody 运动发育量表评估:粗大运动发育商 59,精细运动发育商 82,见表 17-4。

表 17-4　Peabody 精细运动发育量表评估

	抓握能力	手眼协调能力
各区总分	42	81
相当月龄	20 个月	18 个月
各区百分比	37%	5%
标准分	9	5
原始总分	123	
标准分总分	14	
总发育商	82	
总百分位	12	

（3）辅助检查:头颅磁共振,双侧额顶颞叶蛛网膜下腔增宽,双侧侧脑室及第三脑室扩大,胼胝体较薄,双侧大脑白质偏少。视觉诱发电位,正常。脑干听觉诱发电位,双侧耳听神经通路潜伏期明显延长,双耳听阈正常。脑电图,界限脑电图。睡眠中见中央区及中线少量低幅可疑尖波发放;睡眠背景欠佳,少量稀疏纺锤波,周期无法明确。

2. 贝利婴儿发展量表评估　智力发育商小于 50,发育迟滞。

3. 0~6 岁儿童神经心理发育检查　报告见表 17-5。

表 17-5　儿童神经心理发育检查报告

	大运动	精细运动	适应能力	语言	社交能力
各项智龄/月	11	18	18	14	15
各项发育商	37.7	61.6	61.6	47.9	51.4
各项评估	低下	低下	低下	低下	低下
智龄/月			15		
发育商			52		
评估			低下		

4. 日常生活活动能力评估　儿童能用吸管喝水,不会用勺子独立进食,不能独立大小便,不会穿脱衣服,能卧坐转换,不能独立行走,理解较差。

（三）案例治疗目标

1. 短期目标　提高对指捏功能,促进双手协调能力的发育。

2. 长期目标　促进认知、精细运动功能发育,最终学会日常生活活动,达到生活自理。

（四）案例治疗方案

1. 精细运动功能训练

（1）对指捏训练:捏蘑菇钉训练、捏硬币训练等。

（2）双手协调训练:串珠子训练、拼插积木训练等。

2. 认知训练　生活用品辨认,套桶训练等。

3. 日常生活活动能力干预　进食训练,穿脱衣服训练。

每天 1 次,每次 30 分钟。训练 3 个月后进行评估。

二、唐氏综合征儿童的作业治疗

（一）案例描述

儿童,女,3 岁 11 个月。13 个月时因"独坐不可,不会爬,抓物不灵活"于我科门诊就诊,经染色体检查,确诊"唐氏综合征",行综合康复治疗至今。儿童系第 1 胎第 1 产,胎龄 35 周顺产出生,出生体重 2kg,生后否认有窒息缺氧病史,母孕期体健。儿童现可独走,会跑,双脚跳差,可蹲下起立。会主动抓物,对指稍差,精细运动落后,搭积木欠佳,不会画线。言语发育落后,主动意识差,不会主动表达,叫名字有反应,可无意识发"baba"音,听理解欠佳,执行简单指令较差。

（二）案例评估

1. 功能评估

（1）运动功能评估:儿童四肢关节活动正常,四肢肌张力正常,躯干及四肢肌力不足。

（2）辅助检查:头颅磁共振,双侧脑室后角旁白质异常信号,尚未髓鞘化完全或髓鞘化异常。脑电图,界限脑电图,睡眠背景欠佳,大量低幅快波节律。听觉诱发电位,双耳听神经各段未见异常,双耳听阈范围正常。

2. 0~6 岁儿童神经心理发育检查　报告见表 17-6。

表 17-6 儿童神经心理发育检查报告

	大运动	精细运动	适应能力	语言	社交能力
各项智龄/月	24	21	20	12	18
各项发育商	55	48.2	45.9	27.5	41.3
各项评估	低下	低下	低下	低下	低下
智龄/月			19		
发育商			44		
评估			低下		

3. 日常生活活动能力评估 儿童不会用勺子独立进食,不能独立大小便,不会穿脱衣服,理解较差。

(三)案例治疗目标

1. 短期目标 提高对指捏功能,促进双手协调能力、精巧技能的发育。

2. 长期目标 促进认知、精细运动功能发育,最终学会日常生活活动,达到生活自理。

(四)案例治疗方案

1. 精细运动功能训练

(1) 对指捏训练:捏蘑菇钉训练、捏硬币训练等。

(2) 双手协调训练:串珠子训练、拼插积木训练等。

(3) 精巧技能训练:画线训练等。

2. 认知训练 生活用品辨认,形状、颜色的匹配训练、套桶训练等。

3. 日常生活活动能力干预 进食训练,穿脱衣服训练,如厕训练。

每天 1 次,每次 30 分钟。训练 3 个月后进行评估。

(曹建国 顾小元)

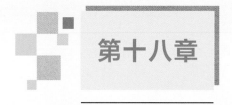

第十八章

注意缺陷多动障碍

第一节 概 述

注意缺陷多动障碍(attention deficit hyperkinetic disorder,ADHD)又称儿童多动障碍是儿童较为常见的一种脑功能发育障碍,也是学龄儿童患病率最高的公共卫生问题之一。主要表现为与年龄不相称的注意力集中困难,注意持续时间短,活动过度及冲动为典型特征的综合征,同时还伴有多种心理障碍,如品行障碍、对立违抗性障碍、情绪障碍及学习困难等。其症状和功能损害可持续到青春期甚至成人期,严重影响儿童的学习、人际关系,社会参与能力,给儿童家庭、学校和社会都造成沉重的负担,因此越来越受到社会各界的广泛关注。

注意缺陷多动障碍的病因和发病机制从 1902 年 George Still 教授描述其症状至今尚未完全明确。目前,各种研究表明与遗传因素、大脑的神经生理、神经生化和心理因素有关,是多种因素相互作用所致。

ADHD 儿童因年龄、环境和周围人的态度不同所表现出的障碍特征也不同,主要表现在:

一、以"活动过度"为主的障碍特征

活动过度症状大都开始于幼儿早期,他们常常手脚动个不停,到处乱走,无法安静地坐在座位上,难以从事安静的活动或游戏,学龄期因学校、老师管理严格,大动作减少,小动作明显增加,在座位上扭来扭去,手脚总是闲不住,用笔在课本上或作业本上乱刻乱画,经常碰触旁边的同学,引起其他同学的注意。ADHD 的儿童虽然表现为多动、好动,但他们在运动功能方面并不突出,反而比其他同学表现差,笨手笨脚,协调性不好。处理日常生活活动能力差。例如他们写字写不到格子里去,走平衡木东倒西歪,更难以参加精细活动。但随着年龄的增长,儿童的多动症有逐渐减轻或缓解的趋势。

儿童多动障碍不仅仅是动作多,讲话也多,往往在人讲话时插嘴或打断别人的谈话,在老师的问题尚未说完时便迫不及待地抢先回答。

二、以"注意集中困难"为主的障碍特征

主要表现在注意的集中性、稳定性和选择性等特征上的异常,这类儿童对来自各方面的刺激几乎都能起反应,注意力很容易受环境的影响而分散,因而注意力集中的时间短暂。例如上课时儿童注意力难以持久,容易受外界刺激而分心,只要室内或窗外有任何响声,都会去扭头张望,听讲时心不在焉。在家做作业时常常拖拖拉拉,容易分心,一会儿玩玩具,一会儿吃东西,无法按时完成作业。在日常生活中经常丢三落四,遗忘或丢失学习用具、玩具等。经常回避或不愿意从事需要较长时间持续集中精力的任务,也不愿与人交谈,经常似听非听。

三、以"冲动"为主的障碍特征

这类儿童容易受外界的刺激而兴奋,行为任性唐突,做事不假思索,不考虑后果,做事全凭冲动行事。如在与玩伴或同学进行集体活动时,没有耐性、乱闯乱撞、插队抢先,不按游戏规则进行,因有一点不满足就要与伙伴发生冲突,打斗带有明显的攻击性,在人群中显示出明显的特殊性。

第二节　注意缺陷多动障碍的作业评估

ADHD 儿童个体差异较大,因此 ADHD 儿童的评估需要多方面的测试和观察。近年来,一些国外常用的注意缺陷多动障碍的评定方法和工具,陆续被国内引进并进行标准化,为评估提供了必要的依据。

一、注意缺陷多动障碍儿童的作业评估内容

（一）个人史的获得

通过问卷调查和访谈,从家中或教师处获得儿童的个人史,个人史涵盖了儿童出生史、生长发育史、学校表现、儿童社交、家庭关系、学习兴趣等,以上这些儿童发展的信息是评估前的重要参考。

（二）行为观察

对儿童具体行为进行连续性的记录和观察及评定,主要包括行为评定表法和应用行为分析法,直接评估儿童表现。

（三）标准化量表检测

采用标准化量表测验,可以对儿童行为、社交能力、日常生活能力、学习能力、心理等进行评估,以发现是否存在障碍及障碍的程度。

二、注意缺陷多动障碍儿童的作业评估方法

（一）儿童行为评定量表

儿童行为评定量表是常用的儿童行为评估方法,此方法多采用问卷的形式,也就是用相应量表对儿童行为进行调查,行为评定量表通常由父母、老师或儿童自己按照指导语的要求逐项作答。如果儿童由于年龄问题对量表问卷的理解或配合程度不同,因此儿童行为评定

量表多为他评量表,主要是父母用评定量表、教师用评定量表和专业人员用评定量表,通过几方的评定结果比对来了解儿童行为是否有偏离。目前国内外常用的行为评定量表有SNAP-Ⅳ量表、Conners父母症状问卷、Achenbach儿童行为量表等。

1. SNAP评定量表(Swanson,Nolan and Pelham rating scale,SNAP)　主要作为筛选及治疗疗效症状改善程度的评估工具,近年来国际及国内广泛适用于临床、研究及教育。目前最新的版本是SNAP-Ⅳ版,包含26题,分为3个分量表(注意缺陷、多动-冲动、对立违抗)每题均按4级评分法来评估,4级评分为:完全没有0分;有一点1分;还算不少2分;非常多3分。具体见表18-1。

表 18-1　SNAP-Ⅳ量表

姓名　　　性别　　　年龄　　　年级				
年级　　　　　　填表日期				
提示:在填写此表格时,请根据你的儿童过去6个月的行为举止来认真填写				
注意力不集中	完全没有	有一点点	还算不少	非常的多
1. 不能仔细注意细节或常发生粗心大意所致的错误	0	1	2	3
2. 在学习工作或活动时,注意力难以持久	0	1	2	3
3. 与之对话时,心不在焉,似听非听	0	1	2	3
4. 不听从指令而难以完成各项工作和任务	0	1	2	3
5. 难以完成或组织各项工作和活动	0	1	2	3
6. 逃避、不喜欢或不愿参加那些需要精力持久的工作或活动	0	1	2	3
7. 遗失作业或活动所需要的东西,如玩具、作业本	0	1	2	3
8. 很容易因声音或其他外界刺激而分心	0	1	2	3
9. 在日常生活中忘东忘西	0	1	2	3
多动、冲动	完全没有	有一点点	还算不少	非常的多
10. 手或足有很多小动作,或在座位扭动	0	1	2	3
11. 在教室或要求安坐的场合擅自离开座位	0	1	2	3
12. 在不适当的场合奔来奔去或爬上爬下	0	1	2	3
13. 很难安静地参加游戏或活动	0	1	2	3
14. 总是一直在动	0	1	2	3
15. 讲话过多	0	1	2	3
16. 在他人问题还没问完时就急于回答	0	1	2	3
17. 在游戏或团体活动中难以静候轮换	0	1	2	3
18. 在他人交谈时插嘴或打断他人的活动	0	1	2	3
对立违抗	完全没有	有一点点	还算不少	非常的多
19. 与成人争论	0	1	2	3
20. 发脾气	0	1	2	3

续表

	无	稍有	相当多	很多
21. 经常拒绝大人的要求或不听规劝	0	1	2	3
22. 故意做一些事情去干扰别人	0	1	2	3
23. 把自己的过错或无礼归咎于他人	0	1	2	3
24. 易被他人激怒或烦扰	0	1	2	3
25. 生气或愤恨	0	1	2	3
26. 不屑一顾或冷漠	0	1	2	3

　　2. 1978 年版的 Conners 父母症状问卷(parent symptom questionnaire,PSQ)　目前也是我们临床常用的一种儿童行为评估量表(表 18-2)。此量表共有 48 项,包含品行问题(与问题 2、8、14、19、20、21、22、23、27、33、34、39 有关),学习问题(与问题 10、25、31、37、有关),心身问题(与问题 32、41、43、44、48 有关),冲动多动问题(与问题 4、5、11、13 有关),焦虑(与问题 12、16、24、47 有关),多动指数(与问题 4、7、11、13、14、25、31、33、37、38 有关)。每项采用 4 个等级评分:0 分,没有此问题;1 分,偶尔有一点儿或表现轻微;2 分,常常出现或较严重;3 分,很常见或十分严重。将分量表所括的项目得分项注意力儿童任何一个分量表的得分超过同年龄同性别儿童的平均值加 2 个标准差,就认为有此项行为问题。

表 18-2　Conners 评估量表-父母症状问卷

姓名		性别		年龄		年级	
年级				填表日期			
提示:在填写此表格时,请根据你的儿童过去 6 个月的行为举止来认真填写							

症状	无	稍有	相当多	很多
1. 某些小动作(如咬指甲、吸手指、拉头发)	0	1	2	3
2. 对大人粗鲁无礼	0	1	2	3
3. 在交朋友或保持友谊上存在问题	0	1	2	3
4. 易兴奋、易冲动	0	1	2	3
5. 爱指手画脚	0	1	2	3
6. 吸吮或咬嚼(拇指、衣服、毯子)	0	1	2	3
7. 容易或经常哭叫	0	1	2	3
8. 脾气很大	0	1	2	3
9. 白日梦	0	1	2	3
10. 学习困难	0	1	2	3
11. 扭动不停	0	1	2	3
12. 惧怕	0	1	2	3
13. 坐立不定,经常"忙碌"	0	1	2	3
14. 破坏性	0	1	2	3
15. 撒谎或捏造情节	0	1	2	3

16. 怕羞	0	1	2	3
17. 造成的麻烦比同龄儿童多	0	1	2	3
18. 说话与同龄儿童不同（像鹦鹉说话、口吃）	0	1	2	3
19. 抵赖错误或归罪他人	0	1	2	3
20. 好争吵	0	1	2	3
21. 噘嘴和生气	0	1	2	3
22. 偷窃	0	1	2	3
23. 不服从或勉强服从	0	1	2	3
24. 忧虑比别人多（忧虑、孤独、疾病、死亡）	0	1	2	3
25. 做事有始无终	0	1	2	3
26. 感情易受伤害	0	1	2	3
27. 欺凌别人	0	1	2	3
28. 不能停止重复性活动	0	1	2	3
29. 残忍	0	1	2	3
30. 稚气或不成熟（自己会的事要别人帮忙，依赖别人，常需别人的鼓励、支持）	0	1	2	3
31. 容易分心或注意不集中成为一个问题	0	1	2	3
32. 头痛	0	1	2	3
33. 情绪化迅速剧烈	0	1	2	3
34. 不喜欢或不遵从纪律或约束	0	1	2	3
35. 经常打架	0	1	2	3
36. 与兄弟姐妹不能很好地相处	0	1	2	3
37. 在努力中容易泄气	0	1	2	3
38. 妨碍其他儿童	0	1	2	3
39. 基本上是一个不愉快的小孩	0	1	2	3
40. 有饮食问题（食欲不佳，进食中常跑开）	0	1	2	3
41. 胃痛	0	1	2	3
42. 有睡眠问题（不能入睡、早醒、夜间起床）	0	1	2	3
43. 其他疼痛	0	1	2	3
44. 呕吐或恶心	0	1	2	3
45. 感到在家庭圈子中被欺骗	0	1	2	3
46. 自夸和吹牛	0	1	2	3
47. 让别人受自己欺骗	0	1	2	3
48. 有大便问题（腹泻、排便不规则、便秘）	0	1	2	3

3. Achenbach 儿童行为量表(child behavior checklist,CBCL)适用于 4~18 岁儿童、青少年。主要用于评定儿童的社交能力和行为问题,此量表包括父母用表、教师用表及自评量表3 种,在 3 个量表中采用同样的划分年龄组标准,使用相同的因子名称和因子组成,使家长、教师和儿童自评统一,便于从不同的角度评估儿童的问题。

(1) 社会能力:包括 7 个项目。①参加运动状况;②参加活动情况;③参加课余活动小组情况;④参加家务劳动情况;⑤交友情况;⑥与人相处情况;⑦在校学习情况。这 7 部分内容组成各分量表,即活动情况(①②④项)、社交情况(③⑤⑥项)、学校情况(⑦项)。计算社会能力总分。社会能力总分越高,表示儿童社会能力越强,得分低,则表示其社会能力的某方面可能存在的问题。

(2) 行为问题:共 120 项(包括 2 个由家长自行填写的开放项),按 0、1、2 三级评分。量表要求父母或儿童密切的监护人填写,如家长填写有困难,可由工作人员读给家长听并记录回答。

(二)儿童适应技能评定量表

学龄期儿童适应技能评定量表是我国根据美国智力发育迟滞协会的适应技能定义及发展心理学中对学龄儿童适应技能范围和特征的理解,参阅国内外相关适应技能量表,结合我国特定的文化背景,编写的 300 余个项目的项目库。然后通过试验筛查保留了其中的 198 项,并按每个项目所反映的适应技能的领域,分别编入沟通、日常生活能力技能、社会化技能、劳动技能 4 个领域,按所在领域通过率的高低将各项目进行排列,建立了本量表。

该量表采用分量表式结构,包括 4 个领域,198 个项目。

1. 沟通领域　共 44 个项目,主要评定儿童语言表达和与人交流的能力,包括口头表达、书写,阅读及计算等技能。

2. 日常生活技能领域　共 54 个项目,主要评定儿童生活自理所需要具备的日常生活技能,如穿衣、吃饭、修饰、大小便管理等自我服务技能。

3. 社会化技能领域　共 51 个项目,主要评定儿童在与他人交往时必备的技能,如何处理与家长、老师、同学及其他社会成员之间尊重、协调、合作的关系。

4. 劳动技能领域　共 49 个项目,主要评定儿童在家务劳动、社会公益劳动、手工制作等方面的技能。

为了使评定更加客观,每个项目均制订了通过标准。如在日常生活技能穿衣服一项包含:①自己能穿各种季节的衣服;②稍加提醒自己能穿各种季节的衣服;③在提醒下自己能穿夏天的衣服;④在帮助下完成穿所有衣服;⑤被穿衣服时能伸手伸脚配合;⑥完全靠别人穿衣服。每通过 1 项记 1 分。评定的工作人员通过询问父母或监护人、现场观察和检查受评定儿童来进行评分,综合 3 方面的资料来判断评定结果。

在姚树桥、张琼等教授们进行大量的取样、数据统计、数据分析后结果表明,本量表适应技能 4 大领域各项目具有较好的区分度;信度和效度检验结果均符合测量学要求。说明学龄期儿童适应技能评定量表基本符合我国学龄期儿童适应性行为检测的要求,对儿童的治疗和康复训练具有指导性的意义。

(三)心理评估量表

ADHD 儿童的检测还要用到智力评估,注意评估等心理评估方法,下面罗列国内外常用的标准评定方法(表 18-3)。

表 18-3　心理评估统计表

评定内容	评估量表名称
智力水平	瑞文测试、韦氏儿童智力量表
儿童注意水平	数字划消测验、儿童校队测验、图形匹配测验、译码测验、迷津测验

由于对 ADHD 研究不断深入与扩展,用于 ADHD 儿童评定的量表大量出现,除上述的评定量表外,还有多种量表在临床使用。如 ADHD 评定量表、儿童活动水平评定量表、家庭场合问卷、儿童大体评定量表、儿童自我意识评定量表等。

第三节　注意缺陷多动障碍的作业治疗

ADHD 是一类慢性的资源消耗性的疾病,在制订 ADHD 的治疗方案时应根据儿童的年龄、类型、程度、临床表现以及评估结果来确定个体化康复方案,采取针对性的教育治疗,并尽可能取得家长与学校的配合。实施治疗是应坚持个别化原则,要及时进行疗效评估,以调整后期的训练。

一、作业治疗的基本原则

根据注意缺陷多动障碍儿童的特点,作业治疗的基本原则包括以下几个方面:

1. 对于 ADHD 儿童的问题进行评估,明确这些儿童的问题所在,并确立所要训练的目标。

2. 治疗前应适度告诉儿童的父母和监护人有关儿童的问题及治疗目标,充分与父母、老师合作,才有持久的治疗效果。

3. 治疗前与儿童建立友好关系,向儿童讲述治疗的目的、内容以及治疗的过程,使儿童自愿参与到治疗中来。

4. 治疗着重于儿童受限的功能,通过有目标的训练来改善。治疗工作根据行为理论的观点,教导儿童执行的必备的基础能力,以及改善其行为控制与行动计划的能力。

5. 利用积极的外界因素(如行为治疗)加上儿童本身的努力是可以有效帮助 ADHD 儿童预后,防止 ADHD 的儿童发展出更严重的行为问题。

二、作业治疗的治疗方法

根据 ADHD 的典型特征,注意力低下,在需要集中思想的活动上,无法持续维持注意力,但对有较高刺激和频繁反馈的活动却能保持注意力,如游戏;活动过度(与活动内容不相匹配的过度活动量)、冲动行为(一种因突然的想法或欲望而产生行动的倾向)。作业治疗的目标在于矫正对 ADHD 儿童的发育起着重要作用的行为模式;设计玩耍和运动能力的项目,改善感觉统合能力;与心理治疗相结合提高社交能力;最终发挥其生理-心理-社会功能的最佳状态,从而实现未来参与社会并对社会做出贡献。

(一)行为问题的作业治疗

行为矫正作业治疗就是通过学习改正人们不良行为习惯的一种技术。主要是借助行为改变的规律对问题进行治疗,或者使个体形成更有利于适应环境的行为。它包括识别环境和某一特定行为之间的相互作用关系以识别该行为产生原因的分析过程,以及开展和实施某些程序和方法,来帮助个体行为改变过程。矫正原则是:①奖励要多于惩罚的原则;②一致性原则。课堂行为问题是在多方面因素影响下产生的,这要求家长、教师、康复医师按照统一的目标行动,保持一致性;③与心理辅导相结合。ADHD 儿童的行为问题的根本矫正不仅在于改变学生的外部行为表现,形成新的行为模式,而且要把良好的行为模式内化为学生的自觉意识和行动,这要求在作业矫正的同时做好心理辅导工作。行为问题的矫正是复杂的问题,在整个过程中我们需要遵循这个原则。

行为矫正的方法很多,这些方法有些是为了发展良好行为,有些是为了消除不良行为,每种方法都有其完整的程序。

1. 阳性强化法或称正性强化法　该方法以操作性条件反射为依据,强调行为的改变是由行为后果所决定的,用于矫正不良行为,建立良好的行为。运用正强化原则,每当 ADHD 儿童出现所期望的心理与目标行为,或者在一种符合要求的良好行为之后,立即采取奖励办法,立即强化,以增强此种行为出现的频率。如当 ADHD 儿童在课堂上专心听讲,不做小动作的时候,老师就会及时地表扬他,那么他会更有可能集中注意力。具体方法如下:

(1) 确认目标行为,画出基准线。ADHD 儿童首先要了解自己的行为,这通常需要家长帮助找出具体的目标行为,该目标行为是儿童能客观控制,可观察与评定其改变的程度,且能够反复的强化。例如,ADHD 儿童做作业的时候经常要喝水、上厕所等,他了解了自己这种行为,将喝水作为目标行为,请父母观察并记录在做作业时喝水的频率,设定基线,根据基线及儿童的能力,以减少喝水的次数为目标。若自我强化,可以设定自己口渴的情况作为行为目标。

(2) 选择正确有效的强化方式,强化物的类型包括:①社会性强化物:如表扬、微笑、拥抱、口头表达;②物质性强化物:如玩具、点心、饮料、冰激凌;③活动性强化物:如游戏、外出旅游、逛公园、去游乐场、看电影;④象征性强化物:如奖励卡、钱币、荣誉奖章;⑤感知性强化物:如声音、气味。针对儿童具体情况,选择有效的增强物以期达到确实有效的强化与矫正目的。所选择的强化物需要能够在所需要的行为发生之后立即呈现。

(3) 制订行为治疗方案,每当目标行为出现,应立即给予增强物,不能拖延时间。得到强化物时,应向儿童说明被强化的具体行为,明确今后应该怎么做。有时,强化物使用一段时间后对儿童来说已经不具备吸引了,因此要丰富强化物的种类,同时,在每次强化时只给予少量的强化物。

(4) 治疗程序结束后,周期性地对该行为作出评估。并对改变的行为加以记录,从直观上了解自身行为的改变。例如儿童做作业时,喝水的次数有所减少,自我强化时,达到所审定的目标,就立即给予表扬。

2. 暂时隔离法　即当 ADHD 儿童出现某种不良行为时,及时将该儿童隔离在一个单独的地方,利用隔离的这段时间,让儿童安静下来,懂得被隔离是因为自己的不良行为所致。需要改变这种不良行为。具体方法如下:

(1) 例如一名 ADHD 儿童喜欢向同学吐口水。

(2) 当目标行为向同学吐口水出现时,将 ADHD 儿童至于隔离处,如教室的门口。

(3) 明确规定隔离的时间。如果是年幼的儿童隔离 60 秒,8 岁以上儿童,可达半小时,少年儿童可 1 小时。如果在隔离的时间,儿童哭闹或向老师吐口水,则需重新规定隔离时间或延长隔离时间。

（4）当儿童不服从隔离时，告知其必须遵守，否则会有更重的处罚，并坚持执行。

（5）实施此方案时，要让儿童知道只有改变不良行为，他才会得到老师或家长的强化，否则当不良行为再次出现时还是会被隔离。

3. 消退法　消退是指在一个确定情景中，行为者产生了以前被强化的反应，若此时这个反应之后并不跟随着通常的强化，那么当他下一次遇到相似情景时，该行为的发生率就会降低。例如明明喜欢在作业本上乱涂乱画，每次他在本子上乱涂乱画的时候，妈妈会批评他，而明明却没有因为妈妈的批评有所改正，有一次妈妈再次看到他在作业本上乱画的时候告诉他，"你如果再在作业本上乱画，妈妈将不理你 3 分钟"。当明明又一次在作业本上乱画时，妈妈转身不理明明了，无论他怎么跟妈妈讲话，妈妈都对他不理不睬。只能在他安静地等妈妈 3 分钟后，妈妈才再次与他讲话。从此，明明在作业本上乱画的次数越来越少。以上的这个例子，妈妈每次对明明的批评是关注，是一种强化程序，而当妈妈不理睬他时，即通过消除程序而停止了强化，从而使他说脏话的行为发生的频率降低。

（1）选择好消除的行为，在进行消除法时，常常选择不良行为来进行消退。在定义目标行为时，选择的行为需要具体，不要计划一次就改进所有的行为，仍然要将目标分层进行，逐个解决。也有在行为变好之前，可能会变得更坏，抵触情绪及攻击性行为都有可能会发生。此时，要控制情境，确保对目标行为的消退程序的进行，否则将半途而废。

（2）在执行消退法之前，需要对行为进行观察与测量，明确有无正在对此行为进行强化的强化物，并在消退程序执行期间，撤销这一强化物。同时还要寻找个体能从事的良好的替代行为。

4. 示范法　为个体呈现一定的行为榜样，以引起该个体模仿良好行为的治疗技术。儿童的许多行为是通过观察和学习而产生的，模仿与强化一样，是学习的一种基本形式。其方法包括：

（1）现场示范，例如让 ADHD 儿童在现实学习的环境中，观察其他同学或朋友如何遵守课堂纪律。

（2）参与模仿，例如可以让 ADHD 儿童在观察示范儿童与朋友交流的过程，并在示范儿童的指导下参与交流活动。

（3）让 ADHD 儿童通过媒介的宣传或教育，逐渐模仿良好的行为举止。

（二）改善感觉统合能力的作业治疗

人体的感觉过程是一个复杂的信息加工过程，我们要把许多种感觉如听觉、味觉、触觉以及对身体内部活动的感觉整合起来，这样我们才能适应环境，而典型的 ADHD 儿童通常有感觉寻求（sensory seeking）的特点，ADHD 儿童的注意力是零零散散的就像拥堵的交通，又乱又慢，不能有效地控制自己各种感觉，如一个视觉和动作统合能力不好的儿童，可能读书时不能连贯的读出一段话，经常出现漏字、看错行、把字或字母看反。感觉统合疗法就是基于儿童的神经需要，引导对感觉刺激作适当反应的训练，此训练提供前庭、本体感觉及触觉等刺激的全身运动，其主要目的不在于增强运动技能，而是改善脑处理感觉信息与组织并构成感觉信息的一种方法，具体作业训练内容包括：

1. 本体感运动的塑造　多采用触觉刺激，大肌肉运动和玩刺激游戏。如：①滑板训练（让儿童俯卧在小滑板上以腹部为中心，身体紧靠滑板，头抬高，双腿并拢伸直，脚面紧绷。由治疗师以大套圈或体操棍从下向上将其拉上滑梯；从上向下滑下来）；②蹦床（儿童站在一个圆形蹦床上，边跳边向篮筐投球，记录入网的球数）；③趴地推球活动（儿童趴在地上，球摆放在前面,离墙壁30cm左右,双脚并拢,手臂抬起,肘关节不撑地,双手对墙连续推球);④爬行;⑤滑道训练等。该运动的指导重点在于:不要过快,保持稳定平衡;注意全身肌肉与关节的协调运动。

2. 触觉整合能力

(1) 俯卧大笼球抓物(儿童俯卧在大笼球上,保持身体平衡;将目标物置于儿童向前滚动时用手可以拿到的位置;协助儿童前后滚动、用快慢、距离判断,使儿童触摸到目标物)。

(2) 倾斜垫上滚动(将软垫铺成约20°斜面;让儿童沿斜面自己滚下来。提醒儿童滚下时手、脚、头的配合)。

(3) 滚筒式的时光隧道(让儿童爬入滚筒内,保护好头部,治疗师摇动滚筒,增加触觉和重力感刺激)。

3. 文字或图形的模仿或描绘　根据文字或图形的提示做相应的动作如翻跟斗、转身跳、模仿动作、躲避球等训练。

4. 视觉感统训练

(1) 视觉记忆力训练:让儿童看一幅图片1~3秒,然后试着画下来,要求和原来的画一样。

(2) 视觉追踪力训练:可以让儿童注视流动的小球。

(3) 视觉分辨力训练:可以让儿童经常性地指出、评论所见到的事物间不同之处,或让儿童将有意义的物体从背景中识别出来。

由于ADHD儿童常伴有其他障碍,在治疗过程中,作业治疗师既要制订有针对性的治疗,又不能忽略其他伴随症状,在设计治疗活动时要注意:表面、局部活动与延伸、拓展活动相结合;动态活动与静态活动相结合;专业机构中进行的训练与现实生活中相结合。同时要注意:①强化安全意识,确保安全治疗:定期检查设备设施,确保儿童、治疗师和家长的人身安全;做好卫生工作,严禁活动中喂食或过饱后训练;严禁儿童在场地随地大小便;②加强团队合作,康复治疗是一个综合治疗,需要团队合作。例如ADHD的儿童会有共病存在,所以要与医生、护士、物理治疗师、言语治疗师共同治疗;儿童在医院训练不能与家庭脱钩,所以治疗师随时需要与家长沟通,建立医院家庭双管理;③制订切合实际的治疗目标,充分考虑ADHD儿童的自身发育水平、感觉统合失调程度及类型,充分与家长沟通,了解儿童或家长的愿望,制订切实可行又具有针对性的治疗。

(4) 遵守治疗原则:感觉统合治疗目标不是获得某项特殊技能,而是帮助儿童发展此技能所需要的基本功。治疗师必须遵守治疗原则,实现感觉统合治疗目标。

(5) 避免医疗机构的治疗与家庭和社会活动脱节:好的治疗效果离不开家人的配合与家庭的支持,想要改善ADHD儿童的社会参与能力。以使儿童“最佳功能状态”回归社会为治疗目标,要培训家长,将治疗融入家庭日常生活活动中。避免出现医疗机构的治疗与家庭和社会活动脱节。

(三) 精细功能的作业训练

ADHD儿童有多动、好动的表现,但部分儿童小肌肉协调能力差、动手操作能力低,使精细功能受到很大的影响,如穿系纽扣的衣服,需要较长的时间完成或在他人的帮助下才能完成,故需要进行特殊的精细功能训练。

1. 训练目的　提高上肢小肌肉集群的肌力;提高注意力及手眼协调能力;改善日常生活能力;促进双手精细功能的发育。

2. 训练方法

（1）拾捡豆子入瓶：练习将直径 1~2cm 的豆子 5~10 粒连续投入 5~6cm 口径的瓶子。随着儿童练习的情况可以减少瓶子的口径或增加豆子的数量，更新步骤时应遵循只改变单一变量原则，循序渐进。

（2）缠绕毛线绳：将毛线绳一端固定于 20cm 长的木棍的一端，令儿童任意缠绕；儿童手持固定端，有目的地将毛线绳按顺序距离较密切地缠绕木棍 1 周、2 周或 3 周。可根据儿童情况适当调整步骤的难易度，每次训练时间不宜过长。

（3）使用镊子：儿童练习以拇指、示指、中指对捏的方式开合镊子，当儿童能够独立完成时，辅助夹起小纸团移入碗中；当熟练操作后可增加夹起物品的重量或改成较小的豆子，增加难度。

（4）运笔绘画或书写：正确握笔，拇指与示指对捏，中指横顶一面；①绘画，描线可从直线到几何图形到实物图形，在边界内正确涂色，边界可以由宽到窄，所图的面积由大到小；②书写，先从笔画开始，然后单字书写、词语书写、简单句子书写，由易到难，使儿童了解所写字体的笔顺及结构。

（四）游戏治疗

ADHD 儿童的社会情绪和行为障碍问题是影响儿童参与社会活动的主要原因，针对 ADHD 儿童的问题选择适当的游戏治疗，让儿童参与社会生活，创造适合于他们身心发展的环境，用扬长避短的方法进行康复治疗。

1. 合作性游戏训练　ADHD 儿童合作性较差，让儿童从平时自己玩到和其他儿童合作完成一项游戏，是一种进步。合作能够锻炼儿童相互合作和配合的能力，还可起到增进感情的作用。实施时，应选择接近日常生活的游戏，让儿童主动参与，收获幸福的感觉。游戏需要两位以上儿童参与，每一位儿童的社会经验都将不自觉地运用到游戏中，他们在游戏中协调、配合，增加了儿童的集体感。例如：拔河比赛、沙土游戏等。规则游戏：随着年龄的增长，儿童对于规则游戏的兴趣将逐渐增加，并稳定在较高水平上。可通过竞赛游戏的方式发展儿童的规则性水平，给儿童创造一定的情景进行治疗。如运球比赛、接力赛等游戏，使儿童通过比赛获得快乐的同时学会遵守游戏规则和控制自身情绪情感等。

2. 提高社交能力的作业训练　社交能力是一个人为实现自己的需要，达到自己的目的而与人交往的能力。ADHD 儿童的行为方式（自私、冲动、不合作）常导致伙伴关系不良，存在社交技能的缺陷。而社交技能训练是在行为矫正或行为治疗的理论基础上发展起来的，这种训练提供一种以学习为基础、发展有效人际交流能力的反应-获得的方法。

社会技能训练的主要内容：

（1）教会儿童社交行为的技巧，如礼貌行为、如何与伙伴一起参加游戏。

（2）训练儿童自我反省和评估自己行为中存在的问题。

（3）训练学会转化自己的情绪，减少或避免攻击行为的产生。

（4）训练儿童面对挫折时的应对技能。

3. 社交技能训练的方式可采用直接指定、示范、录像反馈和角色扮演等，儿童可单个治疗，也可以小组集体治疗，还可以结合游戏（感统训练时）治疗。

（五）心理治疗

心理疾病与 ADHD 发病有着密切的联系，心理治疗作为 ADHD 治疗中不可或缺的重要手段逐步受到人们的重视。心理治疗的目的是提高儿童的自我控制能力，培养儿童的注意

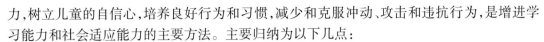

力,树立儿童的自信心,培养良好行为和习惯,减少和克服冲动、攻击和违抗行为,是增进学习能力和社会适应能力的主要方法。主要归纳为以下几点:

1. 要求家长、老师必须切合实际　首先,家长和老师都应该了解多动症的特点,对于多动儿童的要求,切莫像对待正常儿童那样严格。只要要求他们的多动行为能控制在一个不太过分的范围内就可以。

2. 正确引导过多的精力　对于活动力过多的儿童要进行正面的引导,使他们过多的精力能发挥出来。家长和老师可以组织他们多参加课外或体育活动,如打篮球、长跑、游泳、爬山等。但是,在安排他们进行活动时,应注意安全,避免受伤。

3. 培养注意力的集中　对于注意力不集中的儿童应逐步培养儿童静坐集中注意力的习惯。可以从看图书、听故事做起,逐渐延长其集中注意力的时间。也可把他们安排在教室的前排座位上,以便在上课时能随时得到老师的监督和指导。如果儿童的注意力有所改善或进步,应及时表扬和鼓励。

4. 培养自信心和自尊心　对于 ADHD 儿童应耐心、反复地进行教育和帮助,培养他们的自尊心和自信心,消除他们存在的紧张心理,帮助他们提高自控能力。医生、家长和老师三方经常保持联系帮助儿童有效的治疗。

第四节　案　例　分　析

一、案例描述

儿童,男,8 岁 2 个月,因"上课注意力不集中,好动,不听从老师教导"来专科门诊求治。儿童自去年 9 月入小学以来,老师发现在课堂不能认真听讲,常与邻座同学讲话,经常不经允许就离开座位。体育课跑步时容易摔跤,学不会跳绳等运动项目。在家做作业粗心大意、字体潦草、简单数学计算也经常出错。常常边做作业边玩耍,每天需要家长坐在旁边督促完成作业。

根据父母回忆,儿童系第 1 胎,足月剖宫产,孕期检查和幼时生长发育正常。但他们发现儿童在婴儿期就十分活跃,经常摇手蹬腿。开始学习走路时喜欢到处跑,在公园玩耍时喜欢到处攀爬,不怕危险,经常弄伤腿和胳膊。从小听故事或看动画片的时候,坐在椅子上东扭西扭。上幼儿园时老师注意到他注意力不集中,不遵守班级制度,不能好好与小朋友一起游戏。建议家长带他去检查,但当时父母没有重视老师的意见,只是认为儿童比同龄的儿童顽皮了一些。当小学老师再次告知儿童在学校的表现时,才引起重视,故来求诊。

体检:发育营养可,未见任何先天性畸形改变,心肺正常,腹软,肝脾未扪及,手掌皮纹正常,神经系统检查:颅神经正常,四肢活动自如,共济与协调动作缓慢,双手的精细动作灵活,反射对称,未见明显病理征。

精神状态:衣服整齐,检查合作,主动交流,语言流畅,入室后多动不宁,不停地抓摸桌上的东西,无法禁止。在医师与家长交谈时经常插嘴。未发现妄想或其他思想联想障碍。承认自己老坐不住,上课喜欢搞点小动作,思想开小差。也想好好学习,就是自己管不住自己。情绪适度,比较活跃,智力粗检查未见异常,自知力存在。

辅助检查:脑部功能性磁共振显示双侧额叶及丘脑血流分布稀疏,代谢血运降低。

二、案例评估

使用 Conners 行为评定量表对儿童进行行为评估。评估显示患者在品行问题与学习问题两方面得分较高。用儿童适应技能评定量表评定儿童的沟通、日常生活技能、社会化技能、劳动技能时显示动作协调稍差,其他无明显异常。

三、治疗目标

1. 提高儿童注意力。
2. 减少儿童不必要的动作。
3. 改善儿童肢体协调性。

四、治疗方案

对于提高儿童注意力及减少儿童不必要的动作这两方面的问题使用行为疗法治疗。

（一）正性强化法

我们首先了解儿童的喜好,选择一个较为合适的强化物(玩具、口头表扬),然后告诉儿童如果你今天可以完成 5 分钟的注意力训练,我们会奖励。每一疗程治疗后儿童都有所进步,我们将会延长训练时间。

（二）暂时隔离法

在减少儿童不必要的动作方面我们先使用正性强化法,每次他做小动作时我们告知这是不对的,不可以做。但经过训练并未有明显改变,后来采用暂时隔离法,如果他做小动作,或不经允许离开座位,那么就会去站在门口。经过一两个星期的治疗,此症状有所改善。

（三）感觉统合训练

1. 蹦床投球。
2. 袋鼠跳。
3. 俯卧大笼球抓木插板改善儿童的肢体协调功能。

（张　英）

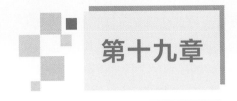

第十九章

学 习 障 碍

学习障碍(learning disorder,LD)是儿童时期最为常见的神经发育障碍之一。长期以来学校教师和家长由于对学习障碍缺乏足够的认识,学习障碍儿童未获得正确的治疗,且受到不当的对待和责罚,使得学习障碍儿童身心发展、学业成就受到很大影响。针对性的作业治疗可以改善学习障碍儿童主要的作业功能,在学习障碍儿童的干预治疗中起着非常重要的作用。

第一节 概 述

一、定义

儿童学习障碍是指智力正常儿童不存在视听觉障碍,也没有环境和教育剥夺以及原发性情绪障碍而出现阅读、书写、拼字、计算、表达等方面的特殊学习技能获得困难的一组综合征。美国《精神障碍诊断与统计手册》(第 5 版)(DSM-5)命名为"特定学习障碍(specific learning disorder,SLD)"。

根据神经心理模式和治疗教育理念,学习障碍曾被分为言语型 LD(verbal learning disability,VLD)和非言语型 LD(non-verbal learning disability,NLD)两大类。

DSM-Ⅳ诊断手册将学习障碍分为阅读障碍(reading disorder)、计算障碍(mathematics disorder)、书写障碍(disorder of written expression)、不能特定的 LD(learning disorder not otherwise specified)。

DSM-5 将特定学习障碍临床分为 3 种亚型。

1. 伴阅读受损 即在阅读的准确性、阅读速度或流畅性、阅读理解力等方面出现问题。

2. 伴书面表达受损 即在拼写准确性、语法和标点准确性、书面表达清晰度或条理性等方面出现问题。

3. 伴数学受损 即在数字感、算术事实的记忆力、计算能力的准确性或流畅性、数学推理能力的准确性等方面出现问题。

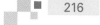

二、作业功能障碍

（一）认知发展不平衡

认知能力基本正常，但存在不平衡现象。韦氏智力量表测试结果显示操作智商可高于言语智商，各分测试结果也存在差异。学习障碍儿童的认知特征不随年龄增长而改变，但可能会以其他高领域的学习技能代偿低水平能力。

（二）视觉功能障碍与感觉统合失调

符号镜像颠倒，如把 b 写成 d、p 为 q、m 为 w、was 为 saw、6 为 9、"部"为"陪"等。结构性障碍使视觉信号无法转化为运动指令，出现空间知觉不良、方位感差；判断远近、长短、大小、高低、图形等困难；顺序和方位辨别困难，表现为穿鞋左右不分、反穿衣裤、走错房间，记不住乘车方向和路线，定位困难和容易迷路等。计算和数学推理障碍，计算时常常忘记计算过程的进位或错位，竖式计算排位错误，数字顺序颠倒，抄错抄漏题；数学记忆不良，导致数量概念和应用题理解困难。

（三）书写困难和手眼协调障碍

动作发育不良，平衡能力差，精细动作协调困难。表现为不会灵活使用筷子，穿衣扣纽扣、系鞋带笨拙，绘画不良等；做作业时坐姿别扭，扭动不停；写字时偏旁部首常颠倒，遗漏偏旁部首或添加笔画，同形字辨别书写困难，张冠李戴；字体歪斜，大小不一，超出边线或过小，字迹潦草；握持笔困难，握姿别扭，写字缓慢，字与字之间间隙小。因此，讨厌和逃避书写。

（四）语言理解和语言表达困难

表现为构音困难、听而不闻、不理会父母和老师的话，易被视为不懂礼貌。说话时常会省略辅音，语句缺乏关联词；有类似口吃表现、说话词不达意、节律混乱、语调缺乏抑扬、多用肢体语言等。

（五）阅读障碍

无法流利地阅读，经常出现跳读、漏读或多字少字，甚至不认识字，容易出现语塞或阅读太急，辨别同音异义字困难或经常相互混用，默读常用手指指着字行读，难以理解阅读内容的含义及细节。学习障碍儿童的思维存在刻板性及抽象能力受损，以致难以从具体的情境问题中归纳出一般原理与规则，也难以利用抽象的原理、定理进行逻辑推理。在阅读理解中的推理障碍可表现为不能推断出语篇中暗含的信息；不能找出词汇的语境合适意义；不能发现语篇不同部分的重要性，不能正确推理语篇所表达的主题。

第二节　学习障碍的作业评估

对学习障碍儿童准确可靠的评估是儿童作业治疗师最有挑战性的工作之一。作业治疗师首先通过行为观察、测试和面谈搜集相关信息，以判断影响儿童表现和发展的功能缺陷，评估儿童作业活动能力水平及存在的主要问题。

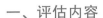

一、评估内容

1. 一般情况评估　通过父母访谈和行为观察,收集病史、治疗情况、生长发育史、个人史、既往史、辅助检查;家庭、学校表现及社会背景(家庭、学校及社区基本情况)及父母、主要看护人的养育方式和态度等。

2. 作业技能评估　主要包括感知觉与认知功能、握笔、书写技能、手操控技巧、视觉-运动整合发育、感觉统合等。

3. 作业活动表现评估　主要包括学业成就、阅读、书面表达及数学能力等评估。

二、评估方法

评估方法的选择是建立在一系列理论框架之上,包括:神经发育、感知觉、认知、信息处理、运动能力和感觉统合。所有的评估方法必须符合儿童的生理年龄和/或功能水平,并且能够辨别儿童现有功能水平情况。作业治疗师常常使用标准化评估方法判定儿童是否需要接受治疗,决定最合适和有效的治疗干预方法以及制订治疗流程。

（一）父母及教师访谈

通过访谈,从父母和教师处获取儿童的病史和医疗记录,包括主诉、现病史(就诊原因、主要行为问题、环境适应问题等)、个人史(出生史、生长发育史、生活史等)、既往史、家族史(家庭养育环境、家族中是否有类似病例及其发育障碍等)、辅助检查;家庭、学校表现及社会背景(家庭、学校及社区基本情况)。

作业样本:查看儿童书面的课堂或家庭作业,包括语文(汉字、拼音书写、造句、作文)、数学(计算、应用题)、英语等作业。观察字的结构(偏旁部首错位和/或大小不对称)、排列(文字与纸面格线的间距)、空间(汉字字体内及字与字之间的空间位置)、大小(字体大小的一致性)、着力的轻重、倾斜度及整体的易读性;是否存在镜像现象,如 p/b 不分、M/W 不分、3 写成 ε、6/9 不分、no 写成 on、saw 写成 was、"部"为"陪"等;是否忘记计算过程的进位,竖式计算排位错误,数字顺序颠倒,抄错、抄漏题;数量概念和应用题理解困难等。

（二）临床检查与行为观察

包括儿童精神状态、营养状况、生长发育情况、听力、视力及神经系统检查,并对儿童的行为进行观察、记录和评估儿童姿势稳固性、精细运动(抓握、手指肌力、握笔姿势、灵活性/手操控、手眼协调性)、书写技能(书写速度、书写技巧)、社会心理(动机、自我控制、自尊、冲动等)。

（三）作业技能标准化评估

评估儿童的视觉功能(视觉注意、视觉记忆、视觉区辨)、视觉-运动整合、认知功能、精细运动、感觉统合发展能力等。

学习障碍儿童作业技能评估常用标准化测试见表 19-1。

（四）作业表现的标准化评估

1. 学业成就测验　学业成就测验评定学龄儿童学业和学习技能所达到的水平,所得结果为学习商(learning quotient,LQ)。判断结果需综合分析智商和学习商,如果智商和学习商均低,则学习困难因智能发育迟缓所致,不能诊断为特定学习障碍。如果智商正常,而学习商低下,则认为是特定学习障碍。常用学业成就测验量表见表 19-2。

表 19-1　学习障碍儿童作业技能评估常用标准化测试

测试名称	适应年龄	评估目的	分测试
视觉功能与视觉动作整合评估			
视觉感知技能测试	4~12 岁	评估视知觉能力,包括视觉注意、视觉记忆、视觉区辨	视觉区辨、视觉记忆、空间关系、形状恒常性、顺序记忆、图形背景、视觉完形
非运动视知觉测试(MVPT-4)	4~11 岁	评估视知觉能力	形状恒常性、视觉区辨、视觉记忆、视觉完形、空间关系
视知觉发展测验(DTVP)	4~12 岁	评估视知觉与动作统合能力	手眼协调、视觉图形背景、物体恒常、空间位置、空间关系
视觉-运动整合发展测试(VMI)	2~14 岁	评估视知觉与精细动作的统合能力	视觉感知、运动协调、视觉运动整合
认知功能评估			
中文版儿童作业治疗认知功能动态评定量表(DOTCA-Ch)	6~12 岁	评估儿童作业治疗认知功能,国外多应用于学习障碍及注意缺陷多动障碍儿童的认知评估	定向、空间知觉、运用、视运动组织、思维操作 5 个领域
韦氏儿童智力量表第 4 版(WISC-Ⅳ)	6~16 岁	评估儿童的智能发育水平	14 个分测验组成,包括言语理解、知觉推理、工作记忆、加工速度 4 个指数
韦氏幼儿智力量表第 4 版(WPPSI-Ⅳ)	2 岁 6 个月~6 岁 11 个月	评估儿童的智能发育水平	13 个分测验,包括言语理解、视觉空间、流体推理、工作记忆、加工速度 5 个方面
上肢运动功能评估			
Peabody 运动发育量表(Peabody developmental motor scale-Ⅱ,PDMS-2)	0 岁~6 岁 11 个月	主要评估儿童手抓握和视觉-运动整合能力	反射、姿势、移动、实物操作、抓握、视觉-运动整合
感觉统合发展能力评估			
儿童感觉统合能力发展评定量表	3~12 岁	评估儿童有无感觉统合障碍及障碍的程度和类型	前庭失衡、触觉功能不良、本体感失调、学习能力发展不足、大年龄儿童的问题

表 19-2　常用学业成就测验量表

量表名称	分测验内容
Peabody 个人成就测验(PLAT-R)	数学、阅读再认与理解、书面表达、常识
学业进展测验	数学、阅读、拼写
考夫曼教育成就测验(KTEA)	阅读编码与理解、数学、拼写
Wood Cock-Johnson 成套测验-成就测验	词汇、人脸与地点、算术、阅读理解

续表

量表名称	分测验内容
Wood Cock 阅读掌握测验	单词、单词辨认、理解、段落理解、视听学习
青少年语言测试-2	听、说、读、写、词汇、语法等
语言能力测试(TLC-扩大版)	意图表达与解释
书面语言测验	主题、词汇使用、文体、拼写、字迹
KEY MATH 算术诊断测验(KM-R)	数概念、运算与应用
中国小学生数学能力测试量表(C-RSPMA)	运算、规律、视觉跟踪与空间知觉

2. 学习障碍专用标准化评估量表

(1) 学习障碍筛查量表(the pupil rating scale revised screening for learning disabilities, PRS)　原量表由美国心理和言语学家 H. R. Myklebust 编制,该量表的信度、效度等测量学指标得到充分肯定,并被译成多种文版在许多国家使用。中文版由静进、海燕、黄旭、余淼于 1998 年修订。PRS 由言语和非言语两个类型评定表及 5 个领域,共 24 个条目,包括 I 听觉理解和记忆;II 语言;III 时间和方位判断;IV 运动;V 社会行为。

PRS 是一种快速发现学习障碍儿童的筛查量表,由至少与儿童接触 3 个月以上的班主任或很熟悉这个儿童的老师使用,不适用于家庭检查。

评分标准:每个条目分 5 个等级,用 1、2、3、4、5 分表示,3 分为平均分,1 分为最低的评定,5 分为最高的评定。把 I、II 领域的得分相加,若≤20 分,则可疑为言语性学习障碍儿童;将 III、IV、V 领域的得分相加,若≤40 分,则可疑为非言语性学习障碍儿童;将 5 个领域的得分相加,若≤65 分则可疑为学习障碍儿童。

(2) 汉语阅读技能诊断测验(Chinese reading skill diagnostic test,CRSDT)由杨志伟根据国内外对阅读学习及其障碍的认知心理学、心理语言学和神经语言学研究,针对阅读技能的构成成分、汉字特点和汉语成人失读症的特点,结合儿童阅读困难的临床表现编制的诊断性量表。该量表的信度、效度等心理学测量指标达到可接受水平。CRSDT 主要包括 9 项因子,分别为:汉字形-音识别、汉字形-义识别、识别准确度、词语匹配、读音准确性、朗读流畅性、朗读速度、阅读理解、组句成文。以上内容分为汉字识别、朗读、默读、词语匹配、组句理解答题 6 种作业形式,字、词、句、篇章 4 个水平。

CRSDT 适用于基本完成小学二年级汉语语文学习内容的儿童。测试方式为纸笔测验,一般按规定顺序个别进行,各项测试均有统一指导语、方法和计分标准。部分项目计时计分。一般需要 20~30 分钟完成。

评分标准:用标准分 70 作为诊断界值,即标准分<70 为阅读障碍。

(3) 儿童汉语阅读障碍量表(dyslexia checklist for Chinese children,DCCC):由原华中科技大学同济心理卫生研究中心编制而成的他评式量表。主要包括视知觉障碍、视觉-运动协调障碍、听知觉障碍、意义理解障碍、书写障碍、口语障碍、书面表达障碍、不良阅读习惯和注意力障碍 8 个维度,共 57 个条目。该量表的信度、效度指标符合心理学测量量表要求。

DCCC 适用于小学三至五年级的儿童,目前仅用于中国内地,还未被其他国家和地区的研究采用。

（五）环境评估

环境评估包括对家庭及学校环境的评估。通过调查问卷及父母、教师访谈，针对学习障碍儿童自身的功能水平，对其所处的环境进行了解、分析，了解父母、教师对学习障碍的知晓情况及家庭、学校的支持措施，向儿童家长、老师提供适当的建议和专业指导。

第三节　学习障碍的作业治疗

玩耍和学习是儿童的主要作业活动，通过作业治疗使儿童在作业中获得功能锻炼，以最大限度地促进儿童身体、精神和社会参与等各方面障碍的功能恢复及身心全面发展。作业治疗师的目的就是让儿童的功能修复、发展、维持；发现其所处环境的作业潜能或者改变环境以促进作业表现。

一、作业治疗目标与计划

1. 对学习障碍儿童的现有作业水平进行测评，明确儿童的主要问题及功能障碍，并确立预期达到的近期、远期训练目标，制订康复治疗计划。

2. 制订个性化的治疗方案，选择合适的作业治疗方法。

3. 让学习障碍家长和儿童充分了解目标、计划和方法。

4. 让学习障碍儿童明确作业治疗的每一个步骤及治疗意义。

5. 从易到难，循序渐进。先反复完成某些简单作业任务，逐步加入干扰增加训练难度，反复对具体目标进行作业训练，并予以反馈、奖励、强化。

6. 选择合适时机进行实际迁移应用。经过一段时间的训练治疗，提供与学习障碍儿童所在年级水平相似难度的材料，进行反复练习，逐步完成实际迁移应用，达到治疗目的。

二、作业治疗干预流程

学习障碍儿童的作业治疗干预过程包括评定、计划、治疗、治疗完善和评估。在我国大陆现有医疗模式下，作业治疗是以临床为基础提供给儿童。在某些国家和地区，作业治疗师在学校工作，能直接在学校治疗这些儿童。最近，网络治疗也在兴起。

治疗师必须选择适合儿童的作业活动以促进其功能发展，可利用日常作业使儿童学会不同方法和技巧解决问题。作业治疗实施可能是针对个人或者团体。一对一的治疗师制订个性化的治疗，小组治疗师在治疗过程中会设计一些有趣的比赛活动。两种治疗方法对SLD 儿童都很有帮助，有时候，需要两种方法结合运用。

父母文化程度、辅助处方以及与学校沟通是治疗过程中保证儿童圆满完成日常训练的重要组成要素。鼓励父母以及主要的照顾者参与治疗过程，以了解儿童的困难，从而更好地配合治疗，同时可以指导家庭训练技巧。

作业治疗的干预流程包括以下步骤：

1. 评估　评估的目的之一是筛查出学习障碍儿童的共患病如注意缺陷多动障碍、广泛性发育障碍等；目的之二是进行功能性、视知觉、运动感觉、视觉运动整合等作业评估。

2. 明确优势及资源　确定及排序相关的作业活动；确认作业活动组成和环境条件。

3. 针对个体制订治疗计划。

4. 实施作业治疗计划。

5. 再评估作业治疗效果。

6. 治疗完善 决定治疗是否继续进行，或转介其他机构。

三、作业治疗方法

（一）感知觉运动训练

1. 视知觉训练 包括视觉注意、视觉记忆、视觉区辨等方面的训练。可使用视线扫描字母表、划销作业、数学游戏、视觉跟踪、符号排序、多感官训练等以改善视觉扫描技能；拼图、按图片拼积木、物品分类训练、影子舞（图 19-1）等改善视空间功能；使用地板时光等改善目标和表格分辨技能；图形辨认、几何形状的匹配、从图片中寻找隐藏的图形、寻找遗漏部分等训练图形-背景区分技能；其他如方向性训练、颜色匹配等训练技术。

2. 听知觉训练 听觉辨别能力、听记忆力、听理解力训练等。

3. 手眼协调训练 画迷宫（图 19-2）、形状切割、不完整图形完成、图片上色、串卡片、串珠子、掷飞镖、套圈等。

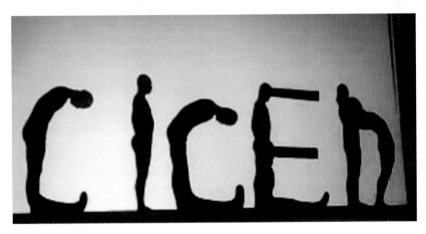

图 19-1 影子舞

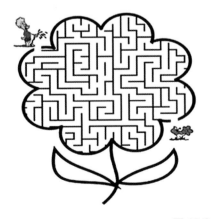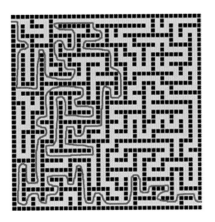

图 19-2 画迷宫

在实际教学和训练过程中,治疗师应注意儿童优势通道的利用,如听觉通道。虽然儿童存在视觉上的问题,但其听觉通道是正常的,因此,治疗师在训练过程中可以结合录音、讲解等听觉刺激,把"补救"和"补偿"结合起来,训练弱项,加强优势。

（二）书写障碍训练

1. 握笔姿势训练　矫正握笔姿势,使用铅笔或硬笔时,手腕伸直,在拇指和示指对掌形成一个圆圆的虎口(示指远端关节不要弯曲),笔杆靠在虎口上,由拇指、示指与中指共同构成控制端以控制铅笔运动,无名指与小指弯曲构成稳定端以增加手部稳定性。必要时可使用握笔器以改善对笔的控制。让儿童尝试使用握笔器并进行不同的锻炼如涂色、描线、连线、画画等。

2. 视觉刺激　教儿童理解汉字的空间结构构成,使用不同颜色,标记书写汉字的偏旁部首,让儿童通过颜色进行反复视觉刺激加深印象。为了改善书写的空间比例,允许儿童在田字格上练习书写。教儿童一些解决抄写一长段话的策略,如可以放一把尺在目标汉字下辅助视觉注意等。

3. 触觉加强　用手在儿童手背上书写,使其凭触觉记忆进行辨别,并融于日常生活中。把汉字刻在模板上,让儿童依照笔画顺序用手指进行摹写,通过反复刺激运动触觉完成记忆。

4. 读写认知　写出简单的生字,教儿童边读边写,并念出笔画,通过感官刺激完成记忆过程。

5. 精细动作与手操控训练　在手中顺时针和逆时针转动大珠子来促进动手操作能力;挤压弹力球加强拇示指对抗而改善抓握力度;上下翻转硬币、切割彩泥、剪纸、折纸、手指操、串珠子、穿线、旋瓶盖、转笔等活动改善手指灵活性、手眼协调性、双侧协调性。

6. 手肌肉力量训练　锤击、切割面团、手指摔跤、订图片、压膜、粘贴板游戏、捏衣夹、握力器等。手指肌力训练可采用面团或黏土,把每只手指插入面团或黏土中,分别用其余四指与大拇指将黏土撑开,在指间挤压黏土;也可用手指撑开橡皮筋等反复锻炼手指肌肉力量。

7. 代偿性工具的使用　尽早使用电脑,以便减少较高年级要求的手写量。在可能的情况下,鼓励儿童口述故事、读书报告,或口头回答教师提出的理解性问题,对年龄大一些的儿童,当他们的声音模式已经成熟或稳定不变时,可考虑使用语音识别软件。对需要大量书写的测验和考试,给儿童提供额外的时间,并为其提供使用电脑的条件。

（三）阅读障碍的训练

对于视觉功能受限的阅读障碍儿童,训练方法包括:①保证良好的照明,使用柔和的彩色纸张,以减少眩光;②设计短小精炼的分组阅读材料;③采用黑色垫子遮盖下面文字、标记下划线、或放一把尺在目标汉字下等,以提高对比,从而有助于视觉注意所阅读的文字部分;④手指点读或治疗师/家长在一旁朗读,以帮助儿童保持视觉注意;⑤在视觉任务工作时可佩戴耳机,减少其他感官输入,有助于增强视觉注意。

（四）记忆力训练

对有记忆问题的学习障碍儿童教育干预主要包括听觉记忆训练和视觉记忆训练两个方面。

1. 听觉记忆训练　主要是借助于儿童听觉这一通道来完成的,如设计一些重复句子、有趣味的故事、数字串等游戏激发儿童的训练兴趣。在句子或故事的重复过程中,治疗师口头说出一句话或几个句子,让儿童重复;治疗师也可以说出一串数字或字词,让儿童重复,也可以通过补全数字或句子的方式来实现。

2. 视觉记忆训练 则主要借助于视觉呈现的方式来训练儿童的记忆能力。如让儿童回忆亲人的外貌,形容日常见过的物品;治疗师在一组图片中挑出一张图片让儿童看10秒,再把这张图片与其他图片混在一起,让儿童找出刚才看过的图片,再逐步过渡到向儿童呈现一组图片,在呈现的同时告诉儿童图片的内容,然后要求儿童回忆看到了哪些图片;让儿童凭记忆叙述看过的电视、电影节目内容。在回忆的过程中,可以按次序回忆也可以自由回忆。需要注意的是,记忆训练需根据儿童的当前水平,由易到难,循序渐进地进行训练。

视觉-动作记忆训练:先由治疗师演示折纸、手指舞(图19-3)、手指游戏(图19-4)、身体运动或舞蹈等连续动作,然后让儿童模仿,以训练儿童的视觉注意、视觉-运动记忆能力。

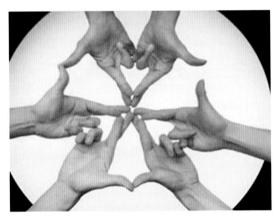

图 19-3 手指舞图

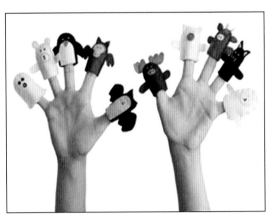

图 19-4 手指游戏

此外,还要教给儿童适当的记忆策略以及如何使用这些策略。学习障碍儿童经过训练能够掌握一定的记忆策略,如自我询问问题、复述法、联想法、分类法、编故事法、方位法、分段法等记忆技巧提高记忆效果。研究表明,良好的组织、快速阅读、回答问题、自己讲解、提问、做笔记、总结等,都可以提高学习障碍儿童的成绩。同时指导学习障碍儿童使用适合自己的辅助工具,如记事本、卡片等辅助完成日常课业学习。

(五)逻辑推理训练

对逻辑推理障碍学习困难儿童的教育干预主要是在教育教学的过程中注重对儿童逻辑推理能力的培养。增强其逻辑推理能力的具体训练方法,主要集中在对儿童的演绎推理、归纳推理、逻辑推理及会聚性思维和发散性思维等思维形式的培养上。

在逻辑推理训练中,治疗师或教师可以描述一些事件的特性或一些单一的关系,让儿童来推断其中的逻辑关系或联系(教师可以说:"所有的生物都会死去,狗是生物,所以狗会死去。那么你来推断:所有的桂花都在8月开花,现在公园的桂花都开了,所以……")。

费厄斯坦(Feuerstein,1979,1985)创设了培养学习困难儿童思维能力的工具丰富教程(instrumental enrichment program),训练材料由15套工具组成,主要培养学生的抽象逻辑思维及分析问题等智力技能。训练的内容包括训练空间定向、比较、辨别时间关系、数的序列、三段论推理和关系转换等。该教程适合于8岁到成年的学习障碍者。

(六)感觉统合训练

学习障碍儿童常出现视觉-运动障碍及感觉统合失调,导致学习能力不足,可以根据感觉统合能力评估结果,选择针对性的训练项目,整合前庭感觉、本体感觉、触觉、视觉等刺激,控制感觉信息的输入,提高感觉统合与手眼协调能力,从而提高作业技能。具体参照本书第十章感觉统合部分。

（七）时间管理和学习习惯养成训练

时间定向,告知具体学习、作息时间,提供日历等工具帮助学习障碍儿童逐步建立时间观念,要求家长监督学习,严格作息时间。

（八）家长与学校教师指导

建立家长学校,进行家庭指导与训练,让家长正确认识学习障碍,并为家庭提供心理咨询与心理支持。搭建学校-家庭-医务人员沟通平台,帮助树立正确对待学习障碍儿童的教养态度,理解、接纳、善待儿童,不要一味地责骂、批评儿童,改善亲子关系、师生关系。从而改善学习障碍儿童的家庭、学校氛围,减轻儿童的不安、自卑、恐惧心理,使之有一个适合学习障碍儿童发展的良好生活环境。

第四节　案例分析

一、病例描述

小明(化名),男,10岁4个月,全日制普通小学四年级。老师反映小明是个聪明的儿童,但上课不听讲,注意力不集中,作业速度慢,经常不能按要求完成老师布置的作业,而且字迹潦草,错别字多,汉字总是写出格,经常穿透纸张。不愿阅读,阅读时常常漏字、跳行、加字减字。成绩一直在班级后几名,语文成绩特别差,40~50分,英语成绩60分左右,数学成绩80分左右。

小明是家庭长子,还有一弟弟,和祖父母、父母生活在一起。

二、案例评估

（一）标准化评估

1. 韦氏儿童智力量表第4版(WISC-Ⅳ)　言语理解95、知觉推理78、工作记忆94、加工速度89,总智商89。提示该儿童认知发展不均衡,知觉推理领域明显低于正常范围。

2. 学习障碍筛查量表(PRS)　总分50,言语型得分18,非言语型得分32。提示该儿童可疑学习障碍。

3. 儿童感觉统合能力发展评定量表　前庭平衡和大脑双侧分化情况29,脑神经生理抑制困难37,触觉防御37,发育运用障碍29,视觉空间和形态感觉情形23,重力不安全症28,学习和情绪状态25,对压力挫折敏感、自我形象不良21,感觉统合整体评估21。提示该儿童感觉统合功能严重失调。

4. 儿童汉语阅读障碍量表(DCCC)　口语障碍70.18,书面表达障碍71.93,不良阅读习惯74.49,注意力缺陷81.36,视知觉障碍80.77,书写障碍70.29,听知觉障碍68.98,意义理解障碍76.07,总量表70.18。提示该儿童存在阅读障碍。

（二）作业样本

字迹潦草,字体歪斜,大小不一,超出边线或过小,错别字多,形似字常写错。田字格的

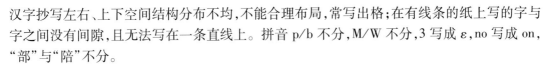

汉字抄写左右、上下空间结构分布不均,不能合理布局,常写出格;在有线条的纸上写的字与字之间没有间隙,且无法写在一条直线上。拼音 p/b 不分,M/W 不分,3 写成 ε,no 写成 on,"部"与"陪"不分。

（三）功能状况

1. 精细运动　右利手。弱点主要反映在视觉运动、上肢速度和灵敏性上。精细操作时不自主咬嘴唇。双手握力、线性追踪和剪纸等能力很差。串珠子或分类卡片等笨拙且慢。手眼协调性差,右手拿剪刀沿着细曲线裁剪时动作笨拙,且常常会脱离线条。

2. 视感知能力　非运动的视觉感知能力表现很差,对细节的关注很差,花很长时间区分两张相似图片的不同;非系统的视觉扫描,常常很随意的寻找答案;视觉运动整合能力如临摹图片等很弱,空间比例感差。

3. 空间结构　在有线条的纸上写的字与字之间的间隙很小,且无法写在一条直线上,使用方格纸会好一些,1cm×1cm 的字格很容易写出界,但能写在 1.3cm×1.3cm 字格的边界内;字的各部分组成比例不一。

4. 感觉统合　常常撞到沙发或垫子。闭眼时做单腿站立较困难。维持反重力姿势很难。感觉加工上,动作与协调性较差。不熟悉的动作需要一步一步地指导,口头指令下较难摆出身体动作和手势及做一系列运动动作。抓与掷物的协调性欠佳。不会跳绳。

5. 书写与阅读能力　写字时常驼着背,握笔姿势不正确,手指弯曲呈握拳状,用拇指与弯曲的示指夹着笔,握笔靠近笔尖,笔的控制差。书写速度很慢,需要很努力地写,用力不均,字与字之间没有间隙,汉字常写出格。常常把字写反,如"陪"写成"部"。速度很慢,需要花很长时间在一段文字中找到目标汉字,常一笔一笔的抄写且很费力。不愿完成阅读任务,阅读时漏字、跳行、加字减字。

三、治疗目标

（一）短期目标

1. 家长和老师沟通　让家长、老师接纳、理解儿童,不要一味地责骂、批评儿童,改善亲子关系、师生关系。

2. 让儿童掌握正确的握笔姿势　学会使用握笔器、阅读尺等辅助工具,促进手眼协调能力的发展。

（二）长期目标

1. 培养儿童的自我控制能力,增强自信心。

2. 掌握书写、阅读技巧,提升学习能力。

四、治疗方案

因为小明已经上二年级,父母最关心的是其功能如书写、阅读学习能力。除了训练基础技能如手指灵活性、视知觉技能外,干预的重点在改善功能技能的同时提供一些补偿策略。

（一）书写技能的训练

1. 掌握正确的握笔姿势　使用铅笔或硬笔时,手腕伸直,在拇指和示指对掌形成一个圆圆的虎口(示指远端关节不要弯曲),笔杆靠在虎口上,由拇指、示指与中指共同构成控制端以控制铅笔运动,无名指与小指弯曲构成稳定端以增加手部稳定性。让儿童尝试使用握笔器以改善对笔的控制。

2. 反复进行不同的锻炼如涂色、描线、连线、画画等。

3. 为了改善书写的空间比例，教儿童理解汉字的空间结构构成，允许儿童在田字格上练习书写。教儿童一些解决抄写一长段话的策略，如可以放一把直尺在目标汉字下辅助等。

（二）精细运动与手操控训练

1. 精细运动　在手中顺时针和逆时针转动大珠子来促进手操作能力；挤压弹力球加强拇示指对抗而改善抓握力度；上下翻转硬币、切割彩泥、剪纸、折纸、手指操、串珠子、穿线、旋瓶盖、转笔等活动改善手指灵活性、手眼协调性。

2. 手肌肉力量训练　锤击、切割面团、手指摔跤、订图片、压膜、粘贴板游戏、捏衣夹、握力器等。手指肌力训练可采用面团或黏土，把每只手指插入面团或黏土中，分别用其余四指与大拇指将黏土撑开，在指间挤压黏土；也可用手指撑开橡皮筋等反复锻炼手指肌肉力量。

（三）感知觉运动训练

使用视线扫描字母表、划销作业、符号排序、多感官训练等以改善视觉扫描技能；拼图、按图片拼积木、影子舞、地板时光等改善视空间功能；图形辨认、几何形状的匹配、从图片中寻找隐藏的图形、寻找遗漏部分等训练图形-背景区分技能。

手眼协调训练：画迷宫、形状切割、不完整图形完成、图片上色、串卡片、串珠子、掷飞镖、套圈等。

（四）感觉统合训练

根据小明的兴趣选择合适的活动。仰卧在吊床上晃动或俯卧在滑板车上来回移动来改善反重力姿势；使用能使身体各部位摆动的各式秋千来强化运动协调性；通过在设置障碍物道路中移动以训练其反应速度。俯卧大笼球插棒、晃动平衡台投篮、滑梯加手眼协调活动以训练其视觉-运动整合及手眼协调能力。

（五）学校适应

小明在精细动作和视知觉上的问题影响了他在学校的表现。建议其父母和老师加强沟通，接纳、理解儿童，不要一味责骂、批评儿童，改善亲子关系、师生关系。允许他用更大的田字格（1.3cm×1.3cm）；由于书写速度慢可减少他的抄写任务；使用彩笔标注相似汉字不同组成部分；阅读时可以使用尺子辅助阅读；必要时以口语表达代偿书写。

（六）代偿性工具的使用

建议家长和老师可以让小明尽早使用电脑，以便减少较高年级要求的手写量。在可能的情况下，鼓励口述故事、读书报告，或口头回答教师提出的理解性问题，对需要大量书写的测验和考试，提供额外的时间，或为其提供使用电脑的条件。

（李　丽　陈艳琳）

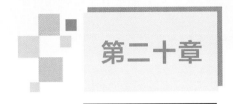

第二十章

发育性协调障碍

第一节 概　述

发育性协调障碍(development coordination disorder,DCD)是儿童时期特殊的发育障碍性疾病,严重危害儿童身心健康发育。发育性协调障碍临床上又被称为"笨拙儿童综合征",目前国内对该病的研究甚少。

一、定义

发育性协调障碍是指运动技能发育迟缓或者协调运动有困难,导致儿童难以完成许多日常任务。这种运动障碍不是由任何其他已知的身体功能、神经或行为障碍引起的。它是儿童发育行为门诊最常见的疾病之一,发病率5%~10%,男孩较为常见,为75%~85%。有些儿童只患有协调障碍,而另一些儿童则伴有学习、言语或语言及注意力方面的问题。

二、发育性协调障碍儿童作业功能障碍

(一)日常生活能力障碍

此类疾病儿童在日常生活方面主要表现为生活自理能力差,不会系鞋带、不能独立穿脱衣服,洗漱、进食、使用刀叉筷子、使用拉链、整理背包等活动动作缓慢且笨拙。

(二)视空间感觉障碍

1. 运动时显得笨拙或不协调。可能会撞到物体,弄洒液体或碰翻物体。

2. 在进行需要协调使用身体两侧的活动(例如,用剪刀、跨步跳跃、挥舞棒球棒或是用曲棍球棒)时会有障碍。

3. 整理书桌、储物柜、家庭作业或者书写间距有障碍。

4. 儿童学龄时期工整书写或一般书写障碍。

(三)精细功能障碍

发育性协调障碍儿童的精细功能障碍主要表现为手眼协调能力差,拇指与示指及拇指与其他四指对指的灵活性差,手指分离动作差,手部功能操作笨拙。

（四）认知功能障碍

1. 认知功能由于受运动能力的影响，较同龄儿也落后，存在学习新运动技能的障碍。

2. 由于在应付他们生活中必需的活动时遇到各种困难，致使儿童表现出较低的挫折耐受力、缺乏自尊和动力。

3. 学业障碍，例如数学、拼写或书面语言，书写不准确、不整齐。

（五）感觉统合障碍

1. 粗大运动技能、精细运动技能障碍或两种兼有。

2. 某些特定运动技能发展迟缓，例如骑三轮车/自行车、接球、跳绳、扣纽扣和系鞋带。

3. 控制身体平衡能力较差，尤其在做身体平衡技能运动（例如，上楼梯、站着穿衣裤）时。

4. 逃避与同龄人交往，尤其在运动场所。

5. 对自己的表现不能满意（例如，擦掉写好的作业、抱怨运动性活动中的表现、对做成的事情有挫折感）。

6. 难以完成规定时间内的任务。

7. 在兼顾速度与准确性方面有困难。例如，书写可能很工整，但非常慢。

第二节　发展性协调障碍的作业评估

一、评估内容

无论何种疾病的作业治疗，评估始终是依据。接下来我们阐明一下发育性协调障碍儿童作业治疗评估的主要内容：

（一）一般情况评估

主要包括母孕期及生产史、生长发育史、个人史、既往史、辅助检查及结果；家庭、学校及社区基本情况；主要看护者、父母的养育方式及态度、教育工作者的态度等评估。

（二）作业技能评估

主要包括粗大与精细运动功能，感知觉与认知功能、手眼协调与双手配合能力，躯干与四肢的平衡、协调功能，社会交往、心理及适应性行为等评估。

（三）作业活动表现评估

主要包括日常生活活动能力、游戏、运动能力以及学习能力等评估。

二、评估方法

1. 迄今为止国际公认的筛查量表是修订版的发展性协调障碍问卷（developmental coordination disorder questionnaire-revised，DCDQR），在欧洲残疾儿童学会关于 DCD 的临床实践指南中指出，此调查问卷基于循证医学的角度适用于筛查，推荐级别为强烈推荐，适用年龄 5~15 岁。

2. DCD 的诊断性评定量表—儿童运动评定量表 2（movement assessment battery for children 2，M-ABC2）是目前应用最广泛的 DCD 标准化的诊断性评定工具，通常被认为是判定儿童运动表现低于正常水平的"金标准"，适用年龄 3~16 岁；目前 M-ABC2 评测量表在我国已进

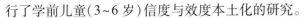

行了学前儿童(3~6岁)信度与效度本土化的研究。

3. Bruininks-Oseretsky 动作熟练度评测第 2 版(Bruininks-Oseretsky test of motor proficiency,BOTMP-2),主要检测儿童粗大和精细动作发育情况,适用于 4~21 岁儿童及成人。

4. Peabody 运动发育量表(Peabody developmental motor scale,PDMS),PDMS-2 作为学前儿童运动发育评估工具,在国际上被广泛应用,2006 年被北京大学医学出版社译成中文,适用于 0~6 岁的儿童。

5. 瑞文测验是一种纯粹的非文字智力测验,用以测验一个人的观察力及清晰思维的能力。

6. 视觉-动作整合发展测试(VMI)是评估个体在有目的的操作活动过程中视觉感知和手部运动协调与配合能力的工具。测试通过让儿童仿画 24 个指定的几何图形,了解其视觉运动统合能力发育水平。

7. 知觉效能和目标设定系统(perceived efficacy and goal setting system,PEGS),是一个反映儿童实施日常作业能力的自我报告式评定工具,用于设立治疗目标及评估结局等。

代表性的测量实验有:Oseretsky 动作熟练测验、Frosting 运动技能测验、Gibson 螺旋迷宫测验、Hamm-Marburg 测验。

三、评估方法的应用

（一）作业技能评估

1. 粗大与精细运动功能评估

（1）Peabody 运动发育量表(Peabody developmental motor scale,PDMS),PDMS-2。运动功能发育评估见第四章有关章节。

（2）发展性协调障碍问卷(developmental coordination disorder questionnaire-revised,DCDQR)。

2. 身体平衡协调能力评估　可选用儿童感觉统合能力发展评定量表,该量表适用于 3~11 岁儿童,由儿童父母或照顾者根据儿童最近情况选择填写。

（二）认知功能评估

认知功能主要采用韦氏智力量表评估,见有关章节。

（三）儿童社会适应行为能力评估

见有关章节。

第三节　发展性协调障碍的作业治疗

一、作业治疗目标

发展性协调障碍儿童作业治疗目标是无论在学校、家庭还是社区,儿童能顺利完成社会交往、认知、感觉统合、粗大与精细运动能力提高为基础,针对儿童在社会适应、生活自理、游戏、学习等方面的能力进行干预、引导,以解决其在生活、学习、体育运动中所遇到的困难,促进功能独立性和适应社会能力的提高,以提高生活质量,帮助其参与社会、融入社会。

二、作业治疗原则

根据发育协调障碍儿童的年龄、发育水平、活动参与能力以及环境情况完成评估,设定预期目标,制订作业计划方案,作业治疗实施,然后再评估等一系列过程。发育性协调障碍儿童在实施作业治疗时需遵循以下原则:

作业治疗计划的制订和实施必须以作业评估为依据,所选择的作业活动需与儿童实际发育水平相适应,需要家长共同参与,以家庭康复为主;作业治疗最好在真实的、有居家设施的环境中进行,作业治疗室或作业实验室要尽量接近实际环境,以实物操作为基础,增加生活经验,利于泛化到日常生活中。

作业治疗师有必要对家长以及教育工作者进行有针对性的指导。

三、作业治疗方法

(一)日常生活能力的训练

发育性协调障碍的儿童是一种运动技能障碍,妨碍着儿童完成日常生活中许多任务的能力。患有发育性协调障碍的儿童差异很大,而每个儿童会表现出与其他儿童不同的问题。根据发育协调障碍儿童的障碍程度以及特殊性,在训练中,治疗师要因材施教,可将每个作业活动分节来进行,把规则讲清楚,一个步骤一个步骤地教,每步的衔接技巧和规则一定要讲解清楚透彻,让其充分理解并掌握,有必要的话给予辅助,循序渐进,逐步完成。

1. 日常生活活动能力训练　儿童日常活动中使用勺子进餐、用水壶倒水、洗手、刷牙、如厕等训练可以参阅其他章节的训练方法,下面再详细介绍其他方面的训练。

(1)穿外衣或衬衫:每次帮儿童穿衬衫或外套时,都要重复下面的过程。把儿童的左胳膊放到衣服的左袖子里,把衣服的右袖子搭在他右肩膀上,引导他右胳膊伸进袖子里。多次重复这一简单的过程,直到一只胳膊已经伸到袖子里的时候,也能把另外一只胳膊伸进适当的袖子里。只有当他不需要你的帮助,独立完成这一步骤以后,你才可以进行下一步。向他演示怎样打开外套,把一只胳膊伸进适当的袖子里,然后把一只袖子搭在他的肩膀上,让他按照上面的过程完成动作。当他已经熟练地完成这两步,把两只袖子都穿上的时候,下次再把第二只袖子放到肩膀上之前,停顿一下,看一看他动作的连贯性与协调性。

(2)穿裤子:儿童的视觉和空间感觉存在一些偏差,所以当我们给儿童穿裤子时,第一步引导他把裤子放到大腿中间,把他的手放到裤子边缘,把你的手放到他的手上,帮助他把裤子拉到腰上,重复这个过程,逐步减少你在这个步骤里的辅助,直到他自己能够独立的完成。当他没有辅助时,自己把裤子从大腿的中间拉到腰上,使用相同的过程教他把裤子从膝盖拉上去,当他能够比较容易地完成这一步骤时,使用相同的过程教他把裤子从踝关节拉上去,为了做这一步,他必须弯腰,所以进步会比较慢。一直要保证在移向下一个姿势前,他能够没有任何问题地完成先前的步骤。当他不需要辅助,能够自己弯腰把裤子从踝关节拉到腰上时,教他怎样把脚伸进两个裤腿里,让他坐在椅子上,把裤子摆好,引导他的手把他的裤子撑开,然后向他演示怎样把脚伸进去,然后让他站起来,按照上面的步骤完成整个过程。

(3)脱衣:开始训练时,可以先教儿童脱衣、帽、袜等简单动作,在此基础上,再教儿童辨认衣服的前后左右,训练其穿衣、裤等复杂的动作,可让其对着镜子反复练习。在儿童练习过程中应多鼓励,注意一定不要挫伤儿童的积极性,养成懒惰的坏毛病。

2. 日常生活活动能力与社会参与

（1）鼓励儿童为了娱乐和参与目的,接触体育活动,强调健身和健康。

（2）让儿童参与生活方式体育活动(lifestyle sports),例如游泳、滑冰、骑车和滑雪,以保持和改善力量和全身运动。

（3）体育活动时对儿童进行额外帮助或个别辅导,尤其是必须达到较高技能水平时,更应该注意这些需要。

（4）在进行体育活动时,使用防护器具(如护腕、头盔)确保安全。

（5）协助教练、体育老师和社区负责人了解儿童的实力和困难,以便他们支持和鼓励儿童获得成功。

（6）鼓励儿童们参加非运动性的活动,例如音乐、戏剧、各种俱乐部,以增进社会经验并从社会参与和交往中获得更多益处。

注意事项:训练过程中应辅助到位,适时撤销;给儿童以充分的反应反馈时间。

3. 精细运动功能训练　双手协调,精细运动,可以仿照前面章节讲到的沿直线撕纸训练,手眼协调能力训练捡豆入瓶,把积木放到盒子里等。下面着重讲一讲书写与手眼协调能力训练。

书写是一个复杂的感知、运动、认知过程。感知动作训练包括触觉、本体感觉及前庭平衡感觉训练(主要由感觉统合训练完成);躯干及上肢稳定性训练;前臂及手腕控制训练,如书写时在腕关节绑 250g 左右的重物,增强腕关节的本体感觉,提高腕关节控制能力;手指力度及灵活性训练,如捏橡皮泥、手指拉绳、夹夹子、手指操等;手眼协调及双手配合运用训练,如搭积木、穿珠、拧螺丝、挑木棍等。

4. 视觉空间认知训练　正确的视觉空间认知训练,包括眼动训练、视觉专注、视觉追踪、视觉记忆、视觉辨别、视觉空间认知、视觉完型、背景图形识别和视动整合等训练。

（二）视知觉和手部动作的训练

发育性协调障碍的儿童视听觉势必存在一些问题,影响到了我们的阅读能力,动作协调能力,思维的逻辑能力和计算能力。大家都知道,思维的逻辑能力和计算能力是由外部动作内化而来的,起初儿童不会计算,但他会数实物,在动作中数扑克牌、数石头,或者经由动作知道人能上楼也能下楼,物体可向前运动,也可向后运动。这些动作的可逆性及数的大小排列,构成了数量之间的关系、数量与形状的关系,使日后学习的抽象数学知识和具体感性经验联系在一起。所以,有些数学不好的儿童感觉动作也落后,他们不会前翻、侧翻,不敢走平衡木、不敢荡秋千,手眼协调性不好,这也就找到了答案。再有就是阅读和书写,阅读是与眼球运动的速度分不开的。当眼睛的追视、检视能力有了大幅度提高之后,阅读的速度、对文字的知觉广度才有可能提高;而书写则更有赖于大肌肉运动的发展,拍球、跳绳、单杠等运动项目不仅锻炼手眼协调能力,而且锻炼大肌肉动作,使儿童握笔的力度、运笔的速度和运笔的准确性都有一个很大的提高。下面一些训练项目,能帮助我们改善这些行为能力。

1. 跳跃接球

训练目的:手眼协调、视知觉、前庭感觉、中枢神经系统及运动协调。

训练要求:家长在儿童头顶扔彩色小球,高度约离儿童伸手可及 20cm 处。让儿童由地面上跃起,双手接住彩球,由于儿童必须仰头,手眼协调下才能完成这项游戏,因此有助于头部活动及前庭感觉的成熟,视知觉的发育以及运动协调性的提高。

2. 吊床扔球

训练目的:调节前庭感觉系统、训练视觉联想、视觉记忆、视觉区辨、手眼协调、视觉追踪、中枢神经系统及运动协调等能力。

训练要求:把儿童置于帆布吊床中,头、双手、腿后半部分置于吊床外,家长在儿童的前面用绳子牵住儿童的左手(右手),使儿童前后摆动。

3. 跳过障碍物

训练目的:姿势和双侧的协调、统合,训练儿童平衡、协调、肌力等。

训练要求:家长为儿童准备一个羊角球,可让儿童直接坐在羊角球上蹦起来前进,家长可用不粘胶剪出大的数字 1~20,按顺序贴在地板上,贴成圆形、弧形、之字形等,让儿童从一个数字蹦到另一个数字上,以蹦到终点为胜,也可将数字改为不同的障碍物。

难度设置:如果儿童还不懂数字,可贴不同颜色的数字,然后按颜色跳;儿童按照指定的数字单、双轮流跳;可玩双人游戏,创造出各种玩法,以最终达到终点为胜。

(三)上下肢的协调训练

1. 跳高训练

(1)训练目的:锻炼儿童的平衡能力和控制方向能力

(2)训练方法:训练者拉着儿童双手与儿童对面站立,先示范双脚跳一次,然后与儿童一起跳。进一步让儿童自己单独双脚跳,能够双足离地,跳起 10cm 以上。

2. 跳远训练

(1)训练目的:训练跳跃和弹跳能力以及平衡能力

(2)训练方法:训练者与小孩相对站立,拉着儿童的手,鼓励儿童向前跳跃或者也可以在儿童面前的地上放一块 20cm 左右的泡沫板。

第四节　案　例　分　析

一、案例描述

李××,男,2009 年 7 月出生,系第 1 胎第 1 产,足月顺产,出生体重 3.4kg,小学二年级。儿童母亲主诉,儿童 2 岁 1 个月独走,易摔跤,平时笨拙,运动落后,学习新的运动技能困难。入学后,体育课参与性低,无法与同学在操场上共同游戏,书写困难,书写速度缓慢,写字用力易出格,字迹潦草,学习成绩中下等。生活自理能力差,不会系鞋带,不能独立穿脱衣服,洗漱、进食等活动的动作缓慢且笨拙,无癫痫、先天性心脏病等疾病。母孕前 3 个月卧床休息,孕 40 天左右中药保胎。临床诊断:发育性协调障碍。

二、案例评估

1. 标准化评估　经儿童运动评估(MABC):儿童 3 个能区及总运动能力百分位数分别为 0.1%、1%、5%、0.5%,提示存在运动困难。

2. 标准化评估　经儿童感觉统合发展评定量表评估:结果提示儿童在前庭、本体、学习能力及大年龄特殊问题方面严重失调,触觉防御正常,感觉统合总体评估严重失调。

3. 标准化评估　经视觉-动作整合发展测试(VMI)评估:提示儿童的视动整合水平在人群中的百分比为 7%。

三、治疗目标

（一）长期目标

儿童能达到或接近正常儿童的感知觉及正确的视知觉空间认知,协调障碍解除。

（二）短期目标

（1） 6~8 周能协调地使用双手完成捏橡皮泥动作,协调完成手指拉绳,手指操及握笔姿势。

（2） 10~12 周正确把握书写姿势并完成一定能力的书写,提高视觉认知、视觉完型及视觉整合能力。

四、治疗方案

（一）生活记忆训练法

目的:训练儿童视觉记忆,逐渐提高儿童的记忆技巧和精确度。

方法:①让儿童共同回忆做过的事;②让儿童回忆亲人的外貌,形容所见过的某些物品;③让儿童凭记忆叙述所看过的电视节目内容。

（二）动作记忆训练

目的:训练儿童的注意力和观察力;训练儿童的视觉-动作记忆力;加强儿童大肌肉动作的能力。

方法:①让儿童模仿手的连续动作,如折纸、串珠等;②让儿童模仿脚的连续动作;③让儿童模仿身体的连续动作。

（三）图形记忆与辨别

目的:训练儿童的视觉记忆力

方法:在几张图片中挑出一张让儿童看 10 秒,把这张图片与其他图片混在一起,让儿童找出刚刚看过的那张。图片从规则图形到不规则图形,再到组合图形,复杂程度逐步增加。

（四）符号记忆法

目的:训练儿童的视觉记忆力,使儿童提高学习活动中的视觉记忆。

方法:准备一副纸牌,每次呈现一张,让儿童回忆花样及数字;连续几张排列,让儿童按要求说出花样及数字。

（五）区域记忆法

目的:增强儿童辨识线条的能力;增强儿童对文字的视觉记忆。

方法:各种结构的字各写 10 个,治疗师提问。

1. 握笔姿势及画画训练

目的:提高书写能力及手眼协调。

方法:先画线条,再画圆,再画复杂图形,可以先临摹,如字帖临摹等。

2. 感知觉动作训练、前臂及手腕控制训练、手指力度及灵活性训练、手眼协调及双手配合训练等。

（李爱霞）

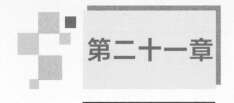

第二十一章

视 觉 障 碍

第一节 概　　述

一、定义

（一）发育和视觉障碍的关系

为了评估儿童参加与年龄相符的作业活动的能力,从而制订合适的干预计划,作业治疗师必须了解视觉系统和视觉功能的发育。视觉是一个快速、高效的整合性感观,管理即时的反馈和对各种不同位置环境中远近距离信息的获取。

怀孕 24~25 周时,眼部的主要结构和视皮质的视觉通路已经发育成熟,但眼睑闭合和视觉系统仍未完全成熟。由于在怀孕的最后 3 个月,视网膜和视皮质会进一步成熟,所以早产儿患病的风险很高。尽管通过新生儿养护和眼科护理已经改善了视网膜病儿童的视力结果,但极低体重儿仍可能有较高的视力障碍风险。

正常婴儿视觉系统在出生后继续发育,这是发生在婴儿与环境之间的一种功能性处理,同时,视皮质和其他脑组织的突触密度发生改变。视觉使婴儿能够探索环境、判断空间、了解物品的特征、与照顾者交流沟通,以此形成更复杂的活动所需的视感知能力。此外,视觉是行为活动的主要因素,它促使个体组织想法和开展行动,预测、监控和适应环境的需求。因为影响视力的许多因素都是先天的或者有产前致病源,信息处理和解读的主要系统在出生时就会受到损害,这对儿童将来作业行为的发育有极大的影响。

（二）视觉障碍、视觉损伤及视力残疾的关系

视觉障碍有视觉损伤、视力残疾等不同说法。事实上,三者间存在着意义上的差别。

1. 视觉损伤　视觉功能即视力、视知觉、视觉输入的缺失或弱化。这是由于一个或多个视觉系统(如眼部结构、视觉路径和大脑)的传输路径或过程发生了改变,限制了个人参与、融入日常生活的能力,如视敏度或视野的缺损。

2. 视力残疾　"由于各种原因导致双眼视力损失或视野缩小,通过各种药物、手术及其他疗法而不能恢复视功能,以致个体不能以平常的方式从事一般人所能从事的工作、学习或其他活动"。视力残疾如果通过改变活动方式,个体依然可以从事相关活动。譬如,通过触

觉渠道读写盲文。

3. 视觉障碍 是"由于个人或社会对视觉损伤有不当期望和态度,导致个体正常生活功能表现处于不利地位"的情况。例如残疾儿童就学应试设限或不提供盲文、大字体试卷等。

青少年中造成视觉障碍的主要原因是皮层性视损伤、早产儿视网膜病变(retinopathy of prematurity ,ROP)和视神经发育不全。其他常见的原因包括小眼、无眼畸形,儿童青光眼、成视网膜细胞瘤和先天性白内障,而不太常见的原因包括高度近视、白化病及眼球震颤。

视觉障碍儿童包括盲和低视力儿童两大类别。世界卫生组织(WHO)制定的视力残疾标准(表 21-1)是各国(我国视力残疾标准见表 21-2)制定相关标准的指导性标准。

表 21-1　世界卫生组织视力残疾标准

类别	级别	最佳矫正视力
盲	5	无光感
	4	无光感<视力<0.02 或视野半径<5°
	3	0.02≤视力<0.05 或视野半径<10°
低视力	2	0.05≤视力<0.1
	1	0.1≤视力<0.3

表 21-2　我国视力残疾标准

类别	残疾级别	最佳矫正视力
盲	一级	无光感<视力<0.02 或视野半径<5°
	二级	0.02≤视力<0.05 或视野半径<10°
低视力	三级	0.05≤视力<0.1
	四级	0.1≤视力<0.3

注:1. 盲或低视力均指双眼而言,若双眼视力不同,则以视力较好的一眼为准
2. 如仅有一眼为盲或低视力,而另一眼的视力达到或优于 0.3,则不属于视力残疾范围
3. 最佳矫正视力是指以适当镜片矫正所能达到的最好视力,或以针孔镜所测得的视力
4. 视野半径<10°者,不论其视力如何均属于盲

二、作业功能障碍

(一)运动功能受限

视觉障碍,尤其是盲或重度视觉障碍限制了儿童通过接触自然环境获得学习的机会。缺乏视觉刺激的视障儿童很难激发起其靠近或触碰该物体的兴趣。其目的性行为,如转头、伸手触摸、抓握、爬行等动作的发展因此可能受阻,表现为儿童在精细动作、粗大动作技能,特别是运动协调性和平衡能力方面较差。

(二)认知障碍

视觉是个体感知和获取信息的主要通道,通过视觉通道,个体可轻易捕捉环境信息,形成对事物形状、大小、颜色、距离及立体空间方面的基本认识。利用视觉,个体可从较远距离处有意义、安全地体验外物。视觉部分或完全丧失、只能借助其他感觉感知世界时,个体(尤其是先天失明儿童)对事物的认识和理解将会受限。使用其他感官系统并不能代替视觉系统整合经验的作用,因此视障儿童需要花更长的时间建立和理解世界的概念。

视力正常的儿童学习更有效率,他们可以先对物品有个整体观,然后再发现不同的部分。正如 Fazzini 和 Klein 所解释的,视障儿童必须在没有看到整体样子之前从不同的、离散的感官输入中学习。例如,视障儿童体验到的事物为:有毛的身体、湿润的鼻子和舌头、会动的尾巴、大声的吠叫,然后必须把这些感官信息的片段整合起来形成完整的"狗"的概念。如果没有充分的机会去体验所有的部分,那么儿童对"整体形象"的概念可能会不完整或者不准确。

(三)社交障碍

由于视觉受限,视障儿童很少有机会通过观察和模仿交往对象的行为来学习;很难自行选择对话伙伴,常常需要等待他人率先发起谈话;常常难以判断他人的说话对象是否就是自己;对社会互动中非语言的线索,如微笑、点头等很少能做出回应;常不能通过观察或参与特定的场景来练习,例如,不能为他人捡起掉落的物品等。

(四)刻板行为

缺乏足够的感知觉刺激、社会性刺激及活动受限的情况下,自身成为最大的刺激环境。因此,视障儿童较易出现摇晃身体、戳揉眼睛、重复手部或手指运动的刻板行为。

(五)睡眠障碍

视觉障碍的幼童可能会有睡眠障碍,这可能影响他们的就寝时间、睡眠周期及行为和表现。研究调查两组年龄为 10~39 个月不等的视力障碍学步儿童的睡眠模式:一组不伴残疾,另一组伴有残疾。研究人员发现,与视力正常的同龄人相比,视障儿童在夜间更难入睡并且很难睡整晚(即长时间醒着,夜间醒来的次数更多),而睡眠行为与伴随的残疾无关。因此,作业治疗师要考虑儿童和家庭的日常生活,包括睡眠-觉醒周期,将其作为评估和干预过程的一部分,这非常重要。

(六)感觉调节

某些视障儿童也会表现出触觉过敏、姿势不稳定或重力不稳的行为。例如,儿童可能会从物品或媒介处收回自己的手、会拒绝被触碰、害怕在空间中移动、害怕操场上的设备等。儿童在这些情境下的反应是变化的,而反应的程度也会影响儿童参与日常活动的能力。

(七)日常生活活动受限

视障儿童在完成日常生活活动中可能会遇到困难,比如穿衣和自己进食。在运动发育、粗大/精细运动能力、游戏等方面,视觉障碍问题也可能影响儿童站立并将腿放入一侧裤腿中、用勺舀起餐盘中的食物或进出浴缸等行为。另外,触觉敏感的儿童在穿衣、洗漱和如厕活动中,其能力可能会受到限制。如果口腔敏感,那么吃更有质感的食物和食用混合性食物可能会有问题。这些反应会扰乱儿童和照顾者的日常生活,也会影响他们与他人的互动,限制其在学校参与学习活动。这些活动产生的负面影响会对儿童与他人的关系及作业行为产生长期影响。

(八)父母与婴幼儿间的关系

通过日常照料和有趣的互动,婴儿和照顾者共同调节他们的信号和反馈,形成积极的互动。通过这种互动,婴儿和照顾者之间形成了依附关系。婴儿的行为,如眼睛凝视和注视脸部,以及母亲对这些行为的反应,对整个过程都很重要。有视力的婴儿和视力障碍的婴儿有相似比例的面部表情,这种面部表情被他们的母亲认为是有意义的,例如微笑。

在视觉障碍的婴儿中也会产生强烈牢固的依附关系。学习照顾视障儿童的照顾者在反馈婴儿的提示时可能会有困难,同时,婴儿就更少会有引起照顾者积极反应的行为,这形成一个不同步或不协调的情感互动循环。但视力受损的婴儿也可能会非常依赖主要照顾者，表现出与视力正常婴儿不同的依附行为。视觉损伤本身并不是必要因素，但其对早期社交情感的发育和依附关系造成了障碍。

（九）探索和游戏

视觉提供了儿童们探索环境及寻求社交互动的动机，这有助于获得感知运动技能和各领域的发育。视觉障碍的儿童，特别是视觉功能明显下降的儿童，在他们的世界中对人和物的体验完全不同。

视障儿童经常会在达到某些里程碑时有延迟，如爬和走。在一项调查 200 个家庭的研究中发现，视障儿童有粗大运动发育迟缓，其中最明显的是与运动相关的迟缓，如围着家具走，独立行走和爬楼梯。在样本的分组中，视力最弱的儿童（即只有光感或没有光感）运动结果最差，其次是早产导致视障的儿童。

Warren 认为，视力缺乏对运动的影响可能是间接的，因为研究显示，视力障碍儿童间有明显的差异，有些能在正常的年龄范围内完成爬行和行走。具体来说，视觉可能充当了婴儿探索的激励因素，在很大程度上提供了婴儿机会和鼓励其去探索及学习。

（十）社交参与和交流

视障儿童与其照顾者的互动和交流模式不同于视力正常的儿童，但在缺乏功能性视力的情况下也能充分形成。社会参与的质量不仅受到视觉障碍的影响，还受儿童已获得的特殊社交技能程度的影响。

视障儿童可能在与同伴游戏和社交互动的开始和持续中有困难。如果没有视觉信息对互动情景进行评估，并收集线索进行反馈或动作模仿，那么视障儿童可能就不能形成策略来支持游戏的方案或社交互动。儿童可能需要用身体、触觉和语言的暗示进行明确的引导，以应对无法预测的变化，如当游戏伙伴转移到操场的另一个地方，或者从玩沙变到玩球。此外，视障儿童可能需要依靠触觉和听觉进行社交参照，同时需要疏导同伴理解这个儿童的身体接触。

随着儿童年龄的增长，互动复杂性的增加，语言和交流的语境也变得很重要。视觉在解释面部表情和身体语言、模仿和维持这些互动的过程中扮演着重要的角色。

患有先天性视障的儿童不能"看到"物品的许多特征。因此，他们只能尝试着想象使用的这些描述句或短语是什么意思。另外，视障儿童可能无法表现出面部表情的动作和细微差别，因为他们没有看到过这些表情无法去模仿它们。

这些社交技能障碍可能会影响儿童交友的能力。当作业治疗师、老师和家人提供一系列的机会和有针对性的策略来支持社交时，这些能力就能充分形成，并积极影响着儿童在学校、娱乐活动和家庭活动中的参与。

第二节　视觉障碍的作业评估

在许多方面，视障儿童的作业行为评估与其他残疾儿童的评估相同。但评估中应谨慎使用评估主要领域总体发育的标准化评估工具（如贝利婴儿发展量表第 3 版或 Peabody 运动发育量表第 2 版），因为这些评估工具对视障儿童来说不是标准化的工具，筛查程序不适合这一群体。

一、观察和面谈

在儿童的视力鉴别中,照顾者和家长往往是首先发现儿童视觉障碍的主要人员。因此,照顾者和家长可以根据儿童的行为,外部表情和言语,来判断儿童是否可能出现视觉障碍。

视觉障碍儿童在行为上往往会出现以下特征:①目光呆滞,表情呆板;②走路胡乱躲闪,或蹒跚不稳;③无法看清物体、图画的颜色或细节;④害怕有光的物体;⑤常斜眼阅读或看物体;⑥看物时上身前倾、颈部前伸;⑦看细微物体时揉眼、皱眉、眯眼、眨眼或出现焦急状;⑧阅读书籍过远或过近;⑨阅读时找不到句子、页码,或跳行、跳字;⑩书写不整齐,字句常超出格子;⑪看书时间不能长,否则会出现恶心、头晕、呕吐的症状。

当儿童出现上述两种或两种以上情况时,家长和照顾者应该及时请专业人员对其状况做进一步诊断。除此之外,当儿童的眼睛出现通红或长痂,有过多分泌物,瞳孔有白斑或泛白,眼睛充血,瞳孔大小不一,眼球不停震颤转动,眼球过大或过小等症状时,家长和照顾者也应该及时带儿童到医院就诊。

二、功能性视觉评估

功能性视觉是指儿童在环境中使用视力的能力,对儿童进行功能性视觉评估,就可以了解其在日常生活情境中使用残余视力的情况。

标准参照量表,比如针对婴幼儿和学前儿童的夏威夷早期学习框架(Hawaii early learning profile ,HELP),或以游戏为基础的评估工具,如跨领域游戏本位评估,可能更有用,其评估结果产生了个人优势和劣势的框架,可以用来制订干预计划的关注点。此外,如第 5 版俄勒冈项目技能清单(Oregon project skills inventory,5th edition)等评估工具,考虑到了视障儿童某些独特能力的发育轨迹(如独立行走、获取声音)。

专项评估视觉障碍对低视力儿童生活质量影响的评估工具已被研发。该问卷是以成人视觉损害影响的概况而制订,由 5 个领域组成:学校/专业人员指导、社交互动、社区、家庭以及视觉障碍/同伴互动。该问卷有助于确定需求和干预计划,其各项强调了与社交互动、学术成就、定位和移动能力、社会接纳度及其他社交机会等相关的在校的日常生活和日常活动。

在某些情况下,发育迟缓的儿童,虽然他们尚未被诊断为视觉障碍,但部分人群可能仍需要进行作业治疗。如果一个儿童表现出有视觉问题并且怀疑其有视觉障碍,作业治疗师可以通过筛查或评估动眼神经、聚焦能力、眼球运动来辅助诊断过程。作业治疗师也可以测试儿童的视觉感知能力(如视觉辨别、视觉空间关系)和视觉运动的整合。某些发育评估包括需要测试视觉注意、视觉跟踪、视觉记忆和其他视觉相关区域。

结构性的观察和针对父母或照顾者的问卷调查有助于了解儿童的性情,自我调节能力,感觉处理和感觉调制行为以及与照顾者的互动。此外,与父母、老师或其他照顾者的面谈提供了关于日常生活、环境、期望和支持儿童参与活动时可用资源的信息。随着儿童年龄的增长,作业治疗评估的重点可包括与特教或普教的老师、视觉教育专家、以及视觉护理专家共同评估在学校的障碍和游戏的环境,并决定是否需要调整班级的活动安排,调整桌椅的空间,或者使用辅助技术。

第三节 视觉障碍的作业治疗

失明或视障儿童的作业治疗包括以作业为基础、以家庭为中心、发育、视力康复和生物学方法。如前所述,动眼神经的能力、视觉调整、敏锐性、和视知觉等的发育可能会影响作业的许多领域。

对视障儿童干预有帮助的作业治疗框架可能包括发育、感觉处理、运动习得和运动学习、视知觉、人类作业模式(MOHO)和人-环境-作业-表现等参考框架。儿童和青少年的作业治疗干预包括强调了以家庭为中心的护理、自我照顾的治疗、作业和活动的治疗、咨询和教育。这些方法在动态干预过程中的不同时间段被纳入不同的组合,根据儿童和家庭的需要、对干预的进展和反应、以及环境需求进行调整。

作业治疗师可能是伴随其他疾病的视障儿童的主要治疗人员;然而,如果视障是主要或唯一的疾病,则视觉教育专家更有可能是主要的干预人员,作业治疗师可以根据需要提供咨询。一般而言,作业治疗师是专业团队(如普教老师和/或特教老师、视觉教育专家、语言病理学家、视觉护理专家)中的一员,团队共同确定儿童和家庭的需求并制订干预计划。作业治疗师经常提供各种相关治疗来实现以下目标。

一、日常生活活动能力

作业治疗师作为培训视障儿童的照顾人员,为他们解答困惑,帮助他们确定儿童的功能水平,并解释影响儿童自理能力发育的问题。作业治疗师可以针对性地记录潜在的基础和进行自理所需的特殊能力,并与家庭和团队合作,结合行为及学习策略来改善自理能力。作业治疗师可以建议适当进行环境改造,推荐专用设备,并整合支持独立的策略(如在衣服的特定区域放置触觉提示来帮助区分前后或颜色,用分开的餐盘或钟表的定位来供应食物)。

二、感觉统合

提供触觉、听觉、本体感觉、和前庭感觉输入与年龄发育相匹配的活动和物品,这对视障儿童是有帮助的,并且改善或促进他们对身体概念、姿势控制、触觉辨别、自我调节和空间关系感知的发育。感觉运动活动也可以促进双手的使用。悬浮设备、滑板、斜板、障碍课程和其他运动或平衡设备都是有益的,在自然的环境中使用操场上的设施来提供干预也同样重要。在使用以上设备时必须保证安全,并且,要根据儿童的反应来决定给予的运动量。

视障儿童看不到人与物品,这种接触方式可能存在触觉敏感。在许多案例中,有部分视力或视力改变的儿童比全盲的儿童在这些方面更困难,因为有部分视力或低视力的儿童会从光感和运动中获取不可知的视觉输入。全盲儿童的视觉输入基本上是一致的。有力的触摸一般比轻触更好,因为轻触可能被认为是痛苦的或厌恶的。当给予伴随口头提示或在之前就给予触觉提示时,对视障儿童而言是舒适的,且防御反应也有所减少。

帮助儿童调节触觉输入反应的干预包括鼓励儿童探索和玩不同的材料、有振动觉或本体感觉输入的活动、以及在家庭和教室活动中融合感觉餐。在儿童厌恶活动之前,可能就需要支持儿童的感觉调制,譬如艺术时间、玩沙或吃饭。超敏的儿童可能会更加适应推荐的衣物、睡衣裤和亚麻制品。此外,如果口腔敏感,可以应用食物和液体质地分级,以及增加与口部相关的触感/本体感觉活动等策略来帮助实施。对视障儿童来说在这些活动中,经历偶然发生的行为、考虑个人的需求和喜好是必要的,而不是被动接受成人的安排。例如,儿童不应该在被截取的情境中接受触觉刺激(如用不同质地的衣物在手臂上摩擦);而是应该在现实生活中获取触觉(如洗澡后用有织纹的毛巾自己擦干),这样儿童才能将触觉经验与动作和事件联系起来。

三、游戏及活动

在日常生活中提供各种各样的运动经历是很重要的。可以鼓励照顾者在日常生活中使用不同的抱姿,使婴儿在安全的情况下体验移动。视觉障碍非常严重时,可以鼓励照顾者参与游戏,如和儿童说话及玩耍时将儿童倾斜、将喜欢的玩具放在儿童前面或一侧鼓励儿童伸手去拿,而不是让儿童处于俯卧位,这种体位会让儿童没有抬头的动机。作业治疗师通过使用推玩具和骑玩具、在不同高度、密度、硬度和/或纹理的表面移动,从而促进和建立儿童在空间中移动的能力(图21-1)。另外,可以应用运动学习原理给儿童们提供在各种运动策略中训练的机会。

四、移动

前面所提到的许多活动都可以帮助儿童形成身体意识和定向能力。障碍课程可以让儿童加强空间概念,比如左右、上下、外内、旁边、周围、前后(图21-2)。重要的是描述儿童经历的运动或方向可以帮助他建立有意义的空间概念。身体意识和空间意识是促使儿童形成移动和语言的关键因素。

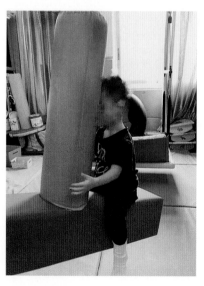

图21-1　在摇晃的秋千上让视障儿童体会在空间中的移动

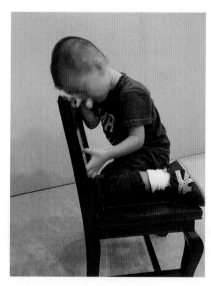

图21-2　以椅子为参照物,让视障儿童掌握空间概念

五、感知能力

视障儿童需要将触觉辨别功能最大化来了解物品的特性;根据物体的大小、形状和重量来调整抓握;对操纵玩具或使用的工具所需要的压力、力量或速度进行分级。触觉辨别对学

习阅读盲文也很重要,手指绘画、发现并识别藏在沙子、豆类或其他媒介中的物体、体验日常物品、材料和衣服表面纹理的层次,这些活动可以增加触觉意识和辨别能力。此外,功能性的操作物体或使用玩具帮助儿童们使用了触觉、本体感觉和听觉信息来形成功能。

六、操作和精细运动功能的能力

各种玩具和物品都应放在伸手可及的范围内(如绑在婴儿床上、放在高椅上或桌面上、放在地板上)(图 21-3)。此外,作业治疗师应采用的活动是利用上肢负重来促进整体力量。通过评估玩具或物品的特征,作业治疗师可以选择适合儿童处理信息的能力和形成操作技能的物品和媒介。例如,作业治疗师可以选择不同质地、不同声音、或有多重感觉特征的物品和一般在学校中所用的媒介(如沙子、画、胶水、彩泥等)。给视障儿童提供机会让他们练习手内操作,包括旋转和转移小物体的活动,这可以改善动态使用工具的能力。之前描述的一些活动也可以用于操作物品之前的手部感觉准备训练。

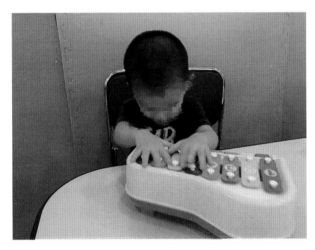

图 21-3　视障儿童通过听觉提示玩发音琴

七、社交参与

视障儿童在社会环境中处于不利地位,尤其是在学校中,普通的儿童都是很活跃的,经常参加各种各样的体育游戏。视障儿童很难表现出他们有兴趣与同伴一起玩,而是要依赖他人帮助进行活动,这限制了其体验社交能力的发育。给儿童提供真实生活中的活动是很重要的,在社交游戏中给予具体的指导,比如先和一个儿童玩,然后在视障儿童获得社交技能的时候再给他介绍其他的儿童。角色扮演、轮流使用面部表情都是可以促进社会交往的策略。视障儿童在面对他人说话时可能需要语言或触觉提示,如保持微笑,保持头在中立位的姿势。他们还必须学会判断其他人是如何根据声音来做出反应的,而不是根据手势、面部表情或肢体语言。

八、认知功能

视障儿童必须被有意识地引导,从而培养他们的认知发育,而视力正常儿童的学习方式相对随意。对不能被触摸到或不能听到的概念(如,云)需要进行描述和解释。再次强调,在各种有意义的情境中提供真实的、亲身实践的、多感官的体验是有益的,这可以帮助视障儿童建立理解具体的、功能性的和抽象概念的基础。

各种各样的玩具可以帮助婴儿、幼儿和学龄前儿童形成这些能力。那些他们非常感兴趣和有动机的玩具可以用来培养意图、有效的探索策略和理解日常生活中结束的含义。此外，形状分类器、模型纸板、简单的拼图或提供听觉反馈的积木等被适当地插入在开始或连接处时，是有帮助的。作业治疗师可以帮助视障儿童形成解决策略，比如用一只手来定位开始触碰的地方，然后用另一只手来摆放形状。对于大年龄的儿童，这些目标可以通过游戏来实现。由于儿童的特殊能力和局限性，在干预过程中必须考虑到目标实现的可能性。

这些目标要求作业治疗师指导家庭成员，鼓励他们为视障儿童提供机会，让这些儿童像普通儿童一样参与到日常活动中。作业治疗师与父母可以一起商量如何建立一个安全的环境，让儿童可以独立玩耍，并提出适当的环境改造的建议以优化儿童的独立功能。

九、优化残存视力、听知觉能力

在干预计划和日常活动中，作业治疗师应该帮助引导儿童经常使用其残存视力。儿童使用视觉的途径越多，视力发育越好。视觉意识和辨别，例如颜色或形状识别和匹配，对于具有功能性视觉的儿童是很重要的。如在黑暗的房间里使用闪光灯来追踪的游戏或定位目标的活动都可以改善视力。作业治疗师还可以推荐儿童使用低视力辅助工具，如大字体书籍或放大镜，以及其他可能适合的辅助技术。

视障儿童必须学会辨别声音和理解这些声音代表的含义，并对声音作出适当的反应。声音有几个基本的来源：玩具、语言和环境。应该强调主动倾听，而不是被动的。有意义的活动包括根据人和录音的指示在环境中定位、识别声音。此外，视障儿童还必须将听觉作为主要的距离感和空间信息的来源，以指导他们在环境中的移动。帮助视障儿童在环境中利用一两个声音作为参照物（如墙上滴答作响的时钟、挂在教室门上的铃铛），这将帮助他们知道自己在哪里，他们想要的东西在哪里或需要去什么地方。有声音的移动性物品（如里面有铃铛的球、玩具车发出声音），变化音量鼓励儿童们发现有趣的声音。视障儿童学会过滤无关的听觉信息同样是非常重要的一件事。因此，使用玩具和活动本身都应该将感觉输入的强度进行等级化，避免儿童被压垮或分心。对视障儿童来说，同样重要的一点是要提高回声定位技能。

十、无障碍设施

无障碍设施指为保障残疾人、老年人、儿童和其他社会成员的通行安全和使用便利，在道路、公共建筑、居住建筑和居住区等建设工程中配套建设的服务设施。近年来，随着城市建设步伐的加快和公共设施的日益完善，各地在进行城市道路建设改造时，专门设计和铺设了盲道。视障人员利用盲道作为路标是安全有效的，所以我们在指导视障儿童康复时也要让其了解盲道的结构和产生的脚感，引导他们如何向前行走和辨别方向。

第四节　案例分析

一、案例描述

深深（化名），男，出生于2013年6月。因全盲，独走不稳，不能上、下楼梯至今而就诊。

现病史:儿童第 1 胎第 1 产,母孕 40 周,出生体重 3.6kg,因母亲高度近视行剖宫产。母孕期否认见红,孕 5 个月时患感冒注射头孢。出生后否认窒息、缺氧、黄疸史。出生后 35 天时诊断为眼部肿瘤。1 个半月时诊断为双眼家族性渗出性玻璃体视网膜病变。之后行右眼晶状体切割术+玻璃体切割术,左眼玻璃体切割术。

既往史:2013 年 9 月右眼晶切;2013 年 9 月左眼 PPV+剥膜;2013 年 12 月右眼 PPV+剥膜。

家族史:母亲高度近视。

运动发育史:3 个月抬头,4 个月翻身,8 个月坐,9 个月爬,14 个月扶站,15 个月独站,16 个月扶走,19 个月独走。

语言社交发育:4 个月笑出声,10 个月认人,12 个月按指示"再见",16 个月叫人。

体格检查:儿童全盲,颅形可,鼻、耳、口未发现畸形,心肺未及异常,脊柱、四肢未发现畸形。

初步诊断:发育迟缓;双眼家族性渗出性玻璃体视网膜病变。

功能诊断:视觉功能障碍;认知功能障碍;运动功能障碍。

家庭环境:儿童出生后至 26 个月一直与父母和祖父母或外祖父母同住,26 个月之后与父母同住至今,由母亲全职照顾。其父母双方学历较高,十分注重对儿童的培养。

儿童性格特点:敏感、害羞、胆小,不容易接受新事物,喜欢音乐和奇怪的声音,喜欢被拥抱和亲吻,有时不愿表达自己的真实想法。

二、案例评估

肌张力:躯干肌张力强,四肢较弱。

姿态:低头,双手五指分开屈肘于胸前,双腿分开,行走时缓慢移动,侧身对人,不正面对人。

平衡:头部向前过伸,站立和行走时维持较宽的基底面。

协调能力:儿童能完成一定距离的行走,但每次步数不一,不能跑跳及上下楼梯。

身体图示:只能指认自己五官的大致位置和手脚的大致位置,但不精确,其他部位不能指出。

偏侧性:双手并用。

感官功能:患儿儿童听觉敏锐,喜欢原地转圈,能接受陌生人的拥抱和亲吻,但不愿让人触碰其手部。

空间辨识:靠手臂和声音探索空间,上下、左右、前后等概念模糊。

时间辨识:时间、周期体验不良。

手部精细运动:喜欢全掌抓握物品,或用拇指与中指捏取物品。

交流能力:自发语言较多,但往往答非所问。

情绪:较敏感,易哭闹。

三、治疗方案举例

(一)推球游戏

方法:取一有响声的球,系上绳子悬在半空中,儿童可取站位或坐位,游戏开始后,治疗师先让球发出响声,再让儿童用头部(如头顶、额头)、左右上肢(如手掌、手背、手肘)、左右下肢(如膝盖、脚尖)等身体的一个部位去碰球,让小球继续发出声音。游戏时间可设定为5~10分钟。

目的:提高听觉辨识力,利用听知觉加深儿童对身体图示的各部位认知及左右空间的认知,在用身体部位触碰球的同时让儿童学会控制好自己的身体,增加姿势控制能力。

（二）"我是小司机"游戏

方法:让儿童坐在一辆玩具小车中,手握方向盘,双脚交替类似行走可使小车移动,同时设置障碍物,通过语言引导(如前方行驶3步左转,注意行驶5步有坡道等)让儿童驾驶小车左转、右转、上坡、下坡、过小隧道等。小车行驶路线要有开始和结束的标记,如听到小猫叫为可行驶、小狗叫为结束。单次线路完成后可重新返回起点再次进行。注意提醒儿童控制好小车的速度,游戏时要有言语上的引导,游戏时间为20分钟。

目的:训练儿童移动物品的能力,让儿童有左右、上下、前后的空间概念,提升儿童对空间探索的乐趣。在开小车时,手脚配合使用能加强儿童四肢的协调能力。小车路线的设计主要能让儿童有开始和结束的周期概念。告知儿童游戏时间可让儿童对时间有概念。

（三）寻宝游戏

方法:取一篮子,装入大米、小豆子或沙子,将圆形、正方形、三角形等不同形状的积木埋入其中让儿童寻找,可指定图形让儿童寻找,亦可让儿童找出积木并说出相应图形。如果需要增加游戏难度及趣味性,可增设障碍物,如把目标篮子放在高处,让儿童走过独木桥,爬上小山或楼梯取得篮子,找到图形后原路线返回放到指定位置。游戏时间可设置为10~15分钟。

目的:此游戏主要训练儿童触觉,通过触觉辨别功能来学习物品的特征和属性,提高儿童的认知能力,儿童和治疗师需要有言语上的交流,增加互动。

（四）"拉大锯"游戏

方法:儿童与治疗师面对面坐好,双腿伸直或屈曲,治疗师的双腿夹住儿童的双腿,让儿童双手抓住治疗师双手的大拇指,治疗师双手其余四指捏住儿童双手,护住儿童手腕,让儿童做躺下-拉起的动作。游戏时必须配以"拉大锯"儿歌或音乐。此为互动游戏,可让家长与儿童进行配合,也可让儿童与其他小朋友进行互动。

目的:躺下-拉起可刺激儿童的前庭及本体感觉,可加以音乐节奏感,提高儿童对节律的理解和游戏趣味性。此游戏需要双方配合,增加儿童与互动人员的信任度。

四、注意事项

1. 在游戏开始前必须先告知儿童游戏内容,并让儿童自主选择游戏项目。

2. 游戏开始前要充分评估儿童的功能障碍点,设计合理的游戏项目。游戏进行过程中如发现儿童难以完成或有突发状况则需要适当改变游戏策略。

3. 注意环境的选择,视障儿童需在一个相对安静、舒适的环境中进行训练。

4. 每次治疗开始之前都需对儿童进行简单评估,如儿童今天的基本生理状态、精神状况、情绪等。

5. 游戏的设置应循序渐进,富有趣味性。游戏时应注意观察儿童的反应,要让儿童完全沉浸到游戏场景中。

6. 所有游戏必须确保安全,加强保护,对意外状况要有备案。

（蔡娴颖　沈　敏　卓建萍）

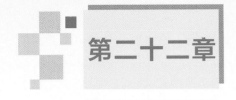

第二十二章

听 觉 障 碍

第一节 概 述

一、听觉的形成

听觉是人的一种主要感觉。凭借听觉,人能感知到来自外界的各种声音,并通过辨别这些声音的特点,认识各类事物。更重要的是,人通过听觉途径可以感知语言,并进行语言交际活动,这对一个人(尤其是儿童)的心理发育和能否正常参与社会生活是非常重要的。

（一）声音四要素

声音的本质是一种振动。从心理学角度,声音是由物体振动而产生的波,通过听觉所产生的印象。然而声音是客观存在的物理现象,即使未被人听到也依然存在。从物理学角度说,声音有一定能量作用于物体,并使之振动所产生的,通过媒介传播的波。声音是由振动着的物体发出的,所以声音的差别必然与物体振动的情况有关。通常与物体振动情况有关的声音有四个要素:

1. 音调 音调是人的听觉系统对声音频率的主观感觉。它与物体振动的快慢有关。

2. 响度 响度是指人耳对声音强弱的主观感觉,主要由声音强度决定。

3. 音长 音长是指声音的长短,它取决发声体振动持续时间的长短。

4. 音色 音色也被称为音质,指人耳对不同发声体产生的不同波形的主观感觉。

（二）人的听觉系统

人能听到声音并理解声音的意义,是人的听觉系统各个器官共同作用的结果。人的听觉系统主要由外耳、中耳、内耳、听神经和大脑颞叶部位的听觉中枢 5 部分构成。

1. 外耳 外耳(external ear)包括耳郭和外耳道。耳郭有收集声波、辨别声源的作用。外耳道是略呈 S 形的管道。

2. 中耳 中耳(middle ear)主要为鼓室。鼓膜位于外耳道底,与中耳相隔。由外耳道传来的声波会引起鼓膜的振动,鼓膜的振动把声波传到中耳的听小骨,因此鼓膜形态正常与否,对传音起着重要的作用。

3. 内耳 广义的内耳(inner ear)称为迷路,包括半规管、前庭和耳蜗。外层骨壳称为骨迷路,内含与其形状大致相同的膜迷路。狭义的内耳仅指耳蜗,是听觉器官;半规管和前庭是主管人体位置和平衡的位置觉器官。

4. 听神经 听神经(acoustic nerve)起着把声音刺激引起的神经冲动传向大脑颞叶部位皮层的作用。

5. 听觉中枢 听觉中枢(auditory center)位于大脑的颞横回,在大脑沟外侧。不同的频率感受分布在不同的区域内。因此,只有当声音刺激引起的神经冲动传递到大脑的听觉中枢,才能产生听觉;并经过听觉中枢的分析、判断,才能确定声音的意义。

（三）声波在耳内的传导途径

耳郭收集声波,声波进入外耳道后,引起鼓膜振动。鼓膜的振动,带动听骨链振动,镫骨底板振动前庭窗,引起内耳内外淋巴液的振动。淋巴液振动时又引起基底膜的振动,使基底膜上螺旋器的毛细胞与悬浮在内淋巴液中盖膜的相对位置发生变化,从而使毛细胞受到刺激而兴奋,兴奋达到一定程度时便产生神经冲动。神经冲动沿听神经传至大脑听觉中枢,引起听觉。

二、听觉障碍与语言障碍

（一）听觉障碍

人的听觉系统是由外耳、中耳、内耳、听神经和听觉中枢五部分构成,其中任何一个环节出现问题,都可能造成听觉障碍。

（二）语言障碍

目前对语言没有一个公认的定义,一般认为,从语言的社会功能看,语言是人类最重要的交际工具,是人类思维的工具。从语言本身的结构看,语言是从社会成员的言语中提炼出来的具有社会性语音单位、语义单位及其组合的规律所形成的符号系统。语言障碍是指人在理解或运用语言符号及规则方面发生的问题。

（三）听觉障碍与语言障碍的关系

听觉障碍与语言障碍是两个不同的概念,二者既有区别又有联系。听觉障碍是由于听觉系统出现问题导致的,而大脑的言语系统完好无损。语言障碍中,有些是由于听觉障碍造成的,如儿童在学习语言之前出现了听觉障碍,又没有及时进行康复,失去了从听觉渠道获得语言的机会,尽管他们的语言系统完好,但因为发音器官长久不用以致僵化,导致出现语言障碍。

三、听觉障碍的原因

（一）产前原因

产前即儿童出生之前。这一时期,特别是妊娠的前 12 周,是胎儿听觉器官发育的关键期,对外界的不良刺激反应特别敏感。许多先天性听障,就产生于这一时期。

1. 遗传性因素 有关资料统计,遗传性耳聋患者约占所有耳聋患者的 50%。但由于遗传的方式比较复杂,因此遗传性耳聋的准确判断往往比较困难,有时会被其他症状所掩盖。

2. 感染性因素 母亲怀孕期间,感染了某些病原微生物,如风疹病毒、麻疹病毒、单纯疱疹病毒等均可导致胎儿听觉器官的发育异常。其中侵袭力最强的是风疹病毒。

3. 医源性因素 由于孕妇使用了某些药物或接受了某些医学检查而导致了胎儿听觉

器官的损伤,从而引起听觉障碍。

4. 全身性因素　在妊娠期间,如果患有糖尿病、慢性肾炎、高血压、重大精神创伤、严重营养不良等也可能造成胎儿听力障碍。

（二）产期原因

在胎儿娩出过程中和娩出的刹那间,生活环境发生了剧烈变化。这期间,有许多环节如处理不当容易导致听力障碍。

1. 缺氧　因为发声学上的原因,人的内耳毛细胞对氧的依赖性极大,在供氧不足时,首先受到影响的是听觉器官,所以产程的长短、催产药物的使用、羊水中有无胎粪、生后有无脐带绕颈、皮肤有无青紫、多长时间会哭叫等出生时的细节应被充分注意到。

2. 产伤　胎儿出生时不顺利,被迫使用了引产器械,也可能损伤听觉器官或听觉中枢,导致听障。

3. 早产及低体重　早产儿容易出现听力障碍,以大量的临床资料为证明,其原因不仅仅是因为器官发育不够完善,更重要的是早产儿对环境的适应能力差,更容易发生疾病造成的。另外,低体重及极低体重儿更容易出现听力障碍,应引起充分注意。

4. 高胆红素血症　血液中胆红素浓度过高的病理状态如不及时纠正,会出现神经系统的损伤,如累及听觉神经,则可导致感音神经性聋。

（三）产后原因

出生后,个体直接面对复杂的环境,接触有害刺激的机会也相应增加,造成听觉障碍的原因也更加复杂。

1. 遗传性因素　遗传性听障并不一定都表现为先天性,有一部分遗传性耳聋出生后听力正常,只有到了一定的年龄才表现出听觉障碍的特征。

2. 感染性因素　听觉神经系统受细菌、病毒、立克次氏体、原虫等病原微生物侵袭所致的听力下降。虽然近年来随着医疗条件的改善,感染性耳聋的发病率已有大幅度下降,但这种听觉障碍的程度一般都比较严重,且难以治疗,仍应引起高度重视。

3. 药物性因素　由于我国尚未制订禁止和限制使用耳毒性药物的法律法规,目前这类药物的使用十分普遍,特别近年来,一些新的耳毒性药物相继问世,人们对其危害性估计不足,使得药物中毒性聋的发病率呈现上升的趋势。

4. 自身免疫缺陷性因素　过去人们一直认为内耳与机体大环境之间有一生物屏障,不受自身变态反应的影响,属于免疫"豁免"器官。但伴随着基础和临床医学研究的进展,人们发现内耳同样受免疫缺陷因素的影响。

除此之外,变态反应性因素、爆震和噪声、头颅外伤、肿瘤、脑出血等也可引起听觉障碍的发生。

四、听觉障碍的分类

听觉系统的传音、感音功能异常所致的听觉障碍或听力减退,概称耳聋。

（一）根据听力损失的程度分类

1987年,我国参照我国标准化组织（ISO）、世界卫生组织（WHO）和国际伤残疾人奥运会制订的听力残疾标准,制订出中国听力残疾的标准。把听力残疾分为聋和重听两类。

（二）根据听力残疾的性质分类

把听力残疾分为器质性耳聋，即听觉系统组织结构异常所导致的耳聋；功能性耳聋，即听觉系统功能下降所导致的耳聋。

（三）根据听力残疾发生的部位分类

把听力残疾分为传音性（传导性）耳聋、感音神经性耳聋、混合性耳聋和中枢性耳聋4类。

（四）根据听力残疾发生的时间分类

把听力残疾分为先天聋和后天聋两类。一般，把母亲怀孕至分娩阶段由各种因素导致的胎儿耳聋称为先天聋，把胎儿出生后发生的耳聋称为后天聋。

（五）听觉障碍及相关疾病

听觉障碍的症状是听觉系统本身疾病或全身疾病在听觉系统的反映，主要包括耳痛、耳漏、听力减退、听力障碍、耳鸣、眩晕和重振等。

1. 耳痛　耳痛程度轻重不一，视疾病的性质和患者对疼痛的敏感度而异。可分为原发性和继发性两类。前者为耳部本身的疾病所致，后者为耳部邻近或远隔器官的疾病通过神经反射引起。

2. 耳漏　耳漏指外耳道内异常液体的积聚与外流。其性质常随发生的原因与病变而定，可分为脂性、浆液性、黏液性、脓性、水性及血性等，但常相互混合。耳漏可来自外耳道、中耳及其周围组织等部位，为耳病的常见症状。

3. 耳聋　听觉系统中传音、感音或综合分析部分的功能异常致使听力减退或听觉障碍统称为耳聋。轻者，一般能听到对方提高的讲话声，称为重听；重者，听不清或听不到外界声音，称为耳聋。临床上常将两者混同，统称为聋。

4. 耳鸣　耳鸣系患者耳内或头内有声音的主观感觉，但其环境中并无相应的声源。往往在安静的情况下，鸣声增大，目前对其发生机制尚无定论，亦较难医治。严格来说在耳部听到的声音为耳鸣，在头内的噪声为颅鸣。

5. 眩晕　眩晕是一种运动性或位置性幻觉，是机体对空间定位和重力关系体察能力的障碍。患者常感自身或外界物体发生运动。睁眼见景物旋转、上下跳动、左右移动、晃动或倾斜；闭目时感自身转动或晃动。

6. 重振　在一般情况下，人耳对声音主观判断的响度是随着声音的强度的变化而增减，两者之间在增减的程度上具有一定的比值关系，声强增加，响度增加，声强减弱，响度变小。但在耳蜗病变时，声强在某种程度上的增加能够引起响度的异常增大，这种现象称为重振或复响。

第二节　听觉障碍的作业评估

一、听觉能力评估

（一）评估标准

1987年我国把听力障碍分为4级。本文叙述的听力语言障碍康复评估标准亦分为4级（详见表22-1）。

表 22-1 听力语言障碍康复评估标准

音频感受补偿范围/Hz	言语最大识别率/%	助听效果	听觉康复级别
250~4 000	≥90	最适	一级
250~3 000	≥80	适合	二级
250~2 000	≥70	较适	三级
250~1 000	≥44	看话	四级

（二）评估方法

为聋儿选配合适的助听器,使其听力得到补偿,是听障儿童康复的重要措施。根据听障儿童康复前后及康复过程中听觉言语状况,采用听觉数量评估和听觉功能评估两种方法,对听障儿童康复效果判断具有重要意义。

1. 数量评估　本评估方案用 250~4 000Hz 的啭音作为刺激声,对初戴助听器及目前无言语能力的儿童进行听觉评估,初步确定听障儿童听力损失经过助听补偿后的音频感受范围是否在正常人听觉言语区域,判断该儿童佩戴的助听器是否合适,并对其助听效果做出定量评估。

2. 听觉功能评估　听觉功能评估是了解听觉路径全过程,通过评估进一步明确助听器究竟能为佩戴者提供多大帮助。功能评估只有用言语声或复合音作为测试音测听才能实现。功能评估包括:自然环境声识别、语音识别、数字识别、声调识别、单音节词(字)识别、双音节词识别、三音节词识别、断句识别、选择性听取。

二、语言能力评估

（一）听障儿童语言能力评估标准（详见表 22-2）。

表 22-2 听障儿童语言能力评估标准

康复级别	语音清晰度/%	词汇量/个	模仿句长/字	听话识图	看图说话	主题对话	语言年龄/岁
四	简单发音	20	1~2	事物的名称动作、外形	事物名称简单行动	理解"呢" 理解"什么"	1
三	30	200	3~5	机体感觉个性品质	事件中的主要任务和行动	"谁""哪个""哪儿" "什么时候"	2
二	65	1 000	6~7	表情情感	主要人物和主要情节	"什么地方"	3
一	97	1 600	8~10	事件、情景	百字以内的简单故事	"怎么、怎么样、为什么"	4

（二）评估作用

1. 语音清晰度　对听障儿童的发音状况进行评估。

2. 词汇量　评估听障儿童习得的词汇总数。使用的工具是《词汇等级测试词表》,总数为 1 600 个词。

3. 模仿句长　本项测验主要评估听障儿童的语法能力。由于句子长度和句子结构的复杂程度成正比例关系,因而句子长度能大致评估听障儿童的语法运用能力。

4. 听话识图　主要评估聋儿对语言的理解能力。

5. 看图说话　对听障儿童的语言表达能力进行测试。

6. 主题对话　主要评估听障儿童的语言使用和交往能力。

三、学习能力评估

(一)希-内学习能力倾向测验

希-内学习能力倾向测验(Hiskey-Nebraska test of learning aptitude,H-NLAT)是美国心理学家 Hisky 教授于 20 世纪 50 年代为聋哑人设计,目前已成为国际流行的非语言智力测验之一。该测验适用的年龄跨度大,使用于 3~16 岁儿童及青少年。希-内学习能力倾向测验主要项目共有 12 项,彼此间是相对独立的,并且每一项测验的能力是不同的,测验项目的排列遵循由简到难循序渐进的原则。与目前国内使用的其他智力工具相比,希-内学习能力倾向测验的突出特点,一是智力结构比较完整,二是可以测出智力的下限,这对能力发育水平较低儿童的康复训练及效果评估十分有利。

(二)格里菲斯 SI 智力测试

Griffiths 精神发育量表 1954 年由英国心理学家 Ruth Griffith 编制,最初的量表只适用于 0~2 岁婴幼儿,为了对脑瘫、听障儿童、先天愚型儿进行早期评估,作者于 1970 年将量表扩展到学龄前期(0~7 岁)。该测试从运动、个人与社会、听力与语言、手眼协调、操作和推理等 6 个方面评估儿童发育,该量表文字少,很大程度上排除了文化差异对结果的影响,使用范围广。

四、身体动作发育评估

听障幼儿首先是个儿童,他们遵循同正常儿童一样的身心发育规律。因此我们对听障儿童进行各项能力的观察与评估时,除考虑他们的特殊情况外,还需参照正常儿童的指标体系进行评估。

第三节　听觉障碍的作业治疗

一、听觉训练

(一)听觉训练的基本内容

1. 听觉察知　对于有听觉障碍的儿童,要尽可能采取最佳听力补偿的措施,如助听器或人工耳蜗等。要了解听障儿童听觉察知水平,一般可以查看聋儿的听力图,在康复过程中,还要随时观察听障儿童的听力情况。如果感觉听障儿童听力水平异常,要建议家长带听障儿童做进一步检查。

2. 听觉注意　听障儿童由于听力障碍,对声音的意义缺乏认识,所以常对听到的声音不理睬。我们要引导他们把声音和其所代表的意义联系起来,培养听障儿童聆听的兴趣和习惯。

3. 听觉定向 双耳效应对这种能力具有重要意义。双耳补偿效果接近的听障儿童,在跟踪声源、寻找声源的听觉定向上会做得更好。

4. 听觉识别 听觉识别需要有关感官的参与和大脑分析综合的作用,听觉识别能力的培养对于听觉概念的建立、听觉选择能力的提高等是非常重要的。

5. 听觉记忆 听觉记忆对学习语言非常重要。在进行言语听觉训练时,注意不要总是让他们听辨单词,而应把关键词放到句子中,并且注意关键词数量的调整,逐渐增加句子长度。

6. 听觉选择 听觉选择的能力是随着听觉的发育而获得的,在一天的生活中,大多数时间处于多种声音的背景中,所以对听障儿童进行噪声环境中听觉选择的训练是很有必要的。

7. 听觉反馈 听觉反馈包括本能反馈和能动反馈两种。突然听到某种声音出现相应的行为反应,如惊吓,这是本能反馈;而听到别人讲话后进行模仿,并能自己学习纠正错误的发音等是能动反馈。

8. 听觉概念 听障儿童的听觉概念的形成会比正常儿童困难很多,特别是形容词、副词、量词、助词等词汇的概念。由于它们不如名词、动词那样具体形象,所以掌握起来更慢一些。

9. 听觉理解 听觉概念的建立是听觉理解的起点。语言交往的过程、知识和生活经验的丰富,都有利于听觉理解能力的提高。

(二)听觉训练应注意的问题

1. 要让听障儿童感受丰富多彩的声音,无论是自然声响还是言语声。

2. 听觉训练应与日常生活相结合,让他们多听有意义的声音。

3. 听觉训练和语言训练相结合。听觉训练除了听自然声响外,还要大量听人的言语。听障儿童康复的最大目标是让他们掌握有声语言,与正常人交往。

4. 听觉训练应采用游戏形式。尽可能让儿童在玩中学,这样会激发他们的积极性,取得更好的效果。

5. 在进行听觉训练中,要尽量减少视觉线索的帮助,如手势或口型的提示。通过听觉训练,让听障儿童最大限度的通过"听"来获取信息。

6. 听觉训练应每天进行。听觉训练和语言训练都是一个长期的任务,在对听障儿童进行康复训练时,可多安排些听觉训练活动。当他学会聆听,能较好地运用残余的听力时,听觉训练的时间可减少些,但不能完全取消,可以和语言教学灵活地结合起来。

7. 听觉训练要循序渐进,设定合理阶段的发展目标。

8. 听觉训练要求因人而异。对于不同残余听力水平的听障儿童,听觉训练的目标和要求是不同的,在设定目标时,要充分考虑到听障儿童裸耳和戴助听器后的听力情况,设定个体发展目标。

二、语言和言语训练

(一)基础训练

语音是有声语言的物质基础,所以,要让听障儿童学习如何灵活控制和运用发音器官,并将呼吸与发音很好地协调起来,这样才能准确地发音。

1. 呼吸训练　听障儿童在自然呼吸方面一般都没有问题,但很多听障儿童不善于控制和协调自己的言语呼吸,说话时不能控制气流,前弱后强。

呼吸训练方法:

(1)深呼吸训练:主要培养听障儿童深吸气(可快可慢)、慢呼气。吸气要足,呼气要均匀。训练可采用一些活动形式,如:闻花香、吹气球、用吸管吹泡泡、吹纸条、隔着桌子来回吹羽毛,还可以在纸上泼墨汁,让听障儿童吹,然后问他图案像什么,这不仅是呼吸训练,也是对听障儿童想象力的训练。

(2)扩胸运动:该活动用来扩大肺活量。

(3)声气结合训练:深吸气,然后连续发出 ha、ha、ha 或 pa、pa、pa 等易发的开口送气音,或让听障儿童深吸气后连续数数"1、2、3、4、5、6、7……",直到一口气用完为止。

2. 构音器官训练　构音器官在发音时形状的改变,会引起共鸣腔的变化,从而发出不同的音。在开始给听障儿童进行康复训练时,要尽量帮助他们能够把构音器官协调起来,特别是能够模仿口型和舌位。口舌训练包括:双唇运动、伸舌运动、翘舌运动、张嘴运动、唇齿运动。

3. 发音训练　大多数听障儿童都有正常的发音器官,他们不是不能发音,而是不会发音,或者是由于不会灵活的控制声带的松紧,造成发音紧张或发音无力。

发音训练的基本方法:①发音训练应从简单的单元音开始;②在发音训练中,最好让听障儿童所发的音具有某种意义,而不只是抽象、单调的因素训练;③在发音训练中,必须要求儿童有一定的模仿能力,而这首先要求儿童能把注意力集中在训练者身上;④在发音训练中,可借助其他感知觉的参与。

(二)言语训练

1. 听障儿童语言的基本特征　词语概念理解不够准确,使用不当;以单词堆积的形式表达自己的意思,不会使用完整的句子,经常遗漏介词、助词、连词等虚词;语法常出现错误,词语顺序颠倒;对语言的掌握死板、不灵活;词汇贫乏;语言的实际运用能力差,对话理解水平低。

2. 言语训练的原则　注重语言的实用性,在训练中尽量为听障儿童设计和提供相应的语言环境;首先应从听障儿童对语言的理解入手,理解先于表达;采用直观有趣的训练形式;要尽量为听障儿童创设良好的语言环境;强调语言的复现巩固;听障儿童与正常儿童的语言发育规律基本一致,但在语言学习上需要比正常儿童细致得多的讲解和演示;强调语言的完整性;大量丰富听障儿童的词汇;在交往中教学;循序渐进,坚持不懈。

三、听力补偿与听力重建

(一)助听器

助听器效果是听障儿童听觉康复的关键。准确合理地为听障儿童选配一台助听器,全面了解助听器的种类及选择,对听障儿童的康复具有极大的意义。

1. 助听器的种类　依助听器的应用范围可分为集体助听器、个体助听器。集体助听器包括固定式有线集体助听器、无线调频助听器和闭路电磁感应集体助听系统 3 大类;个体助听器依助听器外观形式可分为盒式、耳背式、耳内式、骨导式及眼镜式等多种类型。

2. 助听器的选择　根据类型的选择主要有深耳道机、耳内机、耳背机和盒式机;根据功率的选择主要有小功率、中功率、中大功率、大功率和特大功率 5 种;也可根据频响、电子线路结构、佩戴耳等选择。

助听器是精密的电子设备,价格也比较昂贵,保持其性能和使用寿命对听障儿童家庭来说非常重要。为了保证助听效果,平时需要对它进行细心的呵护及认真的保养。此外,助听器的正常寿命一般是 5~8 年,如果保养得当可以延长使用时间。听能保养包可以方便听障家庭使用及保养。

（二）人工耳蜗

人工耳蜗技术的发明给助听器补偿效果欠佳的重度、极重度耳聋患者带来了福音,使这部分人群,特别是听障儿童通过植入人工耳蜗重新获得听觉,经过及时、有效的康复训练而回归主流社会。

1. 人工耳蜗术后训练原则　在听觉训练中尽量避免视觉辅助手段的介入;每天坚持一对一的个别化听觉训练时间;设定合理的发展目标;听力训练要在游戏活动中进行,多采用活泼有趣的形式和丰富直观的玩教具;听力训练要与语言训练、智力训练等相结合,不分先后;要给听障儿童提供丰富多彩的声音,教授的语言内容要和日常生活紧密结合;在训练初期,要从听障儿童熟悉和感兴趣的内容入手;在训练初期要提供安静的训练环境;坚持鼓励的原则;定期评估。

2. 人工耳蜗术后训练方法　鉴于人工耳蜗所提供的良好的听觉效果,所以应采用"听觉口语训练法"为首选训练方法。训练方法有:感知声音的有无;感受声音差异的训练;闭合式辨听训练;半开放式辨听训练;开放式辨听复述训练;开放式辨听对话交流训练。

四、听障儿童的粗大运动

听障儿童的粗大运动是听障儿童全面康复、和谐发育的重要组成部分,是按照儿童的生长发育特点与基本规律,是以促进其正常生长发育、增强体质、提高健康水平为目的所进行的一系列教育活动。

听障儿童粗大运动的意义之一为可以促进听障儿童的身体发育。粗大运动可以促进听障儿童运动系统的生长发育,加强听障儿童血液循环系统的功能,改善其呼吸系统功能,促进听障儿童神经系统的发育。粗大运动的另一意义为可以促进听障儿童的心理健康发育。粗大运动对听障儿童的认知发育有一定的促进作用,可以促进听障儿童良好的个性形成和发育。

五、听障儿童的游戏活动

游戏不仅是童年期一种快乐的活动,同时对儿童的成长和学习起着重要的作用(图 22-1)。游戏对听障儿童的身心发育同样具备很高的价值,游戏同样是听障儿童活动的基本方式。

（一）听障儿童游戏活动中常见的问题

1. 听障儿童游戏的社会性水平较低,缺乏合作意识。听障儿童以独自游戏为主,缺乏联合性、合作性的游戏。即使是年龄较大的听障儿童也多以独自和平行游戏为主,偶尔与同伴的合作也较短暂,并且持续时间不长。

2. 象征性游戏的频率和水平明显低于正常儿童。由于语言的障碍,听障儿童有象征意义的角色游戏或者其他假想游戏出现较少,而且想象力也不够丰富,需要在治疗师的提示或帮助下才能持续。

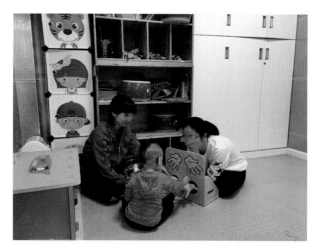

图 22-1　治疗师指导家长应用游戏与听障儿童互动

3. 较多的听障儿童在自选游戏活动中表现出无所事事、东游西逛，或者频繁地更换玩具，不能专注的玩某种游戏，对玩具游戏的延伸和创造性，水平较低。

4. 听障儿童在游戏中的模仿性强，有较强的从众心理。喜欢玩跟别人一样的玩具，经常会发生许多儿童抢同一件玩具的现象，相互之间的模仿比较多，而缺乏独创性。

（二）对听障儿童游戏活动的指导

1. 为听障儿童创造一个安全、愉快的游戏心理环境。治疗师要与听障儿童建立融洽的关系，以听障儿童的角度和立场考虑问题，本着认同和接纳听障儿童的态度，让他们享受自由选择及自主游戏的权利；其次应平等的与听障儿童沟通、平等相处，尽量缩短与听障儿童身体和心理的距离。例如，与听障儿童交流时蹲下身体来贴近儿童，以游戏伙伴的身份参与儿童的游戏、欣赏儿童的游戏，从而使听障儿童能接纳治疗师，这样才能给儿童一个安全的心理环境，促进听障儿童游戏行为的自主性、创造性、灵活性、愉悦性。另外，要尽量避免安排具有竞争性的游戏，不要给听障儿童增加心理压力。

2. 为听障儿童创造一个丰富多样的游戏环境。首先要给予儿童充分的自主游戏时间和空间，尽量每天都安排听障儿童的自由游戏时间；其次是提供丰富多样的玩具及操作材料，材料必须具有多功能性、多层次和挑战性；第三应尊重儿童的游戏意愿，让听障儿童能够自由取放玩具和材料。

3. 治疗师要适时、适宜地干预听障儿童的游戏行为。在什么时候、如何干预听障儿童的游戏，需要在仔细、充分了解的基础上进行，通过观察了解听障儿童的兴趣、游戏目的、行为以及听障儿童所处的水平和层级，然后才能进行正确的干预和指导。

把握干预的正确时机，关系到游戏指导的实际效果，干预时机的正确，可以扩展和提高听障儿童的游戏层次和内容；反之，可能会抑制他们的游戏。在以下几种情况下，治疗师应介入听障儿童的游戏活动：①当听障儿童频繁的更换玩具时；②当听障儿童难以与别人沟通互动时；③当听障儿童缺少材料、游戏难以继续时；④当听障儿童一再重复自己原有的游戏行为，进一步延伸和扩展有困难时；⑤当听障儿童发生游戏技能的困难时；⑥当出现负面影响时；⑦当听障儿童向教师寻求帮助时。

4. 均衡地安排动态游戏和静态游戏，按动静交替的原则安排游戏活动。

5. 注意听障儿童的个体差异,包括兴趣和能力。

6. 在游戏中帮助听障儿童建立正确的生活态度,教会听障儿童正确的交往技能。

六、听障儿童的心理治疗

听障儿童由于语言的发育直接影响了生理和心理等方面的健康发育,导致其行为的障碍或缺陷,从而很难适应社会,甚至不能生活自理。因此,康复训练对于听障儿童的身心发展来说,显得尤为重要。

（一）听障儿童的心理障碍及行为问题的表现

听障儿童由于听力所造成的语言发育迟滞,极大降低了听障儿童与他人交往的欲望和交往能力,使他们的社会性情感减少或丢失,使一般的人很难与他们进行沟通,或了解他们的基本愿望。沟通困难是听障儿童出现心理障碍及行为问题的主要原因。表现为:

1. 行为不足 指人们所期望的行为很少出现或不发生。随着年龄的增长,听障儿童会觉得自己与其他小朋友不一样,看到别人用嘴说话的动作,自己却什么都听不见。"我该怎么办?",不少家长因为没有注意到这个问题,反而更加呵护,怕儿童受到伤害,减少了听障儿童与外界接触的机会,有的儿童甚至不能与同龄小朋友们在一起玩。久而久之,听障儿童由天真活泼走向孤独,情绪变得急躁或沉默。他们越发的胆小、怕见陌生人,更不用说会用什么方式去待人接物了,对周围事物也没有更多的兴趣,最终形成行为的社会退缩性。

2. 行为过度 指某一类行为发生太多。听障儿童由于听不到声音,不知道其他人在想什么、为什么这样想、为什么人有时要兴奋有时要冷静、为什么儿童要听大人的话……这许许多多的为什么,听障儿童只能通过视觉来体验。加上听障儿童的父母对儿童持迁就、放纵的教养态度,使他们学会了利用特殊的行为来满足自己的需求。

3. 不适当行为 指期望的行为在不适当的情境下产生,但在适宜的条件下却不发生。不少听障儿童以自我为中心的意识非常突出。他们只关心自己的感觉好不好,希望所有的事情都是按照自己的想法去做的,形成了社会的不成熟性。

（二）听障儿童心理障碍及行为问题的治疗

行为主义或观点认为,良好的行为与不良行为都是通过学习形成的。行为约束是一种通过给予或提供一些方法、技巧、程序或策略等来改善儿童行为的方法。美国和其他国家的儿童研究报告表明,应用行为约束和改变的方法可以减少 50%～90% 的不良行为的产生。

1. 游戏治疗法 游戏治疗法是以游戏活动为媒介,让听障儿童有机会自然的表达自己的情感、暴露问题并从中解除种种困扰的一种方法。它本身的趣味性能激起听障儿童良好的情绪和积极从事活动的愿望。听障儿童通过身体力行的实际联系,积累与生活有关的知识经验,获得快乐和满足。

2. 行为治疗法 行为治疗法亦称为行为矫正或条件作用治疗法。它是根据行为理论或学习原理改变、减弱或消退适应不良的行为,建立新的适应行为的治疗体系。

3. 艺术治疗法 艺术治疗法是一种通过艺术作品创作的活动过程,来帮助听障儿童认识自我、认识世界,调整听障儿童过分焦虑、行为攻击性、社会退缩性等一些不良行为的一种治疗方法(图 22-2)。

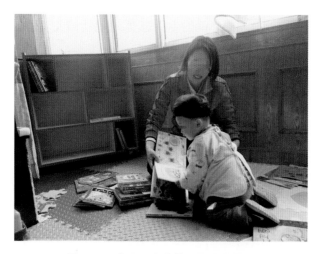

图 22-2 应用图书启蒙儿童认识世界

七、家庭康复教育

听障儿童家庭康复教育更有利于针对"听障儿童"的个体基本特点,通过实施各种措施,改变其不利于自身发育的因素,促进听障儿童的全面发育。

（一）树立正确的家庭教育观念

听障儿童康复能否获得成功的关键,在与家长对听障儿童康复教育的认识程度和坚持不懈的训练态度。所以,听障儿童的家长更应树立康复信心,增强康复意识,掌握康复技能。

（二）给儿童创设一个优美和谐的生活和家庭环境

为了让听障儿童得到全面康复,家长应从几方面注意创设良好的家庭环境:创设和谐民主、平等友爱的氛围;创设良好的学习氛围;健康的生活气氛;养成良好的生活习惯;提供听障儿童生活学习的环境;同时要不失时机地对听障儿童进行康复教育。

（三）家长在康复过程中要以身作则

模仿是儿童学习的一种方式,是儿童认知活动的基本特征,是用动作、语言、表情等方式对人或外部事物了解和学习的过程。学龄前期儿童在好奇心的驱使下,对有情感的对象都会产生模仿的举动。但儿童先天并不具有是非分辨能力,婴儿有时模仿的是好的行为,有时会对坏的行为进行模仿。所以对儿童要施以正强化,使儿童通过模仿形成和建立良好的行为。

第四节 案例分析

一、案例描述

诺诺(化名),男,生理年龄为 2 岁 11 个月,听觉年龄为 1 岁 6 个月。开始听觉康复课程年龄为 1 岁 5 个月,其听力损失程度为双耳>95dB HL。诺诺出生时未通过新生儿听力筛查,于 1 岁 4 个月耳植入人工耳蜗,1 岁半左耳配戴了助听器,听力得到了重建和补偿,助听补偿效果最适。植入耳蜗前无发音和任何语言能力。

诺诺与父母及外婆一起居住,平时父母工作比较繁忙,外婆从事过幼儿教育工作,所以诺诺家庭听力康复以外婆为主,父母为辅。诺诺于 1 岁 5 个月在社区进行康复训练,每周 1 次,1h/次。后因幼儿语言输入需求增加及儿童语言发育需求,2 岁起入康复中心进行听障及语言康复。训练时间为:5h/d,5d/周。训练内容包括:听力康复、语言康复、生活自理能力、社交及游戏、情绪管理等。

二、案例评估

(一)听觉

自然声响能辨识。如:鸟叫声,婴儿哭声等;超语段音长、音高、音调、四声首先能辨识声音的长短、频率、快慢、大小,如:a-----和 a-。能听懂简单指令,作相应动作。听觉记忆两项(名词、名词+动词)不稳。学习辨识韵母不同的词语(闭合式)例如:声母相同、韵母不同:bi(臂)、ba(爸);声母不同、韵母相同:mu(木)、tu(兔)

(二)言语

圆唇较好,唇齿咬肌不固化;能够吹气但气息较弱。不能很好地控制气流的大小。

(三)语言

能理解简单的拟声词以及常见动物类名词,如小猫、小狗、小兔、小猪等;

生活中常用的动词,如吃饭、喝水、睡觉、洗脸。理解问句:这是什么? 什么颜色? 什么不见了? 等。表达语言以仿说为主,可以仿说 3~4 个字的短语。例如:小猫喵喵。

(四)认知

认识简单常见的小动物及常见的生活用品。能够将实物和实物教具进行配对。认识常见的绿色、红色和圆形、正方形等。

(五)沟通

能够知道在与人沟通时有眼神的接触和交流,在大人的提示下能进行短时的等待,但不能很好地轮替。培养在游戏中的合作意识,需建立小孩与他人互动时轮流及等待的技巧。

(六)性格特点

注意力易分散。容易被新鲜事物吸引,属于比较活泼好动的性格。

三、治疗目标

(一)知识与技能

1. 语言领域　理解并尝试仿说简单的儿歌。
2. 言语领域　练习快速用力地吹气,巩固学习 f 音。
3. 沟通领域　等待与轮替。

(二)过程与方法

通过唱儿歌、小鸟飞的活动引入各个领域的目标,运用听觉口语法中的听觉优先、重复、声学强调、自言自语、平行谈话等技巧,在家长的共同参与下达成目标。

(三)情感态度价值观

提高儿童的听觉意识,在游戏中感知儿歌,愉快地提高语言、言语以及沟通的能力。

四、治疗方案

(一)康复重点及难点

1. 重点　①理解并尝试仿说简单的儿歌,感知唇齿音 f 音并能准确发音;②练习快速用力地吹气;③等待与轮替。

2. 难点　①仿说简单的儿歌;②快速用力地吹气。

(二)治疗前准备

1. 环境准备　安静舒适的房间,配备适合儿童的桌椅。

2. 教具准备　小鸟模型以及各种小鸟图片;7~8cm 长粗细适中的吸管(幼儿嘴唇能够轻松包住的吸管)若干根;制作好的小鸟纸模型(图片背后贴上一个可以塞进吸管的纸筒,纸筒的一端封闭起来)若干个;神秘盒若干个(每个神秘盒中都放着一张小鸟的图片)。

3. 助听设备的检查　根据林氏六音检测(表 22-3)结果与家长进行沟通交流。可讨论儿童的发音方式以及技巧、儿童近阶段的听力情况、所存听力异常的问题是如何解决等。

表 22-3　林氏六音检测

环境	距离	a	i	u	sh	m	s
□察觉(√)							
□辨识(☆)							

(三)治疗过程

1. 兴趣导入　以神秘盒的形式开始:"今天老师带来了一个小动物,它有翅膀,喜欢吃虫子,还会在天上飞飞飞,妈妈来猜一猜是什么?"妈妈猜出是小鸟。老师马上给予肯定,并运用声学强调等技巧突出小鸟,将小鸟的特征再描述一次。之后可以把神秘盒交给儿童,让儿童自己探索打开神秘盒(以神秘盒的形式调动小年龄儿童兴趣,做好上课准备)。

2. 治疗内容

(1) 唱儿歌:①告知,告知家长今天通过图片以及动作模仿游戏理解并尝试仿说一首简单的儿歌——《小鸟飞》,主要是让儿童学习唇齿音 f 音,感受儿歌的节奏韵律,并愿意主动仿说;②示范,取出一个神秘盒,神秘地打开盒子看一眼,做语言输入说"飞飞飞,小鸟飞高到树上,飞到××。"老师讲儿歌内容时可以通过动作表现出来(注意先有语言再做动作,避免儿童的视线会追随小鸟而不注意聆听);③参与,接下来请家长根据示范拿出另一个神秘盒,同样进行儿歌的重复输入,家长做完之后让家长再辅助儿童进行动作的模仿和儿歌的仿说;④反馈,老师总结儿童和家长在这个目标过程中的表现,比如儿童是否有序的模仿了动作,对儿歌是否能够理解;儿童是否有仿说,仿说时是否有节奏感,儿歌的语言是否正确等。注意唇齿音 f 的口型是否到位,在活动过程中可以适当纠正发音,例如将 f 音与韵母 a、i、u 结合练习巩固 f 音,fa-fa-fa、fu-fu-fu 等,注意不要打断听障儿童学习语言句式的连贯性,最后要巩固到句子中练习,如 f-fei-飞-飞飞飞-飞机飞-飞机在天上飞。

(2) 吹气训练:①告知,告诉家长和儿童"我们要用嘴巴快速用力地吹一口气,让这些小鸟们飞出去"。并告知家长儿童之前能够很好地圆唇并包住吸管吹气,但是气息较弱,所以通过这样的活动让儿童感受到气息的力量,尝试快速用力地吹气,并感受快速用力吹气后的成功感,即小鸟飞出去了。同时告知家长在这个游戏环节中需要学会等待和轮替,要控制好手上的玩具以及适当提醒儿童等一等;②示范,治疗师先拿出一根吸管和一个制作好的小鸟,慢慢地深吸一口气,快速地对准吸管用力地吹气,让小鸟飞出去。老师用夸张的表情引导儿童感受成功的喜悦:"哇,小鸟飞出去了! 我玩好了,现在轮到妈妈了,我和宝宝等一等哦";③参与,家长可模仿治疗师的语言、表情表达技巧,以及老师的吹气过程,完成相应的动作。之后告诉儿童:"妈妈玩好了,轮到宝宝了,我和老师等一等。"在儿童游戏的过程中妈妈可适当地进行辅助;④反馈,游戏结束后治疗师要总结儿童和家长的表现,肯定并鼓励家长的表现。引导家长思考在生活中该如何练习目标,比如在家喝汤的时候很烫,妈妈可以缓缓地吹一吹,然后快速用力地吹一吹,让儿童看到在两种不同力量吹的方式下,汤会有不同的波纹,甚至会给碗里的汤吹出一个小洞洞等,在生活中去让儿童练习。

(四)家庭康复指导

1. 家长可以每天跟儿童一起唱唱儿歌,帮助儿童发展语言和节奏韵律感知。一家人可以一起坐下来玩游戏,但事先要说好游戏规则:大家轮着玩,没有轮到的人就需要安静地等待。

2. 可以寻找家中比较轻便的材料一起吹一吹、玩一玩,比如羽绒服中掉出来的羽毛、头上掉下来的头发等,通过大人的示范,让儿童看看快速用力吹与气息较弱地吹,事物所表现出的不同状态,不仅可提高儿童的气息控制能力,还可以提高儿童的观察与发现能力,让儿童对事物充满了好奇心。

（蔡娴颖　陈　璟　汪婷婷）

参考文献

[1] 郝京华. 听力语言康复导论[M]. 北京:新华出版社,2004

[2] 葛洪,熊锡源. 听力损伤儿童康复训练手册[M]. 广州:中山大学出版社,2015

[3] 陈振声. 听障儿童康复医学基础[M]. 北京:新华出版社,2004

[4] 韩睿,马学军. 听觉康复技能[M]. 北京:新华出版社,2004

[5] 吴立平. 听障儿童语言训练[M]. 北京:新华出版社,2004

[6] 林桂如. 以家庭为中心的听觉障碍早期疗育[M]. 台北:心理出版社,2014

[7] Kramer P,Hinojosa J. 儿童职能治疗参考架构[M]. 罗钧令,许婷惠译. 台北:合记图书出版社,2011

[8] 李晓捷,姜志梅. 特殊儿童作业治疗[M]. 南京:南京师范大学出版社,2015

[9] 沈剑辉. 盲人定向行走导师培训教材[M]. 北京:新华出版社,2008

[10] 胡世红. 特殊儿童的音乐治疗[M]. 北京:北京大学出版社,2011

[11] 朱楠,蔡迎旗. 特殊儿童发展与学习[M]. 武汉:武汉大学出版社,2016

[12] 盛永进. 特殊儿童教育导论[M]. 南京:南京师范大学出版社,2015

[13] Case-Smith J,O'Brien J C. Occupational Therapy for Children and Adolescents[M]. 7th ed. St. Louis,Mo:Elsevier,2014

[14] 柚木馥,白崎研司. 发育障碍儿童诊断与训练指导[M]. 王宁译. 北京:华夏出版社,2008

[15] 李晓捷. 人体发育学[M]. 北京:人民卫生出版社,2008

[16] 刘振寰. 儿童脑发育早期干预训练图谱[M]. 北京:北京大学医学出版社,2016

[17] 刘春玲,马红英. 智力障碍儿童的发展与教育[M]. 北京:北京大学出版社,2011

[18] 周念丽. 特殊儿童的游戏治疗[M]. 北京:北京大学出版社,2011

[19] 陈光福. 实用儿童脑病学[M]. 北京:人民卫生出版社,2016

[20] 杨玉凤. 儿童发育行为心理评定量表[M]. 北京:人民卫生出版社,2016

[21] American Occupational Therapy Association. Occupational therapy practice framework:Domain process,2nd ed. The American Journal of Occupational Therapy,2008,62(6),609-639

[22] Miller L J. Miller Function & Participation Scales. San Antonio:Psychological Corporation,2006

[23] King G,Law M,King S,et al. Children's Assessment of Participation and Enjoyment and Preferences for Activities of Children (CAPE/PAC). San Antonio:Harcourt Assessment,2005

[24] 曾美惠. 儿童职能治疗学[M]. 台北:禾枫书局有限公司,2017

[25] 罗钧令,许婷慧. 儿童职能治疗参考架构[M]. 台北:合记图书出版社,2015

[26] 刘晓玲. 视觉神经生理学[M]. 2 版. 北京:人民卫生出版社,2011

［27］ 葛坚,王宁利. 眼科学［M］. 3 版. 北京:人民卫生出版社,2015

［28］ 邱学青. 学前儿童游戏［M］. 4 版. 南京:江苏教育出版社,2008

［29］ 毛颖梅. 特殊儿童游戏治疗［M］. 北京:学苑出版社,2010

［30］ 周念丽. 特殊儿童的游戏治疗［M］. 北京:北京大学出版社,2011